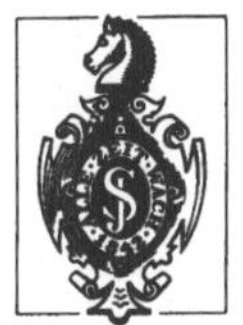

H. Watzl, R. Cohen (Hrsg.)

Rückfall und Rückfallprophylaxe

Mit 33 Abbildungen und 17 Tabellen

Springer-Verlag
Berlin Heidelberg New York
London Paris Tokyo Hong Kong

Dr. Hans Watzl
Prof. Dr. Rudolf Cohen

Universität Konstanz
Sozialwissenschaftliche Fakultät
Postfach 5560
7750 Konstanz

ISBN-13:978-3-540-51192-2   e-ISBN-13:978-3-642-83805-7
DOI: 10.1007/978-3-642-83805-7

CIP-Titelaufnahme der Deutschen Bibliothek
Rückfall und Rückfallprophylaxe / H. Watzl ; R. Cohen (Hrsg.). – Berlin ; Heidelberg ;
New York ; London ; Paris ; Tokyo ; Hong Kong : Springer, 1989 (Suchtproblematik)
ISBN-13:978-3-540-51192-2

NE: Watzl, Hans [Hrsg.]

2119/3020-543210 — Gedruckt auf säurefreiem Papier

Vorwort der Herausgeber

Die Wahl des Themas „Rückfall und Rückfallprophylaxe" für die wissenschaftliche Fachtagung der Deutschen Gesellschaft für Suchtforschung und Suchttherapie im Mai 1988 beruht auf dem wachsenden Interesse von Therapeuten und Wissenschaftlern an diesem Problemkreis. Wachsendes Interesse bedeutet nicht jene spektakuläre Aktualität, die zwar Schlagzeilen in der Tagespresse sichert, aber meist mit einem Mangel an empirischen Befunden einhergeht, so daß der Austausch von Fakten und Meinungen gegenüber der Polemik in den Hintergrund treten muß. Dennoch wäre eine Tagung zu diesem Thema vor 15 Jahren schwer vorstellbar gewesen. In der deutsch- und englischsprachigen Fachliteratur bis Mitte der 70er Jahre finden sich nur vereinzelt Arbeiten über Rückfallbedingungen und Rückfallprophylaxe. Der „Rückfall" war nur als negative Kategorie der Behandlungsergebnisse interessant. Seit einem Jahrzehnt befassen sich Untersuchungen immer häufiger mit typischen Rückfallsituationen, besonders rückfallgefährdeten Untergruppen von Patienten, Indikatoren für das Rückfallrisiko während und nach Behandlungen und mit der Effizienz bestimmter Maßnahmen zur Rückfallprophylaxe. Parallel zu dieser Entwicklung auf wissenschaftlichem Gebiet glauben wir auch eine Veränderung des therapeutischen Denkens beobachtet zu haben. Die Aufmerksamkeit von Betroffenen und Therapeuten war früher fast ausschließlich auf Abstinenz und die Bedingungen abstinenten Verhaltens gerichtet. Die Einsicht der Abhängigkeit und der Notwendigkeit, dauerhaft abstinent zu leben wird in der Regel in einem schmerzhaften Prozeß erworben, zu dem Versuche kontrollierten Trinkens, abstinente Perioden und Rückfälle gehören. Nach jeder Behandlung wird ein Teil der Patienten rückfällig und verantwortungsbewußtes therapeutisches Denken muß sich damit befassen, wie diese Rückfälle aufgefangen und bearbeitet werden können. Rückfall muß daher nicht den Endpunkt, das

Scheitern der Therapie bedeuten, sondern kann einen neuen Anfang mit neuen Erkenntnissen darstellen. Auch aus Sorge, die Schwelle zum Rückfall zu senken, wurden diese Themen früher in den Behandlungen eher gemieden. Mittlerweile nehmen in Einzel- und Gruppenbehandlungen z. B. Fragen nach Situationen, in denen das individuelle Rückfallrisiko hoch ist, was der Betroffene dann unternehmen kann und wie er gegebenenfalls wieder dauerhafte Kontrolle über sein Verhalten erlangt, einen breiten Rahmen ein. Der Ablauf früherer Rückfälle und die Antizipation künftiger Rückfallgefahren bilden wesentliche Bausteine der Behandlungsmaßnahmen.

Bei der Auswahl der Tagungsbeiträge sollten allerdings empirische Erhebungen vor therapeutischen Stellungnahmen und Meinungen Präferenz erhalten. Nach unserer Einschätzung besteht gegenwärtig im deutschen Sprachraum ein Defizit an empirischer Suchtforschung. Nimmt man die Forschungspräferenzen an den einschlägigen Lehrstühlen der Hochschulen, Forschungsschwerpunkte an wissenschaftlichen Institutionen, Publikationen in Fachzeitschriften, Anträge auf Forschungsmittel bei Bundesministerien, der Deutschen Forschungsgesellschaft u. ä. als Indikator für wissenschaftliche Aktivität und Produktivität, so kann nicht übersehen werden, daß die psychiatrische und klinisch-psychologische Suchtforschung deutlich hinter der Untersuchung anderer psychiatrischer Störungen — Depression, schizophrene Psychosen, Neurosen — zurückliegt und auch gegenüber der Erforschung von Alterserkrankungen ins Hintertreffen gerät. Dies erscheint um so befremdlicher, als rund 40% der Aufnahmen psychiatrischer Kliniken aufgrund von Suchtkrankheiten erfolgen. Mit dem Tagungsthema und der Auswahl der Beiträge war daher auch die Hoffnung verbunden, bestehende Forschungsinteressen auf diesem Gebiet zu bestärken und neue Aktivitäten anzuregen.

Obwohl das Tagungsthema relativ umgrenzt erscheint, werden in den Beiträgen doch sehr unterschiedliche Fragen und Probleme aufgegriffen, so daß der Leser einen Eindruck des breiten Spektrums der Suchtkrankheiten und der verschiedenen Forschungsansätze erhält. Klaus Ernst geht auf die Frage einer möglichen „fahrlässigen Selbstschädigung" Suchtkranker und ihrer Konsequenzen ein. Diese Frage wurde im Zusammenhang mit den aktuellen Reformbestrebungen der Gesundheitsversorgung häufig in den öffentlichen Medien aufgeworfen. Eindrucksvolle Überlegungen zur vermutlich erheblichen Zahl Alkoholabhängiger unter den „trunkenheitsauffälligen Kraftfahrern" — einem bislang oft übersehenen Ansatzpunkt für Suchtbehandlung und -prophylaxe — liefert E. Stephan. Zwei Beiträge, von Vollmer et al. und von Herbst et al. befassen sich speziell mit dem Rückfallgeschehen bei Drogenabhängigen; angesichts des gegenwärtigen drastischen Anstiegs der Drogeneinfuhr nach Europa ein sehr wichtiges Forschungsgebiet. Weniger spektakulär, aber dennoch von großer gesundheitspolitischer Bedeutung ist die Literaturübersicht von Minneker u. Buchkremer über Rückfallprävention in der Raucherentwöhnung. Gerade auf diesem Gebiet überrascht die geringe Forschungstätigkeit im deutschen Sprachraum. Bei der großen Zahl an Rauchern in der Bevölkerung wären Untersuchungen selbst im Rahmen von Studienabschlußarbeiten verhältnismäßig leicht durchführbar. Durch das Tagungsthema bedingt ist der große Anteil an psychologischen Arbeiten. Einige Beiträge zeigen Möglichkeiten „klassischer" psychologischer Untersuchungsverfahren: John stellt die kognitiven Bedingungen des Wandels zu Abstinenz dar; Klein u. Scheller berichten über eine umfangreiche Untersuchung mit psychologischen differential-diagnostischen Methoden; Rist et al. geben einen Überblick über verschiedene experimentalpsychologische Untersuchungsansätze zur Erfassung von Rückfallbedingungen.

Mit Fragen aus dem Bereich der stationären Behandlung Alkoholabhängiger befassen sich mehrere Beiträge. Die Prognose des Rückfalls nach kurzfristigen Entzugsbehandlungen untersuchen Bechert et al. vom Bürgerhospital Stuttgart. Die Zahl der Alkoholabhängigen, die sich solchen kurzfristigen Entgiftungsbehandlungen in psychiatrischen Kliniken und Allgemeinkrankenhäusern unterzieht, ist vermutlich erheblich größer als die Zahl der Patienten in den mittel- und langfristigen Programmen der Fachkliniken. Dennoch liegen nur wenige Untersuchungen über die Auswirkungen dieser Entzugsbehandlungen auf die psychische Verfassung, Krankheitseinsicht, weitere Behandlungsmotivation und Abstinenz vor. Frick et al. berichten über ein Forschungsprojekt, in dem versucht wurde, über die stationäre Behandlung hinaus auf das „soziale Netz" von Alkoholkranken einzuwirken. In diesem Projekt wurden die Wirkungen von ambulanter Nachsorge, der Teilnahme an Selbsthilfegruppen und von Angehörigenbetreuung gemessen. Olbrich geht der Frage nach, wie sich der Konsum anderer Suchtstoffe — Kaffee, Zigaretten — während einer stationären Alkoholismusbehandlung verändert und welche Zusammenhänge mit Alkoholrückfällen bestehen. Diese Arbeit stellt ein gutes Beispiel für die Bedeutung empirischer Untersuchungen dar. Jahrzehntelang wurde über Fragen wie „Suchtverlagerung" oder die Berechtigung, in Alkoholismusbehandlungen auch Abstinenz hinsichtlich Nikotin und Kaffee zu verlangen, diskutiert. Olbrich sammelte dazu erstmals ausführliche Daten, die einen Ausgangspunkt für weiterführende Untersuchungen bilden. Die Diskussion kann nun über das Stadium des Austauschs klinischer Eindrücke hinausgehen. Mit dem Interesse der Praktiker kann auch Petrys Beitrag rechnen. Es werden Teile aus einem gruppentherapeutischen Programm vorgestellt, das auf Krankheitseinsicht und Rückfallprophylaxe zielt. Der Versuch, mit dramaturgischem Aufbau und kreativen Einfällen Langeweile und Demotivierung bei einem Gruppenprogramm zu verhindern, erscheint für Therapeuten sehr anregend. Ein erhebliches Forschungsdefizit besteht auch hinsichtlich der Effekte und Möglichkeiten ambulanter Beratungs- und Behandlungsstellen. Kettl u. Dittmar stellen methodische Voraussetzungen von katamnestischen Untersuchungen in diesem wichtigen Bereich der Suchtbehandlung dar. Man kann nur wünschen, daß ihre Vorarbeiten zu zahlreichen Arbeiten auf diesem Gebiet anregen und die Scheu mancher Kollegen aus Beratungs- und Behandlungsstellen vor solchen Untersuchungen mindern. Der Beitrag von Körkel et al. beruht auf einem überraschenden Wechsel des Blickwinkels auf Rückfall und Rückfallprophylaxe. Sie haben die Reaktionen der Therapeuten auf einen Rückfall von Klienten untersucht. Die Überraschung verweist darauf, daß man allzuleicht die Beteiligung und Betroffenheit des Therapeuten am Rückfallgeschehen ausblendet. Dieser Wechsel des Blickwinkels kann nicht nur zu einer klareren Selbstreflexion im therapeutischen Prozeß verhelfen, sondern auch zu einem besseren Verständnis der Lage des Klienten, die wohl von ähnlichen Ängsten, Verstimmungen und Abwehrmechanismen geprägt ist.

VIII

Besonders gefreut hat uns, daß die beiden Wissenschaftler, die im Zusammenhang mit „Rückfall" und „Rückfallprophylaxe" am häufigsten zitiert werden, G. Alan Marlatt und George E. Vaillant, die Einladung nach Konstanz angenommen und Beiträge für diesen Band zur Verfügung gestellt haben. Auch einige der in diesem Tagungsband enthaltenen Untersuchungen gehen von theoretischen und empirischen Arbeiten der beiden amerikanischen Kollegen aus. Dennoch könnten einzelne Äußerungen von Vaillant und Marlatt auch Widerspruch und Befremden bei Lesern aus dem deutschen Sprachraum auslösen. Dabei ist zu berücksichtigen, daß öffentliche Fürsorge, Gesundheitssystem und Behandlung Suchtkranker in den USA erheblich von den Verhältnissen in Mitteleuropa abweichen. Beispielsweise erwähnt Marlatt eine für Suchtkranke übliche stationäre Behandlungsdauer von 30 Tagen, Vaillants Studie geht von einer durchschnittlich 10tägigen Behandlung bei Alkoholabhängigen und einer 5monatigen Behandlungsdauer bei Heroinabhängigen aus. Berücksichtigt man darüber hinaus die oft erschütternden Lebensverhältnisse von Abhängigen in den amerikanischen Großstädten, die geringen ambulanten therapeutischen und sozial stützenden Angebote für diesen Personenkreis, so werden die günstigen Bewertungen von AA, Methadon und Bewährungsauflagen verständlicher. Grundsätzlich ist die Berücksichtigung solcher unterschiedlichen Hintergründe amerikanischer und englischer Untersuchungen über Suchtverläufe und -behandlungen entscheidend, wenn wir über die Anwendbarkeit ihrer Schlußfolgerungen auf unsere Verhältnisse nachdenken. Auch aus diesem Grund ist das genaue Studium der beiden amerikanischen Beiträge lohnenswert. Für das Verständnis von Vaillants Langzeitstudien ist darüber hinaus wichtig, daß diese Untersuchungen in die 50er Jahre zurückreichen. Dies erklärt u. a. auch die mittlerweile unübliche Behandlung mit Benzodiazepinen, aber auch die etwas abwertend klingende Schilderung von Müttern Heroinabhängiger. Bemerkenswert ist Vaillants häufiger Rekurs auf lerntheoretische Paradigmen. Vaillant ist auch durch zahlreiche psychoanalytische Arbeiten bekannt, z. B. über Abwehrmechanismen, so daß dieser Beitrag für eine hierzulande eher seltene wissenschaftliche Offenheit und Unvoreingenommenheit spricht.
Einige Schwierigkeiten bereitete die Übersetzung von Marlatts

Manuskript. Seine Überlegungen beziehen sich nicht ausschließlich auf Alkoholabhängige im engeren Sinn (etwa nach der Klassifikation des DSM-III), sondern auf das gesamte Spektrum von Gewohnheitstrinkern über Problemtrinker bis hin zu den Alkoholabhängigen. Marlatt versteht unter seinem Ansatz der „Rückfallprävention" ein eigenständiges therapeutisches Verfahren und nicht — wie sonst üblich — einen Anwendungsbereich. Aufgrund fehlender deutscher Termini war eine direkte Übersetzung von „self efficacy", aber auch von „lapse" und „relapse" nicht möglich. Während „relapse" den Rückfall in ein anhaltendes, unkontrolliertes Suchtverhalten bedeutet, ist unter „lapse" ein kurzfristiger Suchtmittelkonsum zu verstehen, der mit „Fehltritt, Entgleisung, Ausrutscher" nur unvollkommen zu umschreiben ist, so daß für englische Wortspiele mit „lapse" und „relapse" keine Übertragungsmöglichkeit besteht. Es schien uns dennoch sinnvoll, die beiden englischen Manuskripte zu übersetzen, um sie einem breiteren deutschsprachigen Leserkreis zugänglich zu machen.

Abgesehen von den beiden amerikanischen Manuskripten wurden die Tagungsreferate unverändert in diesen Band aufgenommen. Wir möchten allen Autoren unsere Anerkennung für die rasche Abgabe der Manuskripte und die Einhaltung unserer rigiden Termine aussprechen. Unser Dank gebührt auch der Universität Konstanz für die vielfachen Hilfen während der Tagung sowie dem Rektor, Herrn Professor Dr. Sund für die freundliche Begrüßung der Teilnehmer. Frau Edit Göcke von der Deutschen Hauptstelle gegen die Suchtgefahren hat uns bei der Vorbereitung und Organisation hervorragend unterstützt. Bei der Suche nach Sponsoren half uns Herr Direktor Anton Kolar. Das Ministerium für Arbeit, Gesundheit, Familie und Sozialordnung des Landes Baden-Württemberg stellte finanzielle Mittel für die Tagung zur Verfügung. Für diese Mittel und für das Grußwort danken wir Frau Minister Barbara Schäfer. Dankbar weisen wir auch auf die finanzielle Unterstützung des Bundesministeriums für Jugend, Familie, Frauen und Gesundheit für die Tagung und die Herausgabe dieses Bandes hin.

Konstanz, Mai 1989

Hans Watzl
Rudolf Cohen

X

Autorenverzeichnis

Back, Ruth, Dipl.-Psych.
  Lenaustraße 12, 6900 Heidelberg

Bechert, Susanne, Ärztin, Dipl.-Psych.
  Psychiatrische Klinik des Bürgerhospitals,
  Tunzhofer Straße 14–16, 7000 Stuttgart

Buchkremer, Gerd, Prof. Dr. med.
  Universität Münster, Klinik für Psychiatrie,
  Albert-Schweitzer-Straße 11, 4400 Münster

Cohen, Rudolf, Prof. Dr.
  Universität Konstanz, Sozialwissenschaftliche Fakultät,
  Postfach 5560, 7750 Konstanz

Czogalik, Dietmar, Dr., Dipl.-Psych.
  Forschungsstelle für Psychotherapie,
  Christian-Belser-Straße 79a, 7000 Stuttgart 70

Dietsch, Peter, Dr., Dipl.-Psych.
  Psychiatrische Klinik des Bürgerhospitals,
  Tunzhofer Straße 14–16, 7000 Stuttgart

Dittmar, Franz, Dipl.-Psych.
  Psychosoziale Beratung und Behandlung, Caritasverband
  Obere Donaulände 8, 8390 Passau

Ernst, Klaus, Prof. Dr. med.
  Ärztlicher Direktor der Psychiatrischen Universitätsklinik
  Zürich,
  Postfach 68, CH-8029 Zürich

Ferstl, Roman, Prof. Dr.
  Universität Kiel, Institut für Psychologie,
  Olshausenstraße 40/60, 2300 Kiel 1

Fichter, Manfred, Priv.-Doz. Dr. med.
  Psychosomatische Fachklinik Roseneck,
  Am Roseneck 6, 8210 Prien

Frick, Ulrich, Dipl.-Psych.
  Biometrisches Zentrum für Therapiestudien GmbH,
  Pettenkoferstraße 35, 8000 München 2

Gehring, Ulrich, Dipl.-Psych.
  Branichstraße 9, 6905 Schriesheim

Haderstorfer, Barbara, Dipl.-Psych.
  IFT Institut für Therapieforschung,
  Parzivalstraße 25, 8000 München 40

Hanel, Elke, Dipl.-Psych.
  IFT Institut für Therapieforschung,
  Parzivalstraße 25, 8000 München 40

Herbst, Klaus, Dr., Dipl.-Psych.
  IFT Institut für Therapieforschung,
  Parzivalstraße 25, 8000 München 40

John, Ulrich, Dr., Dipl.-Psych.
  Medizinische Universität zu Lübeck, Klinik für Psychiatrie,
  Ratzeburger Allee 160, 2400 Lübeck

Kettl, Gerhard, Dr., Dipl.-Psych.
  Psychosoziale Beratung und Behandlung, Caritasverband,
  Obere Donaulände 8, 8390 Passau

Klein, Michael, Dipl.-Psych.
  Fachklinik Thommener Höhe, 5569 Darscheid

Körkel, Joachim, Prof. Dr.
  Evangelische Stiftungsfachhochschule für Sozialwesen,
  Burgschmietstraße 10, 8500 Nürnberg 90

Kurz-Adam, Maria, Dipl.-Psych.
  Psychiatrische Universitätsklinik,
  Nußbaumstraße 7, 8000 München 2

Leitner, A., Dipl.-Psych.
  Herzogstandstraße 5, 8000 München 90

Leitner, Manfred, Krankenpfleger
  Psychiatrische Klinik des Bürgerhospitals,
  Tunzhofer Straße 14–16, 7000 Stuttgart

Lienemann, Sylvia, Krankenschwester
  Psychiatrische Klinik des Bürgerhospitals,
  Tunzhofer Straße 14–16, 7000 Stuttgart

Marlatt, G. Alan, Prof. Ph. D.
  University of Seattle, Department of Psychology, NI-25,
  Addictive Behaviors Research Center,
  Seattle/WA 98195, USA

Minneker, Elke, Dipl.-Psych.
  Universität Münster, Klinik für Psychiatrie,
  Albert-Schweitzer-Straße 11, 4400 Münster

Olbrich, Robert, Prof. Dr. Dr.
  Zentralinstitut für Seelische Gesundheit,
  J 5, Postfach 5970, 6800 Mannheim 1

Petry, Jörg, Dipl.-Psych.
  Psychiatrisches Landeskrankenhaus Wiesloch,
  Heidelberger Straße 1 a, 6908 Wiesloch

Rist, Fred, Prof. Dr.
  Universität Konstanz, Sozialwissenschaftliche Fakultät,
  Postfach 5560, 7750 Konstanz

Scheller, Reinhold, Prof. Dr.
  Universität Trier, Fachbereich I — Psychologie,
  Postfach 3825, 5500 Trier

Stephan, Egon, Prof. Dr.
  Universität Köln, Psychologisches Institut I,
  Herbert-Lewin-Straße 2, 5000 Köln 41

Täschner, Karl-Ludwig, Priv.-Doz. Dr. med.
  Ärztlicher Direktor der Psychiatrischen Klinik des
  Bürgerhospitals Stuttgart,
  Tunzhofer Straße 14–16, 7000 Stuttgart

Vaillant, George E., Prof. M. D.
  Dartmouth Medical School, Department of Psychiatry,
  Hanover/NH 03756, USA

Vollmer, Heinz C., Dipl.-Psych.
  IFT Institut für Therapieforschung,
  Parzivalstraße 25, 8000 München 40

Watzl, Hans, Dr., Dipl.-Psych.
  Universität Konstanz, Sozialwissenschaftliche Fakultät,
  Forschungsgruppe Reichenau,
  Postfach 5560, 7750 Konstanz

Widmaier, Christine, Krankenschwester
  Psychiatrische Klinik des Bürgerhospitals,
  Tunzhofer Straße 14–16, 7000 Stuttgart

Inhaltsverzeichnis

Primärprävention, Rückfallprophylaxe und „fahrlässige Selbstschädigung"

K. Ernst

Anhand der Ergebnisse der Suchtforschung sollen 3 Fragen beantwortet werden. Sie beziehen sich auf die Wirksamkeit der gesetzlichen Primärprävention, auf die Wirksamkeit unserer Behandlungsangebote und auf das Verhalten von Öffentlichkeit und Gesetzgeber gegenüber dem Suchtkranken.

1) Senken primärpräventive staatliche Lenkungsmaßnahmen, die den Suchtmittelkonsum bremsen sollen (z. B. Verteuerung, Kontingentierung etc.) tatsächlich die Inzidenz und die Prävalenz der Suchtschäden in der Bevölkerung? — Und wenn ja: Wirken diese Faktoren ausschließlich auf die Entstehung neuer Abhängiger oder wirken sie auch rückfallpräventiv auf die bereits vorhandenen Abhängigen?

Die wichtigsten Antworten der Suchtepidemiologie auf diese Fragen stammen aus der *Alkoholismusforschung*. Deren Ergebnisse sind keineswegs neu. Klassisch sind die über Jahrzehnte hinweg parallel verlaufenden Kurven, die Ledermann (1956, 1964) fand, als er die Entwicklung verschiedener sozioökonomischer Faktoren, die den Alkoholkonsum beeinflußten, mit der Entwicklung der Mortalität an Leberzirrhose in Frankreich und in zahlreichen anderen Ländern verglich. Klassisch sind auch die Kurven von Nielsen (1965; Nielsen u. Strömgren 1969; Nielsen u. Sorensen 1977) über die kriegsbedingte Abnahme des Alkoholkonsums in Dänemark um das 4fache im Jahr 1917 mit der gleichzeitigen Abnahme der Inzidenz an Delirien um das 16fache. (Es handelt sich dabei um eine eindrucksvolle Illustration der sog. *Quadratregel,* die in zahlreichen Studien gut belegt ist und wonach die Alkoholschäden einer Bevölkerung mit dem Quadrat von deren Gesamtalkoholkonsum ab- und zunehmen.) Gleichsinnig, wenn auch nicht nach derselben Proportion, verhielten sich damals auch andere Indikatoren, die durch Alkoholismus mitbeeinflußt werden, wie

z. B. Gewaltverbrechen und Sexualdelikte. Schlagend war dann 1955 der prompte Wiederanstieg der Alkoholtodesfälle und der Delirien in Dänemark, als der klassische Fehler begangen wurde, mit der Erhöhung der Biersteuer gleichzeitig die Schnapssteuer zu senken. Derartige Zusammenhänge sind viel später unter völlig anderen politischen Bedingungen bestätigt worden, z. B. von Kendell et al. (1983) in England und von Wald & Moskalewicz (1984) in Polen.

Auch in der Schweiz ließen sich analoge Effekte nachweisen. So konnte Cathomas (1960) zeigen, daß die Delirinzidenz im Zeitraum zwischen 1919 und 1956 mit der Erhöhung der Branntweinsteuer sank und mit der Aufhebung der Schnapskontingentierung prompt wieder anstieg. Seit keine so drastischen Maßnahmen mehr vorgekommen sind, hat sich die Kurve des Konsumanstiegs etwas geglättet. Aber Zurbrügg konnte noch 1976 zeigen, daß auch nach dem Zweiten Weltkrieg Anhebungen der Alkoholsteuern zu Abflachungen des Konsumanstiegs führten (Zurbrügg 1976 a, b). Er hat damit überzeugend demonstriert, wie preisempfindlich der Alkoholmarkt sich verhält.

Was für fiskalische Maßnahmen gilt, gilt auch für andere Erschwerungen des Zugangs zum Suchtmittel. Allein schon eine geringfügige Lockerung des Alkoholausschankverbots an Jugendliche (in Form einer Herabsetzung des Alkoholschutzalters von 21 auf 18 Jahre) führte sowohl in den USA wie in Kanada sofort zu einer deutlichen Zunahme der alkoholbedingten Verkehrsunfälle. Das Erstaunliche an diesen Studien ist, daß das Ausschankverbot leichter zu umgehen als zu kontrollieren war — und dennoch wirkte. Ähnliche Senkungen der Alkoholschäden ließen sich in Schweden und in Finnland anläßlich von Streiks der Alkoholläden beobachten, obwohl diese Vertriebsstellen gar nicht die einzigen möglichen Bezugsquellen für alkoholische Getränke waren. Die vermehrte Mühe und Wegdistanz, die der Käufer auf sich zu nehmen hatte, um zu seiner Flasche zu kommen, genügte bereits, um ihm den Konsum weitgehend zu verleiden. (Diese und weitere Literatur zum Thema „Alkoholverteuerung nützt" bei Ernst 1979).

Wie sind diese Studien *methodisch* zu bewerten? Gegen jede einzelne von ihnen lassen sich Einwände erheben. Bei den *Kurzzeit-*

studien, die nur wenige Monate umfassen, läßt sich argwöhnen, daß die trinkgewohnten Konsumenten dem erhöhten Suchtmittelpreis nach einer gewissen Periode der Entbehrung später doch noch „nachgestiegen" wären, wenn die Restriktion — oder die Studie — lange genug gedauert hätte, und daß die Studien deshalb nichts über einen langfristigen Erfolg der Zugangserschwerung auszusagen vermögen. Zudem sei es nicht ausgeschlossen, daß die Schadenregistrierungen im Anschluß an eine Angebotsveränderung des schädigenden Stoffes je nachdem sorgfältiger oder unsorgfältiger erhoben worden seien.

Diese Einwände werden nun allerdings durch die *Langzeitstudien* weitgehend entkräftet. Diese zeigen, daß die Zugangserschwerungen genau so lange nützen wie sie dauern. Es erfolgt keine nennenswerte Gewöhnung der Konsumenten an die Verteuerung in dem Sinne, daß die spürbar höheren Preise nach einer gewissen Zeit ebenso in Kauf genommen werden wie vorher die tieferen. Hingegen kann gegen die Langzeitstudien, die sich über Jahre und Jahrzehnte hinziehen, ein anderer Verdacht aufkommen: Über längere Zeiträume hinweg wirken auch andere wirtschaftliche und soziale Veränderungen als diejenigen, die zum Konsumabfall und zum Schadenknick geführt haben. Es ist nie auszuschließen, daß solche zusätzlichen Einflüsse das veränderte Schadenniveau mitbestimmt haben.

Freilich gibt es auch Studien mit negativem Resultat, die keine Korrelation von Preisveränderung und Konsumverhalten festgestellt haben. Schaut man diese Arbeiten aber näher an, so gelangt man zur Gegenkritik, daß die Preisänderung hier derart minimal war, daß sie für das Portemonnaie des Durchschnittsbürgers schlechterdings nicht spürbar war. Es ist klar, daß nur wirken kann, was eine gewisse Schwelle der Merklichkeit übersteigt. Überblickt man die Gesamtheit der Studien, so ist der Eindruck überwältigend und die Antwort klar: *Erhebliche Trinkerschwerung jeder Art nützt.* Dies führt zum 2. Teil der 1. Frage: *Wirken die zugangserschwerenden Faktoren nur auf die Entstehung neuer Abhängiger oder wirken sie auch rückfallpräventiv auf die Morbidität bereits etablierter Abhängiger?*

Die letztere Variante ist zu bejahren. Die Latenzzeit zwischen dem Auftreten eines konsumerleichternden Marktfaktors und dem

Aufwärtsknick der Schadenkurve ist nämlich derart gering, daß innerhalb dieser Zeit die Entstehung vermehrter Suchtkarrieren gar nicht denkbar ist. Die Dekompensation einer vorgeschädigten Leber oder der Funktionszusammenbruch eines vorgeschädigten Hirns braucht dagegen nur sehr kurze Zeit. Umgekehrt verhindert die Drosselung einer chronischen Vergiftung die Dekompensation des geschädigten Organs ab sofort — und oft für so lange wie die Drosselung anhält. Deshalb sind plötzlich eintretende Schäden und Rückfallfolgen statistisch sehr viel deutlicher zu erfassen als allmähliches Abhängigwerden.

Man hat sich im übrigen zu vergegenwärtigen, daß die Verteilung der Trinkmenge in der Bevölkerung einer logarithmischen Normalkurve entspricht: d.h. *viele trinken wenig, wenige trinken viel*. Die wenigen Prozent, aus denen sich die Schadenfälle rekrutieren, befinden sich im Zeitpunkt der Marktänderung bereits in der Gefährdungszone. Dementsprechend reagieren sie rasch und empfindlich auf den positiven oder negativen äußeren Einfluß. In einer schwedischen Studie (Herner 1972) ließ sich sogar zeigen, daß gerade die schweren Trinker im Anschluß an eine Zugangserschwerung ihren Konsum verhältnismäßig stärker einschränkten als die leichten Trinker. Dasselbe fanden Kendell et al. 1983 in ihrer bereits erwähnten Arbeit.

Das alles entspricht zwar der Logik des Geldbeutels, es entspricht aber nicht der populären Vorstellung, daß der Süchtige *um jeden Preis* trinke. Es scheint kein Trinktrieb zu existieren, der sich nach einer Karenzzeit imperativ durchsetzt, und es kommt nicht zu einem Reboundeffekt nach aufgestautem Durst.

Auch die Gefahr des *Umsteigens* auf andere Suchtmittel scheint in Zeiten der Alkoholverteuerung eine praktisch geringe Rolle zu spielen. Umgekehrt haben die modernen Drogen den Jugendalkoholismus keineswegs ersetzt, wie es die Drogenapostel weissagten, sondern die Drogen haben sich dem Jugendalkoholismus superponiert (Battegay et al. 1975; Sieber et al. 1976). Der seit dem Zweiten Weltkrieg ansteigende Schlaf- und Schmerzmittelmißbrauch hat die Alkoholschäden nirgends merklich gemildert. Das heißt natürlich nicht, daß in der Suchtpolitik nicht die *ganze* Suchtmittelszene im Auge zu behalten ist. Es heißt nur, daß man gegen konsumerschwerende Maßnahmen nicht das Argument ins Feld führen sollte, der Konsument werde automatisch auf ein anderes Suchtmittel umsteigen.

In dieser ganzen Diskussion ist freilich eine Grenze klar im Auge zu behalten, nämlich die Grenze der *Prohibition*. Hier sind die amerikanischen und finnischen Erfahrungen eindeutig. Zwar haben auch diese rigorosen Maßnahmen die Alkoholschäden drastisch gesenkt. Sie haben aber die Elastizitätsgrenze des Marktes überschritten: Das Suchtmittel wurde so teuer, daß sich der Schwarzhandel zu lohnen begann. Schließlich wurden die rechtsstaatlichen Schäden der Korruption so groß, daß sie die Bedeutung der medizinischen und sozialen Alkoholschäden politisch übertrafen. Von einer gewissen Größe und Ubiquität von Schwarzhandel und Korruption an wurde schließlich das verbotene Suchtmittel wieder billiger, so daß der nunmehr illegale Konsum anstieg. Das System geriet damit außer Kontrolle — in ähnlicher Weise wie gegenwärtig der illegale Drogenhandel weitgehend außer Kontrolle funktioniert: ganze Provinzen von Entwicklungsländern leben vom illegalen Suchtmittelkonsum der zahlungskräftigen Industrieländer.

Leider haben die enttäuschenden Erfahrungen mit der totalen Prohibition eine gewisse Resignation auch gegenüber den dosierten Lenkungsmaßnahmen für die heute legalen Suchtmittel mit sich gebracht. Hinzu kommt die jahrzehntelange ruhige Entwicklung des Wohlstands der westlichen Industrieländer, in denen weder schwere Krisen noch Kriege Anlaß zu drastischen Umstellungen gegeben haben und deren Bürger — in der Meinung, mündig zu sein — auf keinem Lebensgebiet Restriktionen dulden, handle es sich nun um deutliche Begrenzungen der Geschwindigkeit im Straßenverkehr oder Zugänglichkeit legaler Suchtmittel. Unter diesen Umständen kann eine Regierung keine Maßnahme durchsetzen, die sich nicht von vornherein einer breiten, sogenannten Akzeptanz der Bevölkerung erfreut. Das muß nicht immer so bleiben. Deshalb lohnt es sich, die vorstehenden Erkenntnisse immer wieder vor dem Vergessen zu bewahren.

2) Wieviel besser ist die rückfallpräventive Wirkung einer wochen- bis monatelangen Suchtkrankenbehandlung im Vergleich zu einer einmaligen Aufklärung mit Beratungsangebot für Patient und Angehörige?

Vorausgeschickt seien einige methodische Bemerkungen. Wie überall bei der Evaluation von psychosozialen Behandlungsverfahren kann diese Frage nicht dadurch beantwortet werden, daß man Katamnesen von Patienten nach langer intensiver Behandlung sammelt und sie vergleicht mit anderweitig gesammelten Katamnesen von Patienten, die nur ein kurze, aufklärende Beratung erhielten. Patienten, die eine Behandlung wünschen, unterscheiden sich in ihrer Spontanprognose vermutlich von Patienten, die nicht behandlungswillig sind. Bei der ersteren Gruppe könnte es sich z. B. um kollaborativere und damit prognostisch günstigere, andererseits vielleicht auch um schwerer Kranke und damit prognostisch ungünstigere Fälle handeln als bei der letzteren. Es gibt keine befriedigende Möglichkeit, solche Effekte der *Spontanselektion* im konkreten Fall zu beweisen, auszuschließen oder zu messen.

Auf dem Gebiet der Psychotherapie *neurotischer Störungen* hat sich deshalb seit etwa 20 Jahren das Forschungsdesign der *randomisierten,* zufallsentsprechenden Zuweisung der Patienten zu verschiedenen Behandlungsgruppen bewährt. Dies etwa nach dem Muster der klassischen Arbeit von Sloane et al. (1975), der die Angemeldeten randomisiert entweder einer konsequenten Psychotherapie oder aber, angesichts der ohnehin nicht zu bewältigenden Nachfrage im Ambulatorium, einer Warteliste zuwies. Den Wartelistenpatienten wurde freilich nicht nichts angeboten, sondern eine gründliche Untersuchung, eine einmalige Beratung und die Möglichkeit, sich im Krisenfall dringlich an die Institution zu wenden, also eine sog. „minimale Kontakttherapie". Arbeiten dieses Grundmusters sind seither zu Hunderten erschienen und u. a. von Smith et al. (1981) zusammengestellt worden.

Das Resultat ist bekannt: Der Mehrwert der konsequenten Behandlung gegenüber der bloßen minimalen Kontakttherapie ist heute bewiesen. Belegt ist zudem, daß eine fachgerechte ambulante Psychotherapie monate- bis jahrelang therapieüberdauernd zu wirken vermag — wohl einer der wichtigsten Befunde der ganzen Psychotherapieforschung, weil er den Unterschied zur therapiebeschränkten Wirkungsdauer aller bisher bekannten Psychopharmaka hervorhebt.

Das randomisierende Evaluationsverfahren ist nun bei Suchtkranken seltener anwendbar als bei Neurosekranken. Suchtkranke

werden uns häufiger als Neurosekranke in Krisensituationen
angemeldet, die keinen Aufschub dulden. Diese Krisen sind zudem
oft Chancen, die man nur durch sofortiges Zupacken nutzen kann.
Aus ethischen Gründen kommt hier eine Randomisierung nicht in
Frage. Dennoch ist bei Nichtnotfällen und bei Fällen, deren
Notfallsituation — z. B. dank stationärer Entgiftung — bereits
überwunden worden ist, eine größere Zahl von Studien mit
randomisierten oder randomisierungsähnlichen Methoden bekannt geworden. Zunächst seien einige von ihnen erwähnt, die
Alkoholkranke betreffen.

Schon 1967 haben Edwards u. Guthrie 40 Alkoholiker randomisiert zur Hälfte stationär und zur Hälfte ambulant behandelt. Nach
einem Jahr haben sie keinen Unterschied im katamnestischen
Erfolg gefunden. 1975 hatte Emrick bereits 72 teils randomisierte
und teils gemachte Studien über verschiedene Suchttherapien bei
Alkoholkranken gesammelt; 40 von ihnen erwiesen sich als methodisch ungenügend und konnten nicht ausgewertet werden, von den
übrigen erbrachten alle mit 2 Ausnahmen keine Unterschiede
zwischen Behandlungsverfahren verschiedenen Intensitätsgrades.

1978 erschien dann die sorgfältige Studie von Orford u. Edwards.
Sie bezieht sich auf 100 verheiratete Alkoholiker, die das Sucht-
krankenzentrum des Maudsley Hospitals in London aufsuchten.
Die Patienten und ihre Ehefrauen wurden randomisiert 2 Behand-
lungsvarianten zugewiesen, bis beide Gruppen je 50 Fälle umfaßten. Die intensiv behandelte Gruppe erhielt das am Maudsley
übliche therapeutische Setting: regelmäßige ambulante Psychotherapie unter Einbeziehung der Ehefrau und womöglich des Hausarz-
tes; bei einem Viertel kam es zusätzlich zu stationären Entzugsbehandlungen; wo nötig wurden Hausbesuche durchgeführt und, wo
indiziert, Antabus-Behandlungen.

Die 2. Gruppe wurde ebenso gründlich untersucht wie die
intensiv behandelte Gruppe. Die Patienten wurden aber hier nur
ein einziges Mal eingehend über die Natur ihres Leidens und die
Notwendigkeit der Abstinenz informiert — dies allerdings eingehend und geradezu feierlich durch die gemeinsame Präsenz von
Arzt, Sozialarbeiter und Ehefrau. Weitere Konsultationen wurden
den Patienten nicht empfohlen. Hingegen wurde ihnen mitgeteilt,
daß sich von nun an jeden Monat ein Sozialarbeiter bei ihren

Ehefrauen über den Fortschritt ihres gesundheitlichen und sozialen Zustands erkundigen werde. Auf diese Weise und durch Beiziehung der anfallenden Krankengeschichten und Akten wurde von nun an der Verlauf bei beiden Gruppen während zweier Jahre verfolgt.

Es ergab sich, daß die katamnestischen Schicksale der beiden Gruppen sich nicht unterscheiden ließen. Dieses Resultat war nicht etwa dadurch zu erklären, daß viele von den nur einmal beratenen Patienten nachher anderweitige Therapien aufgesucht hätten — denn dazu kam es nicht. Hingegen korrelierten die Besserungen in beiden Gruppen deutlich mehr mit persönlichen Faktoren, v. a. mit der Qualität der Ehe, als mit Faktoren der Therapie. Auch die Patienten selber erachteten die katamnestischen Ereignisse und Entwicklungen ihres persönlichen Lebens i. allg. für bedeutungsvoller als die therapeutischen Maßnahmen. Gerade deswegen ist aber ein weiterer Befund der Studie interessant: Ein großer Teil der nur kurz beratenen Patienten schätzte die Gründlichkeit und Besorgtheit dieser Untersuchung und Aufklärung sehr hoch ein. Keineswegs pflegten die Befragten sich über allzu oberflächliche und kurze Abfertigung zu beklagen.

Dieser Punkt spielt auch in der Edinburgher Studie von Chick et al. (1985) eine Rolle. Hier wurden 731 männliche Patienten einer medizinischen Klinik systematisch auf ihre Alkoholanamnese untersucht. 161 Patienten, d. h. 22% der Ausgangsstichprobe, erwiesen sich als Problemtrinker, die noch nie in bezug auf ihren Alkoholismus behandelt worden waren. Aus ihnen wurden 2 randomisierte Gruppen gebildet. Die eine Hälfte erhielt außer der klinischen Routinebehandlung eine einmalige gezielte Beratung durch eine hierauf spezialisierte Krankenschwester. Mit der anderen Hälfte als Kontrollgruppe wurde so verfahren wie es den Gepflogenheiten der medizinischen Klinik entsprach, d. h. mit den üblichen individuellen Informationen, von denen der Hinweis auf die alkoholische Gefährdung nur einen Teil ausmachte.

Die Katamnesen umfaßten ein Jahr. Es ergab sich, daß die speziell beratene Gruppe deutlich günstiger abschnitt als die routinemäßig informierte. Die Autoren schließen daraus zweierlei. Erstens weisen sie auf die Wichtigkeit einer sorgfältigen Alkoholanamnese bei den Patienten eines Allgemeinspitals hin: Nur so erfaßt man überhaupt die Risikopatienten. Zweitens sind die

Autoren der Ansicht, daß nicht nur eine systematische Behandlung, sondern schon ein einmaliger Rat nützt, wenn er mit Sachverstand, Überzeugung und Engagement erteilt wird — insbesondere *bevor* bereits irreversible Schäden aufgetreten sind.

Die jüngste randomisierte Studie, die mir bekannt geworden ist, stammt von Howden-Chapman u. Huygens (1988) in Neuseeland und geht ähnlich vor wie die erwähnte Arbeit von Orford u. Edwards (1978). Nach einer zweiwöchigen Entgiftung wurden 113 Patienten 3 Gruppen zugeteilt, von denen die erste 6 Wochen stationär, die zweite 6 Wochen ambulant und die dritte mit einem einmaligen intensiven Interview und, soweit nötig, mit fürsorgerischer Betreuung behandelt wurden. Es handelte sich durchwegs um schwere Trinker mit einer Alkoholanamnese über 12 Jahre. Die Katamnesen betrugen 6 und 18 Monate. Eine vollständige Katamnese konnte von 86% der Fälle erhoben und durch Drittpersonen bestätigt werden.

Gefunden wurde die übliche erhöhte Mortalität der Alkoholkranken und ein besserer Zustand der Abstinenten im Vergleich zu den „kontrolliert" Weitertrinkenden in bezug auf den körperlichen Zustand. Zu denken gab, daß die Katamnesen bei denjenigen, die ihre Therapien durchhielten, nicht günstiger ausfielen als bei denjenigen, die sie vorzeitig abbrachen. Ebenso unterschieden sich die Einmalaufgeklärten von den intensiv Behandelten nach 6 und 18 Monaten nicht im katamnestischen Erfolg.

Die Aussagekraft dieser Arbeiten beschränkt sich naturgemäß auf den Typus der gewählten Stichproben: erstens fehlen Notfallsituationen, zweitens sind verwahrloste und vereinsamte Kranke unterrepräsentiert und drittens wurde die „Minimaltherapie" vermutlich mit besonderem Engagement durchgeführt.

Auf dem Gebiet der *Opiatsucht* scheinen randomisierte Studien noch spärlicher zu sein als auf demjenigen des Alkoholismus. Dies ist aus ethischen Gründen angesichts der Verknüpfung des Leidens mit Illegalität verständlich.

Hartnoll et al. (1980) haben in London 96 Heroinsüchtige randomisiert entweder mit erlaubten Heroininjektionen oder mit einer Methadonsubstitution behandelt und nach einem Jahr katamnestiziert. Es wurde kein Unterschied betreffend Gesundheit, Arbeitsfähigkeit und Zusatz- oder Umstiegsdrogen gefunden.

Gunne u. Grönbladh (1980) haben in Uppsala 34 Fixer randomisiert zur Hälfte mit Methadon und zur Hälfte drogenfrei ambulant weiterbehandelt. Es erstaunt nicht, daß die letztere Gruppe nach 2 Jahren in einem — trotz der kleinen Zahl überzeugenden — Ausmaß schlechter abschnitt als die Methadongruppe. Drogenfreie ambulante Behandlung von Fixern kann bei deren andauerndem Verbleib im alten Milieu wohl kaum als erfolgversprechende Alternative zu einem spezifischen Standardverfahren gelten.

Edwards u. Goldie (1987) haben ihre 74 Opiatsüchtigen zwar nicht randomisiert untersucht, sondern lediglich Zehnjahreskatamnesen erhoben. Dennoch fanden sie keinen Unterschied zwischen behandelten und unbehandelten Probanden.

Wie ist das Gesamtresultat der randomisierten Studien zur Suchtbehandlung zu interpretieren? Global wirken die Erfolge ungünstiger als wir es von den früher erwähnten Psychotherapiestudien bei Neurosekranken gewohnt sind. Allerdings hinkt der Vergleich beträchtlich. Auf den Unterschied in der Primärselektion der Stichproben, z. B. auf die vorgeschalteten Entgiftungsbehandlungen (die wohl nicht von allen Patienten durchgehalten worden waren und die insofern selektiv wirkten) wurde bereits hingewiesen.

Zudem darf man den Spieß der Logik umkehren und behaupten, daß nicht die Intensivbehandlungen schlecht, sondern die Einmalberatungen gut gewesen seien. Diese Vermutung stützt sich auf die Intensität derartiger Konfrontationen, für die der Begriff „Beratung" ein zu schwaches Wort ist. „Eindringliche Warnung" wäre ein Terminus, der die Sache schon besser trifft. Hinzu kommen die nachfolgenden „Verstärkungen" oder „injections de rappel" durch die regelmäßigen katamnestischen Erkundigungen. Diese werden vom Suchtkranken wohl als eine Art Kontrolle erlebt. In der Arbeit von Orford u. Edwards (1978) wird sogar der Druck deutlich, der vom Berater via Sozialarbeiter, Ehefrau und Hausarzt auf den Alkoholiker ausgeübt worden ist. Zu einer solchen Druckausübung wird der Suchttherapeut stehen. Der Kranke lebt ja tatsächlich unter einer vitalen Bedrohung, die in der Behandlungsatmosphäre adäquaterweise ihr Korrelat finden darf — und vielleicht finden muß, wenn das Verfahren helfen soll. Man erinnert sich hier auch der Erfahrungen von Vaillant (1983), dessen Probanden nicht selten unangenehme Drohungen von außen, z. B. den drohenden

Fahrausweisentzug, die drohende Ehescheidung oder die bedingte Freiheitsstrafe rückblickend als eine Hilfe zur Abstinenz erlebten.

Kontrolle, Warnung, Drohung und Strafe sind starke Worte. Man kann in ihnen den Anfang einer Eskalation sehen, die von der individuellen Therapie zur unpersönlichen Manipulation führt. Einem derartigen Behandlungsstil, so könnte man fürchten, unterziehen sich nur Zwangsbehandelte, während alle anderen Suchtkranken ihn meiden. Wir wissen allerdings von der Verhaltenstherapie, daß eine solche Entwicklung unter humanen Randbedingungen nicht einzutreten pflegt. Als potentielle Gefahr (man denke an die „Erziehungs“-Methoden der alten Anstaltspsychiatrie) ist die Degeneration pädagogisch orientierter therapeutischer Settings gleichwohl im Auge zu behalten.

3. Was bedeuten die Resultate der staatlichen und der individuellen Prävention für die Einstellung von Öffentlichkeit und Gesetzgeber zum Suchtkranken?

Der Warncharakter, der einer jeden Suchttherapie von Natur aus innewohnt, bringt den Suchtkranken seiner Krankenversicherung gegenüber im Rezidivfall in eine andere Position als bei der Erstbehandlung. In seine süchtige Ersterkrankung gleitet der Abhängige unmerklich hinein — mindestens im Falle der legalen Suchtmittel. Der Staat toleriert ja hier die Suchtmittelwerbung. Darüber hinaus wurde oben gezeigt, daß der Staat seine Möglichkeiten zur primärpräventiven Preiserhöhung und Zugriffserschwerung keineswegs ausschöpft, weil er sich gegenüber dem Suchtmittelgewerbe nicht durchzusetzen vermag. Da folglich die Gesamtbevölkerung nicht durch Konsumverzicht Solidarität mit den Suchtgefährdeten praktiziert, ist es absurd, dem unvermerkt süchtig gewordenen Kranken hinterher „grobfahrlässige Selbstschädigung“ und damit die Verletzung des versicherungsrechtlichen Solidaritätsprinzips vorzuwerfen, wie dies — zumindest in der Schweiz — bedeutende Versicherungen und sogar höchstrichterliche Erwägungen getan haben (Ernst 1984). Der Mangel an kollektiver Primärprävention bei gleichzeitigem Wissen darum, daß Primärprävention nützt, verpflichtet uns, den erstmals erkrankten Abhängigen gratis zu behandeln.

Die Behandlung unternehmen wir dann freilich mit dem Ziel, die psychische Gesundheit und Urteilsfähigkeit des Patienten wiederherzustellen. Würden wir nicht an die Realisierbarkeit dieses Ziels glauben, dürften wir keine aufwendige Behandlung durchführen. Glauben wir aber daran, so muten wir dem genesenen Suchtkranken auch die Fähigkeit zum künftigen Verzicht auf Suchtmittelkonsum zu. Eine Kürzung der Versicherungsleistungen nach dem Rezidiv kann dann nicht in jedem Fall mit ärztlichen Argumenten überzeugend verhindert werden — es sei denn, daß schon die suchtbedingte Ersterkrankung zu einem unheilbaren Schaden geführt hat (vgl. auch Feuerlein et al. 1984; Moellhoff 1987). Das Besondere an der Situation der Suchtkranken, das sie von anderen psychisch Kranken unterscheidet, liegt darin, daß die Suchtkranken sich das schädigende Agens mit Hilfe einer Willkürmotorik zuführen. Das hat bekanntlich zum Lasterkonzept der Sucht geführt. Die Süchtigen haben es deshalb besonders schwer, dem Kreislauf von Warnung und Flucht, Drohung und Gegenwehr, Druck und Gegendruck zu entrinnen, einem Circulus vitiosus, der innerhalb und außerhalb aller Therapie ihre Karriere kennzeichnet. Unser Ziel ist es, ihnen dabei sachlich, nachdrücklich und solidarisch behilflich zu sein.

Zusammenfassung

Die epidemiologischen Zeitreihenanalysen zeigen, daß gesetzliche Maßnahmen zur Eindämmung des Konsums legaler Suchtmittel die gesundheitlichen und sozialen Suchtschäden tatsächlich zweckentsprechend senken. So wirken z. B. Verteuerungen und andere fühlbare Zugangserschwerungen nicht nur auf die Gesamtpopulation, sondern insbesondere auf bereits schwer gefährdete Trinker konsumbremsend und rückfallpräventiv. Erst bei totaler Prohibition versagt dieses System infolge der überhandnehmenden Korruption. Aus wirtschaftspolitischen Rücksichten verzichten die Industriestaaten gleichwohl schon lange vor der Prohibitionsschwelle darauf, die ihnen möglichen Lenkungsmaßnahmen auszuschöpfen.

Der katamnestische Mehrwert längerdauernder psychosozialer Behandlungsverfahren gegenüber konfrontativer Einmalberatung mit anschließender periodischer Kontrolle konnte bisher bei Suchtkranken nicht bewiesen werden. Der Grund liegt darin, daß randomisierende Therapievergleiche bei Suchtkranken schwieriger durchzuführen sind als bei Neurosekranken. Zudem ist jede Suchtkrankenbehandlung ein Verwarnungssignal, dem vielleicht schon per se eine gewisse Wirksamkeit zukommt und das bei der Neurosenbehandlung keine Entsprechung findet.

Suchtkrankheiten setzen im Gegensatz zu Neurosen und Psychosen absichtliche Handlungen (Ergreifen des Suchtmittels) voraus. Das legt dem Gesetzgeber den Schluß nahe, daß Sucht selbstverschuldet sei und im Krankheitsfall Leistungskürzungen von seiten der Versicherung begründe. Dieser Schluß ist gegenüber erstmals erkrankten Süchtigen unzulässig, zumindest soweit diese legale Suchtmittel konsumiert haben. Der Staat kann nicht gleichzeitig die Primärprävention vernachlässigen *und* die deshalb erkrankten Süchtigen benachteiligen. Im Rahmen einer planmäßigen Behandlung (wie übrigens auch im Spontanverlauf) kann dagegen ein entsprechender Druck (wie er z. B. bei angedrohtem Fahrausweisentzug, drohendem Partnerverlust oder bedingter Freiheitsstrafe auftritt) zur Rückfallprävention beitragen - und vom Suchtkranken retrospektiv als Hilfe erlebt werden.*

Literatur

Battegay R, Muehlemann R, Zehnder R, Dillinger A (1975) Erhebung in 31 Rekrutenschulen über den Alkohol-, Tabak- und Drogenkonsum. (Beilage zum Bulletin des Eidg. Gesundheitsamtes Nr. 3 vom 21. 6. 1975, S 98–113)
Cathomas N (1960) Die Häufigkeit der Alkoholpsychosen in der Schweiz mit besonderer Berücksichtigung der Jahre 1945–1956. Med. Dissertation, Universität Zürich
Chick J, Lloyd G, Crombie E (1985) Counselling problem drinkers in medical wards, a controlled study. Br Med J 290: 965–967
Ewards G, Guthrie S (1967) A controlled trial of in- and outpatient treatment of alcohol dependence. Lancet I: 555–559
Edwards JG, Goldie A (1987) A ten-year follow-up study of Southampton opiate addicts. Br J Psychiatry 151: 679–683
Emrick CD (1975) A review of psychologically oriented treatment of alcoholism. J stud alcohol 36: 88–108
Ernst K (1979) Eindämmung der Suchtkrankheiten: Nützen primärpräventive Gesetze? In: Kulenkampff C, Picard W (Hrsg): Psychiatrie-Enquête in internationaler Sicht. Reinhard, Köln, S 72-87
Ernst K (1984) Die „Grobfahrlässigkeit" der Suchtentstehung und die Glaubwürdigkeit des ärztlichen Zeugnisses. Schweiz Ärztez 65: 820–824

---

* Kürzlich ist eine randomisierte Studie über Halbjahreskatamnesen an 164 stationär bzw. ambulant entgifteten Alkoholikern erschienen, die im Wesentlichen die oben referierten Resultate bestätigt (Hayashida et al. 1989).

Feuerlein W, Iversen D, Krasney OE, May B, Wanke K (Wissenschaftliches Kuratorium der DHS) (1984) Alkoholabhängigkeit und Verschulden. Suchtgefahren 30: 43–45

Gunne LH, Grönbladh L (1980) Effectiveness of methadone maintenance treatment, controlled study in the care of narcotic addicts. Läkartidningen 77: 227–230

Hartnoll RL, Mitcheson MC, Battersby A, Brown G, Ellis M, Fleming P, Hedley N (1980) Evaluation of heroin maintenance in controlled trial. Arch Gen Psychiatry 37: 877–884

Herner T (1972) The frequency of patients with disorders associated with alcoholism in mental hospitals and psychiatric departments in general hospitals in Sweden during the period 1954–1964. Acta psychiatr scand [Suppl] 234

Hayashida M, Alterman AJ, McLellan T et al. (1989) Comparative effectiveness and costs of inpatient und outpatient detoxification of patients with mild-to-moderate alcohol withdrawal syndrome. N Engl J Med 320: 358–365

Howden-Chapman PL, Huygens I (1988) An evaluation of three treatment programmes for alcoholism: an experimental study with 6- and 18-month follow-ups. Br J Addict 83: 67–81

Kendell RE, de Roumanie M, Ritson EB (1983) Influence of an increase in excise duty on alcohol consumption and its adverse effects. Br Med J 287: 809–811

Ledermann S (1956) Alcool, alcoolisme, alcoolisation: données scientifiques de caractère physiologique, économique et social. Presses Universitaires de France, Paris (Institut national d'études démographiques, travaux et documents, cahier No 29)

Ledermann S (1964) Alcool, alcoolisme, alcoolisation, mortalité, morbidité, accidents de travail. Presses Universitaires de France, Paris (Institut national d'études démographiques, travaux et documents, cahier No 41)

Moellhoff G (1987) Sozialmedizinische und rechtliche Bewertungen des Alkoholismus in der Bundesrepublik Deutschland und in der Deutschen Demokratischen Republik. Spektrum 5: 187–203

Nielsen J (1965) Delirium tremens in Copenhagen. Acta Psychiat Scand [Suppl 187] 41

Nielsen J, Sorensen K (1977) Alcohol policy, alcohol consumption, alcohol prices, delirium tremens and mortality due to chronic alcoholism. (Danish) Unestr. laeg. 139/18: 1089–1096

Nielsen J, Strömgren-Risskov E (1969) Über die Abhängigkeit des Alkoholkonsums und der Alkoholkrankheiten vom Preis alkoholischer Getränke. Aktuel Fragen Psychiatr Neurol 9: 165–170

Orford J, Edwards G (1978) Alcoholism: A comparison of treatment and advice. With a study of the influence of marriage. Oxford University Press, Oxford (Mandsley Monograph 26)

Sieber M, Angst J, Baumann U (1976) Entwicklung des Drogen-, Alkohol- und Tabakkonsums. Vergleich zweier Untersuchungen von 1971 und 1974 im Kanton Zürich. Schweiz med. Wochenschr 106: 1–7

Sloane RB, Staples FR, Cristol AH, Yorkston NJ, Whipple K (1975) Psychotherapy versus behavior therapy. Harvard University Press, Cambridge MA London

Smith ML, Glass GV, Miller TI (1981) The benefits of psychotherapy. Johns Hopkins Univ Press, Baltimore/MD

Vaillant GE (1983) The natural history of alcoholism. Harvard Univ Press, Cambridge MA

Wald J, Moskalewicz J (1984) Alcohol policy in a crisis situation. Br J Addict 79: 331–335

Zurbrügg C (1976a) Der Verbrauch alkoholischer Getränke in der Schweiz in den Jahren 1971/1975 und früheren Zeitabschnitten. Eidg. Alkoholverwaltung

Zurbrügg C (1976b) Die schweizerische Alkoholpolitik. Gesundheits- und fiskalpolitische Aspekte. Haupt, Bern

Rückfallprävention: Modell, Ziele und Stadien der Verhaltensänderung*

G. A. Marlatt

Unsere Theorie der „Rückfallprävention" bildet den Rahmen für ein allgemeines Modell der Änderung von Gewohnheiten („habits"). Obwohl die Ursprünge dieser Theorie im Bereich der Suchtkrankheiten liegen, wo Rückfälle häufig und klar definierbar sind, wurde das Modell auch für andere Verhaltensweisen erweitert, bei denen ebenfalls auf die Änderung von Gewohnheiten oft periodische Rückschläge folgen. Zu diesen Verhaltensweisen gehören Eßstörungen und Diätversuche, unkontrollierte Wutausbrüche und Gewalttätigkeit, zwanghafte sexuelle Gewohnheiten (Pädophilie und Exhibitionismus) und andere Probleme der Impulskontrolle.

In diesem Beitrag wollen wir 2 allgemeine Probleme bei der Weiterentwicklung des Rückfallpräventionsmodells erörtern: a) Ansatzpunkte für unsere Maßnahmen zur Rückfallprävention sowie die Beziehung zu anderen therapeutischen Verfahren; b) die Anpassung der Behandlungsmaßnahmen an die verschiedenen Stadien bei der Änderung von Gewohnheiten.

Ansatzpunkte und Modell der Rückfallprävention

Im Gegensatz zum traditionellen Verständnis von „Rückfall" als Kriterium des Behandlungs*ergebnisses* (z. B. Rückfall als Indikator für das Scheitern einer Behandlung), betrachten wir in unserem Rückfallpräventionsmodell den Rückfall als einen Teil des *Prozes-*

---

* Teile dieses Artikels erschienen unter dem Titel „Relapse Prevention: Future Directions" in Gossop M (ed) (1988) Relapse and addictive behaviour. Croom Helm, Beckenham/Kent. Der Artikel wurde übersetzt und bearbeitet von Christel Kolbert und Hans Watzl.

ses der Verhaltensänderung. Dieser Prozeß der Änderung von Gewohnheiten besteht aus einer Abfolge ineinander verschachtelter Stadien, wie z. B. der Motivierung und Vorbereitung für Veränderungen, dem Stadium der Ausführung von Änderungen (mit Hilfe einer Behandlung oder selbstinitiiert ohne formale Behandlung) und dem Stadium der Aufrechterhaltung und Stabilisierung. Die Zuordnung bestimmter Präventions- und Interventionsmethoden zu bestimmten Stadien des Änderungsprozesses wird in einem der folgenden Abschnitte beschrieben. Die Grundprinzipien der Rückfallprävention bleiben jedoch in jedem Stadium der Änderung dieselben; es werden klinische Verfahren zur Rückfallprävention und/oder im Falle eines Rückfalls zur Intervention angewendet. Das Augenmerk auf den Rückfall liefert sowohl dem Therapeuten als auch dem Klienten den Bezugsrahmen für die Wahl einer geeigneten Interventionsstrategie. Der Rückfall diktiert die Wahl der Behandlungsmethoden in jedem Änderungsstadium; er bestimmt, „was wann zu tun ist", um den Fortschritt zu maximieren und Rückschläge zu minimieren.

Die in unserem Buch (Marlatt u. Gordon 1985) beschriebenen Verfahren zur Rückfallprävention wurden mit folgenden Zielen entwickelt:

a) Sie sollen das Bewußtsein für die Anfälligkeit von Änderungen fördern (und dadurch dem Klienten die Navigation erleichtern, wenn er sich auf die Reise der Verhaltensänderung begibt).

b) Sie sollen dabei helfen, Kognitionen und Verhaltensweisen zu entwickeln, die als „coping skills" (Bewältigungsstrategien) zur Überwindung von Hindernissen und Sperren bei Änderungsversuchen dienen können.

c) Sie sollen einen ausgeglichenen Lebensstil ermöglichen, damit nützliche Gewohnheitsänderungen beibehalten und integriert werden können.

Das Fernziel der Rückfallprävention geht über Interventionen bei einem spezifischen Rückfall („relapse") oder einem Fehltritt („lapse") an bestimmten Punkten des Änderungsprozesses weit hinaus. Letztlich möchten wir den Klienten dabei helfen, eigene Strategien zu entwickeln, um ihre Lebensqualität insgesamt zu verbessern. Die Erfahrung gesteigerter Lebensqualität in Folge von Gewohnheitsänderungen überschreitet das dichotome Erfolgskri-

terium traditioneller Studien zur Messung von Behandlungsergeb-
nissen — jenes Kriterium, daß ein Klient entweder „abstinent" ist
(oder irgendein anderes absolutes Erfolgskriterium) oder daß er
„rückfällig" wurde. Nach unserer Ansicht bedeutet strikte Einhaltung von Abstinenz noch keine Garantie für eine verbesserte
Lebensqualität.

Viele therapeutische Verfahren beziehen sich auf die Entwicklung von Lebensqualität, u. a. kognitive Verhaltenstherapien, Le-
bensstilmodifikationen, psychodynamische Verfahren zur Persön-
lichkeitsänderung, Ansätze zur Förderung geistiger Werte (z. B. die
„12 Stufen" der AA), Partner- und Familientherapien, gemeinde-

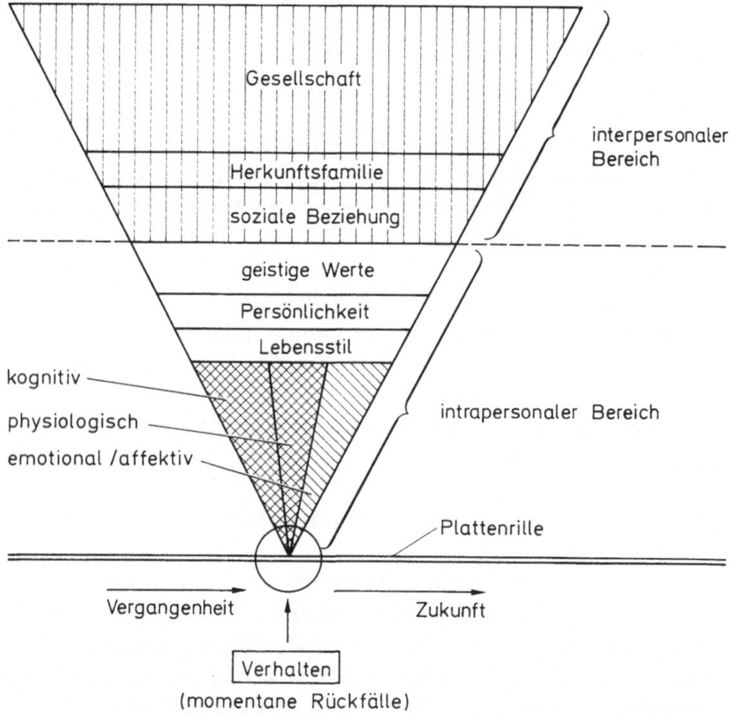

Abb. 1. Die Metapher von der „Saphirnadel" des Plattenspielers (Rückfall:
„Saphir springt aus der Plattenrille")

nahe Ansätze (einschließlich Änderungen des soziokulturellen Umfeldes). Wohin gehört unsere Rückfallprävention in diesem umfangreichen therapeutischen Arsenal? Jeder der oben erwähnten Ansätze kann unter die Mittel zur Förderung von Rückfallprävention eingereiht werden. Obwohl jeder dieser Therapieansätze unter diesem Aspekt wichtig sein kann, bleibt doch die Frage, was wann zu tun ist. Das Diagramm in Abb. 1 zeigt eine Möglichkeit, wie man diese Frage angehen kann.

Es soll eine Metapher für Rückfälle („relapse") und Fehltritte („lapse") darstellen: eine Saphirnadel, die beim Abspielen einer Platte aus der Rille springt. Die Nadel bewegt sich in der Spiralrille von der „Vergangenheit" zur „Zukunft", doch die „Entgleisung" („lapse") der Nadel tritt im unmittelbar gegenwärtigen Augenblick auf. Ähnlich ist ein Fehltritt („lapse") ein diskretes Ereignis, das zumindest zeitweise das Gesamtprogramm einer Gewohnheitsänderung unterbricht. Wie Tonabnehmer und Tonarm, so wirken viele Kräfte auf das Zusammenspiel zwischen Nadel und Rille ein. An einer bestimmten Entgleisung („lapse"), dem Herausspringen der Nadel, können viele Faktoren beteiligt sein, wie Abb. 1 zeigt. Am wichtigsten ist aber zum Zeitpunkt der Entgleisung die Nadel selber. Man muß sofort auf diesen Sprung reagieren, um die Nadel zurück in die Rille zu bringen (oder das Verhalten wieder in die richtigen Geleise zu führen).

Obwohl durch entferntere, distale Faktoren mitbedingt, hat eine solche Entgleisung („lapse") ihre unmittelbaren, proximalen Determinanten in einem oder mehreren der folgenden Systeme: in den kognitiven, physiologischen und affektiv-emotionalen Reaktionen. Mit anderen Worten, der „Auslösemechanismus" einer solchen Entgleisung beruht auf den letzten, üblichen Gliedern dieses Geschehens, selbst wenn diese unmittelbaren Faktoren durch fernerliegende, distale Ereignisse ohne zeitliche und räumliche Nähe zur Auslösesituation häufig beeinflußt sind. Betrachten wir beispielsweise einen Raucher, der versucht, mit dem Rauchen aufzuhören und dabei schon nach 5 Tagen Abstinenz einen ersten Fehltritt („lapse") begeht. Er erlebt diese erste Entgleisung nach einem hektischen Arbeitstag im Büro. Nach einigen Drinks und einem angenehmen Essen im Restaurant, verspürt unser Exraucher in dem Moment ein starkes Bedürfnis zu rauchen, als sich sein

Begleiter eine Zigarette anzündet. Nach kurzem Zögern „gibt er nach" und raucht eine Zigarette (die Nadel springt). Was war die Ursache dieser Entgleisung? Wahrscheinlich haben viele Faktoren Einfluß auf ein solches Ereignis, wobei einige ihrer Bestimmung nach distal, einge proximal sind. Bei den distalen Faktoren könnte es sich u. a. um einen anstrengenden Lebensstil am Arbeitsplatz, die Stärke der früheren Nikotinabhängigkeit (physische Abhängigkeit und damit einhergehender Entzug), Persönlichkeitsfaktoren (z. B. Impulsivität, Abhängigkeit, Sensationslust), mangelnde soziale Unterstützung der Nichtraucherrolle und vielleicht sogar die Auswirkung kultureller Faktoren, die mit dem Rauchen verknüpft sind (z. B. Werbung, in der Rauchen mit Essengehen und Sichwohlfühlen verbunden wird) handeln. Diese Determinanten könnten sich auch als proximale Faktoren manifestieren und zum Zeitpunkt der Entgleisung aktiv werden (z. B. hat der Streß des Tages vielleicht den Widerstand gegen das Rauchen unterhöhlt). Darüber hinaus gibt es eine ganze Reihe weiterer Determinanten, die mit weiter distal liegenden Faktoren verknüpft sein können. Um nur 2 Beispiele zu nennen: Alkohol trinken und sich in Gesellschaft eines rauchenden Freundes befinden, wird die Intensität des Bedürfnisses erhöhen, ganz unabhängig, wie stark nun die distalen Ursachen sind.

Erlebt wird diese Kombination distaler und proximaler Faktoren, die mit einem Fehltritt („lapse") verknüpft sind, in einem oder mehreren der folgenden Reaktionssysteme: a) *kognitiv*, z. B. positive Erwartungen, die mit dem Rauchen verbunden sind, Ausmaß der Zuversicht (self-efficacy), ein Exraucher bleiben zu können usw.; b) *physiologisch*, z. B. durch streßbedingte Erschöpfung, den enthemmenden Einfluß von Alkohol, konditioniertes „Verlangen", ausgelöst durch das Zigarettenanzünden des Freundes usw.; c) *emotional-affektiv*, z. B. durch die Stimmungslage, emotionale Nachwirkungen der Erlebnisse des Tages, verbunden mit dem angenehmen Abendessen usw. Darüber hinaus kommt es in den gleichen Systemen auch zu *Reaktionen* auf den Fehltritt, u. a. (physiologisch) durch die Wirkung des Nikotins, ein möglicher (kognitiv-affektiver) „Abstinenzverletzungseffekt" („abstinence violation effect"), und (kognitiv) ein Gefühl sinkender Zuversicht („low efficacy") oder Hilflosigkeit.

Wenn ein Fehltritt droht oder bereits begangen wurde, so muß die erste Verteidigungslinie des Rückfallpräventionsmodells in einem dieser 3 Systeme liegen. Die Wahl des Systems oder des Zugangs (Interventionsmethode) für den Therapeuten und/oder denjenigen, der den Fehltritt begeht, hängt weitgehend davon ab, was in der jeweiligen Situation modifizierbar ist. Interventionen können auf der physiologisch-biologischen Ebene erfolgen (z. B. der Gebrauch von Nikotinkaugummi zur Kontrolle des physiologischen Entzugs). Oft sind Interventionsmöglichkeiten in den kognitiven und affektiven Systemen rascher verfügbar. Will man einem Menschen dabei helfen, mit seinen Schuldgefühlen und Selbstvorwürfen nach einem Abstinenzverstoß umzugehen, so bedarf es beispielsweise des Einsatzes von „cognitive restructuring", einer kognitiven Neustrukturierung (der „Fehltritt" wird als korrigierbarer Fehler und nicht als persönliches Versagen interpretiert); außerdem müssen Pläne entworfen werden, um zu verhindern, daß der Fehltritt („lapse") zum Rückfall („relapse") eskaliert, sowie Strategien, um die Zuversicht („self-efficacy") wieder zu stärken. Diese Verfahren haben immer dann Vorrang, wenn ein Fehltritt droht oder bereits geschehen ist.

Nachdem nun dem Fehltritt auf diese Weise begegnet wurde und das Gewohnheitsmuster wieder stabilisiert ist, kann man sich im Therapieverlauf anderen, „höheren" Faktoren zuwenden (im oberen Teil der in Abb. 1 dargestellten Saphirnadel). Es gibt sowohl intrapersonelle wie auch interpersonelle Bereiche (in Abb. 1 unterhalb und oberhalb der gestrichelten Linie), welche den Schauplatz weiterer klinischer Interventionen bilden können. Im *intrapersonellen* Bereich hat man sich (in Anlehnung an die Stabilisierung der Nadel in der Rille) als nächstes mit dem *Lebensstil* zu befassen, was Verfahren zur Streßreduktion wie Körperübungen, Entspannungstraining und die Entwicklung eines ausgewogenen Tagesablaufs einschließt. Die nächsthöhere intrapersonelle Interventionsebene bildet die *Persönlichkeit;* hier kann sich der Therapeut (ausgehend von einer Vielzahl theoretischer Ansätze, einschließlich einsichtsorientierter und psychodynamischer Behandlung) Persönlichkeitsbereichen zuwenden, die das Rückfallrisiko beeinflussen. Eine weitere, oft bedeutsame intrapersonelle Ebene bilden *geistige* Werte und Interessen des Klienten. Spirituelle Themen sind in vielen

Behandlungsprogrammen für Suchtkranke enthalten (z. B. verweisen 12-Stufen-Programme wie jenes der Anonymen Alkoholiker auf eine „höhere Macht").

Viele Faktoren sind auch beeinflußbar durch Veränderungen auf der *interpersonellen* Ebene; abhängig vom Einzelfall können Interventionen auf dieser Ebene simultan mit Interventionen auf der intrapersonellen Ebene stattfinden. Persönliche und *soziale Beziehungen*, u. a. der Einfluß von Peergroups, von Familienmitgliedern und die entsprechende soziale Unterstützung spielen eine vorrangige Rolle bei der Einflußnahme auf Rückfälle. Interventionen auf dieser Ebene reichen von Partner- und/oder Familientherapie bis zur Vermittlung von Kontakten zu Selbsthilfegruppen. In einigen Fällen mag es nützlich sein, mit der *Herkunftsfamilie* zu arbeiten, entweder durch regelmäßige Kontakte mit Eltern oder anderen Familienmitgliedern, oder durch eine spezielle Behandlung, die auf Einsicht in familiäre Determinanten des Rückfallrisikos zielt. Schließlich können Interventionen auch auf der umfassenderen *gesellschaftlichen* und soziokulturellen Ebene möglich sein; dazu gehören gesetzliche Einschränkungen, die Änderung gesellschaftlicher Normen und Werte (z. B. die Antiraucherbewegung) oder die Veränderung des kulturellen Umfeldes (z. B. durch Arbeitsplatzwechsel oder Umzug).

Stadien der Gewohnheitsänderung

Im letzten Abschnitt haben wir erörtert, wann und wo die Methoden der Rückfallprävention bei Personen angewendet werden können, die bereits ein Suchtproblem entwickelt haben. Diese Anwendung von Rückfallprävention, um die Verschlimmerung eines bestehenden Suchtverhaltens zu verhindern (durch Verringerung der Rückfallgefahr), kann als *tertiäre Prävention* aufgefaßt werden. Einen ähnlichen Aufgabenbereich bildet die Anwendung von Prinzipien der Rückfallprävention auf die verschiedenen Stadien der Änderung, welche die Gesundung von Suchtverhalten kennzeichnen. Eine weitere zukunftsträchtige Forschungsaufgabe betrifft die Frage, ob die im Rückfallpräventionsmodell angewandten Strategien auch für die primäre und sekundäre Prävention von

22

Nutzen sind (d.h. um das Auftreten von Suchtverhalten zu verhindern oder um in frühen Stadien zu intervenieren). Mit beiden Fragen werden wir uns im folgenden auseinandersetzen.

Eine neuere konzeptuelle Entwicklung auf dem Gebiet der Suchtbehandlung ist das Modell der *Stadien der Änderung*. Die Entwicklung dieses Ansatzes ging von jenen Stadien aus, die offenbar beim Aufhören mit Rauchen durchlaufen werden (Prochaska u. DiClemente 1983; Shiffman u. Wills 1985). Das Modell kann bei einer Vielzahl von Suchtproblemen zum Verständnis der Stadien der Genesung beitragen, und zwar sowohl bei selbstinitiierten als auch bei behandlungsunterstützten Veränderungen (Brownell et al. 1986).

Die Grundidee ist, daß bei einem Änderungsprozeß eine Reihe relativ diskreter Stadien durchlaufen werden. Das erste Stadium der *Vorüberlegung* („precontemplation stage") kennzeichnet ein anhaltendes Suchtverhalten, noch *bevor* es zu aktiven Änderungsüberlegungen kommt. Diese Periode kann Monate oder Jahre dauern, bevor der Süchtige die Notwendigkeit einer Veränderung erkennt oder aufgrund äußeren Drucks oder äußerer Ereignisse gezwungen ist, Änderungen in Betracht zu ziehen. Als nächstes kommt das Stadium der *Überlegung* („contemplation stage"), auch Stadium der Motivation und Verpflichtung genannt, in dem darüber nachgedacht wird, gegen das Problem etwas zu unternehmen. Einige Menschen verharren auf unbestimmte Zeit im Stadium der Überlegung (das „Morgen-höre-ich-auf-Syndrom"), was vermutlich den für dieses Stadium charakteristischen motivationalen Konflikt und die Ambivalenz bezüglich einer Änderung widerspiegelt. Das nächste Stadium ist das *Handlungsstadium* („action stage"), in dem aktiv versucht wird, allein oder mit Hilfe von außen eine Veränderung herbeizuführen. Die meisten Suchtbehandlungsprogramme sind auf das Handlungsstadium ausgerichtet und versuchen, dabei Abstinenz herbeizuführen (z. B. jeden Suchtmittelkonsum zu stoppen) oder eine Mäßigung zu erreichen (wie z. B. bei einigen Eßstörungen). Das letzte Stadium wird aufgrund der Konzentration auf das Handlungsstadium oft vernachlässigt; es ist das Stadium der *Aufrechterhaltung* („maintenance stage"). Ob die im Handlungsstadium erzielten Ergebnisse über die Zeit aufrechterhalten werden oder nicht (dauerhafte Genesung vs. Rückfall), hängt weitgehend davon ab, was in diesem kritischen Stadium der Aufrechterhaltung geschieht. Wie Finney et al. (1980) in ihren Forschungsarbeiten festgestellt haben, läßt sich der größte Teil der „Varianz" der Behandlungsergebnisse im Suchtbereich auf Ereignisse zurückführen, die erst *nach* Abschluß eines formalen Behandlungsprogramms auftreten. Im Rückfallpräventionsmodell hat die Auswahl von Strategien für dieses Stadium der Aufrechterhaltung ganz besondere Bedeutung.

Das „Modell der Änderungsstadien" ist auf Suchtbehandlung anwendbar, *unabhängig* davon, welche Interventionen während des Handlungsstadiums gewählt wurden (z. B. unabhängig davon, ob die Behandlung medizinisch, psychosozial, spirituell oder umfeldorientiert ist). Die Anpassung der Strategien kann in jedem Stadium des Änderungsprozesses erfolgen. Mitarbeit oder Widerstand bei einer bestimmten Behandlungsart verweisen eher auf Probleme mit dem Stadium der Überlegung oder der Motivation als auf das Behandlungsverfahren selbst. Möglicherweise sind Abbruch oder Durchhalten einer Therapie weniger von den Prinzipien dieser Behandlung beeinflußt als von Hilfestellungen und Anleitungen für die Klienten, wie sie ihre motivationalen Konflikte und Unsicherheiten überwinden können. Nach genauer Diagnostik und Verhaltensanalyse können verschiedene motivationsfördernde Strategien auf die speziellen Defizite des Klienten abgestimmt werden (Miller 1983). Bei einigen Klienten können pädagogische Ansätze und Informationen über positive gesundheitliche Folgen von Abstinenz hilfreich sein, während bei anderen der Schlüssel in der Lösung eines unterschwelligen Konflikts liegen mag. Wieder andere können von aufmunternder sozialer Unterstützung profitieren.

Plädoyer für abgestufte Behandlungsansätze

Das Feld der Suchtbehandlung ist noch immer vom „Uniformitätsmythos" durchdrungen, welcher der traditionellen Vorstellung entstammt, jede Sucht sei eine einzigartige und gleichförmige Störung (z. B. Alkoholismus vs. Opiatabhängigkeit vs. Rauchen usw.). Zu den Folgen dieses Mythos gehört die Ansicht, daß Süchte wie der Alkoholismus eindimensionale Krankheitsbilder darstellen, die einem spezifischen Verlauf folgen, der — wie im progressiven Krankheitsmodell — normalerweise abwärts gerichtet ist. Aus diesem Blickwinkel stellt auch die Behandlung eine gleichförmige „Einheit" dar, die jedem empfohlen wird, der Anzeichen einer Suchtproblematik aufweist. Diese Uniformitätsannahme äußert sich in den — in Nordamerika weitverbreiteten — stationären 30-Tage-Behandlungen, die dort bei verschiedensten Suchtproblemen bevorzugt werden (z. B. bei Alkoholismus, Kokainabhängigkeit, Bulimie). Das gleiche gilt auch für die Empfehlung, daß auf eine stationäre Behandlung die lebenslange Teilnahme an einer der vielen „anonymen" Selbsthilfegruppen folgen muß. Allzuoft findet sich jedoch in den Daten über Genesung und Rückfall keinerlei Beleg für die Richtigkeit der Uniformitätsannahmen über Behandlungen.

Eine Alternative zum Uniformitätskonzept bildet die Ansicht, es solle eine *Abstufung der Behandlungsintensität* entsprechend der Schwere der vorliegenden Problematik erfolgen. Ein gutes Beispiel für stufenweises Vorgehen liefert die Behandlung der Hypertonie. Bei Bluthochdruck handelt es sich, wie bei Sucht, um ein multikausales Problem mit biologischen, psychologischen, sozialen und auch genetischen Faktoren sowie schweren gesundheitlichen Folgerisiken (z. B. kardiovaskulären Erkrankungen). Anders als üblicherweise bei Suchtproblemen orientiert sich die Behandlung der Hypertonie am vorliegenden Schweregrad. Bei grenzwertiger Hypertonie kann sich der behandelnde Arzt beispielsweise zunächst darauf beschränken, dem Patienten bestimmte Änderungen seiner Lebensweise zu empfehlen (z. B. weniger Salz verwenden, regelmäßig spazierengehen, übermäßigen Alkoholkonsum unterlassen, eine Entspannungstechnik lernen usw.). Wenn sich die Beschwerden nach einem bestimmten Beobachtungszeitraum nicht bessern, wird der Arzt vielleicht zur Einnahme einer relativ schwachen Medikation über einige Wochen oder Monate raten (gewöhnlich ein harntreibendes Mittel), und zwar wiederum unter ständiger Beobachtung der Auswirkungen auf den Blutdruck. Zeigen schließlich diese sekundären Präventionsbemühungen keine Wirkung, kann eine stärkere Medikation indiziert sein (z. B. β-Blocker) usw. Auf diese Weise wird jede Intervention auf ihre Wirksamkeit überprüft, bevor eine intensivere Vorgehensweise angewendet und bewertet wird (Marlatt 1988).

Ähnlich abgestufte Serien von Interventionen scheinen auch bei vielen Suchtproblemen angebracht. Vielen Menschen gelingt es, suchthafte Gewohnheiten von sich aus, ohne kostspielige und langwierige professionelle Hilfe aufzugeben. Was spricht dann dagegen, als ersten Schritt einen Klienten zu bitten, die Änderung zunächst mit Hilfe einer *minimalen Intervention* anzustreben, etwa durch Studium eines Selbsthilfemanuals und/oder Besuch einer Selbsthilfegruppe? Wenn auf dieser Ebene bereits eine positive Änderung eintritt, kann man sich die nächsten, intensiveren Stufen sparen. Wird jedoch kein Fortschritt erzielt, muß eine intensivere Behandlungsform versucht werden (z. B. eine ambulante Behandlung verbunden mit einer Selbsthilfegruppe). Erst wenn alles andere nichts hilft, bleibt als letzter Ausweg eine stationäre Langzeitbehandlung. Auf jeder Ebene dieses abgestuften Interventionsprozesses ist es notwendig, Art und Schwere des Suchtverhaltens sorgfältig zu erfassen und zu dokumentieren, damit Veränderungen rasch erkannt und die jeweils passenden Behandlungsstrategien gewählt werden können. Die Festlegung des Behandlungsziels (Abstinenz vs. Mäßigung) kann ebenfalls auf diese Weise erfolgen. Bei weniger abhängigen Klienten (z. B. bei Problemtrinkern) kann zunächst Mäßigung das geeignete Ziel sein (Marlatt 1983). Wird damit kein Fortschritt erreicht, ist vielleicht völlige Abstinenz zu fordern, was *nach* dem Scheitern von Mäßigungsversuchen möglicherweise bereitwilliger akzeptiert wird.

Kognitive verhaltenstherapeutische Programme, ähnlich unserem Rückfallpräventionsmodell, sind mit ermutigenden Ergebnissen im Rahmen der sekundären Prävention bei exzessiv trinkenden jungen Erwachsenen angewendet worden (Baer et al., im Druck; Kivlahan et al. 1988). Ein naheliegender Anwendungsbereich für das Rückfallpräventionsmodell ist die Modifikation von Verhaltensweisen, die das körperliche Erkrankungsrisiko erhöhen. Judith Gordon beschreibt ein solches Programm, bei dem Strategien der Rückfallprävention eingesetzt wurden, um sexuelle Verhaltensweisen zu modifizieren, die mit dem Risiko einer Aids-Ansteckung verbunden sind (Marlatt u. Gordon 1988).

Zusammenfassend scheint das Rückfallpräventionsmodell gut geeignet, notwendige Verhaltensänderungen zur Verringerung gesundheitlicher Risiken anzustoßen und durchzuführen. Keineswegs handelt es sich dabei um einen umfassenden, erschöpfenden Behandlungsansatz. Die Kombination mit vielen therapeutischen Verfahren und Lehren, denen es um die Verbesserung von Lebensqualität geht, ist möglich. Seine größte Stärke bildet die Zielsetzung, Menschen zu befähigen, neue Erfahrungen und Verhaltensänderungen zu stabilisieren. Das Modell liefert ein Gerüst oder einen Rahmen und auch ein Sprachsystem, mit deren Hilfe Klienten das Wesen von Verhaltensänderungen verstehen, die eigenen Fähigkeiten weiterentwickeln, eigene Erfahrungen konstruktiv verwenden sowie geeignete externe Hilfen nutzen können. Die Rückfallprävention kann allerdings nicht die sozialen und gesellschaftlichen Faktoren beseitigen, die den individuellen Fortschritt hemmen. In der Realität kann keine klinische Intervention ständige Unterstützung oder dauerhaften Ersatz für psychosoziale Veränderungen bieten, die für die Aufrechterhaltung tiefgreifender individueller Änderungen notwendig sind. Künftige Forschung muß sich darauf konzentrieren, die wirksamsten Möglichkeiten zu entwickeln, um den Klienten Verständnis, Motivation, Mut und Selbstvertrauen fördernde Erfahrungen zu vermitteln. Dies sind die Voraussetzungen, damit sich Klienten aus der Rolle des Opfers lösen und in die Rolle des Initiators sozialer Veränderungen wechseln können. Erst dieser Wechsel verhilft zu gesunder Lebensführung.

Literatur

Baer JS, Kivlahan DR, Fromme K, Marlatt GA (im Druck) Secondary prevention of alcohol abuse with college student populations: A skilltraining approach.
Brownell KD, Marlatt GA, Lichtenstein E, Wilson GT (1986) Understanding and preventing relapse. Am. Psychol 41: 765–782
Finney JW, Moos RH, Newborn CR (1980) Posttreatment experience and treatment outcome of alcoholic patients six months and two years after hospitalization. J Consult Clin Psychol 48: 17–29

Kivlahan DR, Coppel DB, Fromme K, Williams E, Marlatt GA (1988) Secondary prevention of alcohol-related problems in young adults at risk. In: Craig KD, Weiss SM (eds) Prevention and early intervention: Biobehavioral perspectives. Springer, New York

Marlatt GA (1983) The controlled drinking controversy: A commentary. Am Psychol 38: 1097–1110

Marlatt GA (1988) Matching clients to treatment: Treatment models and stages of change. In: Donovan DM, Marlatt GA (eds) Assessment of addictive behaviors. Guilford, New York

Marlatt GA, Gordon JR (eds) (1985) Relapse prevention: Maintenance strategies in the treatment of addictive behaviour. Guilford, New York

Marlatt GA, Gordon JR (1988) Relapse prevention: Future directions. In: Gossop M (ed) Relapse and addictive behaviour. Croom Helm, Beckenham

Miller WR (1983) Motivational interviewing with problem drinkers. Behav Psychother 11: 147–172

Prochaska JO, DiClemente CC (1983) Stages and processes of self-change of smoking: Towards a more integrative model of change. Consult Clin Psychol 51: 390–395

Shiffman S, Wills TA (eds) (1985) Coping and substance use. Academic Press, New York

Was können wir aus Langzeitstudien über Rückfall und Rückfallprophylaxe bei Drogen- und Alkoholabhängigen lernen?*

G. E. Vaillant

Einleitung

Suchtkrankheiten und ihre Behandlung stellen eine beunruhigende Herausforderung an die moderne Gesellschaft dar. Trotz jahrzehntelanger Forschung scheint die Wirksamkeit von Maßnahmen zur Rückfallprävention umstritten. Ein Beispiel: Zur gleichen Zeit, als in einer großangelegten amerikanischen Studie versichert wurde, daß die öffentlich finanzierten Behandlungszentren für Alkoholabhängige immerhin bei 67 % ihrer Patienten eine Besserung erzielen (Armor et al. 1978), resümierte ein anderer bekannter amerikanischer Experte in einem Editorial, es habe in der Rückfallprophylaxe in den letzten 25 Jahren keinerlei Fortschritte gegeben (Gordis 1976).

Für diese Unsicherheit über die Möglichkeiten zur Rückfallprophylaxe sind verschiedene Gründe zu nennen: 1) Die Auswirkungen eines Suchtmittels auf das Verhalten einer Person hängen nur zu einem geringen Grad von den pharmakologischen Eigenschaften ab (Marlatt u. Rohsenow 1980). 2) Ein Suchtmittelrückfall ist weitgehend unabhängig von bewußter, freier Willensentscheidung und Motivation. Schließlich war der Beobachtungszeitraum der meisten Studien über Abhängigkeiten zu kurz, um den Genesungs-

* Die Vorbereitung dieses Manuskripts wurde gefördert durch das National Institute of Mental Health, U.S. Public Health Service (Grants: AA-01372, K05-MH00364, MH 42248).
Eine frühere englische Version dieses Artikels wurde als „Dent Memorial Lecture" bei der Jubiläumsfeier anläßlich des 100jährigen Bestehens der „Society for the Study of Addiction" am 25. Oktober 1984 in London vorgetragen. Sie erschien im *British Journal of Addiction* unter dem Titel „What can long-term follow-up teach us about relapse and prevention of relapse in addiction?" Der vorliegende Beitrag wurde übersetzt und bearbeitet von Ulrike Josenhans und Hans Watzl.

und Stabilisierungsprozeß klären zu können. Es wurde zwar wiederholt festgestellt, daß die Mehrzahl behandelter Alkoholkranker in einem beliebigen Zeitraum *nach* Behandlungsende besser angepaßt ist und weniger trinkt als im Monat vor der Aufnahme (Gottheil et al. 1982; McLellan et al. 1982). Bei jeder chronischen Erkrankung mit fluktuierendem Verlauf erfolgen aber üblicherweise Krankenhausaufnahmen an Tiefpunkten der Krankheit. Katamnestische Verbesserungen müssen daher nicht unbedingt Folge der Behandlung sein, sie können sich ebenso aus dem natürlichen Verlauf dieser Störungen ergeben.

Um solche Konfusionen zu klären, beschreiben wir in diesem Artikel das Leben von 100 behandelten Heroinabhängigen und 100 behandelten Alkoholikern über einen Zeitraum von 10–20 Jahren. Dabei werden der klinische Verlauf und nichtpharmakologische Variablen, die diesen Verlauf beeinflussen, im Mittelpunkt stehen. Da wir uns auf eng umschriebene Patientengruppen beziehen, müssen Verallgemeinerungen mit der gebotenen Vorsicht und mit Blick auf die vorhandenen Literaturübersichten (Stall u. Biernacki 1986; Brownell et al. 1986) vorgenommen werden.

Untersuchte Gruppen

Die Stichprobe der Heroinabhängigen bestand aus Männern, die im Jahr 1952 erstmals im United States Public Health Service Hospital in Lexington/Kentucky behandelt worden waren. Alle stammten aus New York City und waren jünger als 50 Jahre. Das Durchschnittsalter bei Aufnahme betrug 25 Jahre, die Dauer der Heroinabhängigkeit 2 Jahre; 75 % hatten sich freiwillig um Aufnahme bemüht, 95 % benötigten während des Entzugs Methadon. Weitere Angaben finden sich bei Vaillant (1966a).

Die Alkoholikerstichprobe umfaßte 83 Männer und 17 Frauen (Durchschnittsalter 45 Jahre), die 1971 im Cambridge Hospital in Cambridge/Massachusetts aufgenommen worden waren. Es handelte sich um eine Gruppe mit erheblicher Chronizität und Schwere der Erkrankung. Bei 87 % der Fälle wurde seit mehr als 10 Jahren Alkoholmißbrauch verzeichnet; 80 % hatten sich schon früher einer Entgiftung unterzogen; 95 % benötigten während des Entzugs

Benzodiazepine. Bei Aufnahme verfügte nur ein Viertel über einen Arbeitsplatz, nur ein Drittel hatte einen Partner und die Hälfte lebte in einzeln vermieteten Räumen oder „auf der Straße". Auf einer Skala für prämorbide psychosoziale Stabilität von Straus u. Bacon (1951) hatten 68 % extrem niedrige Werte (0–1). (Von der Originalstichprobe der Autoren, bestehend aus Patienten der New Haven Alcoholism Clinic, waren nur 18 % in diesem Ausmaß beeinträchtigt gewesen.) Anders als die Heroinabhängigen gehörten diese Alkoholiker vor ihrer Suchterkrankung aber keiner sozial besonders benachteiligten Gruppe an. Eine ausführlichere Beschreibung dieser Stichprobe findet sich an anderer Stelle (Vaillant et al. 1983).

Während des Klinikaufenthalts erhielten alle Patienten Einzelberatung und mehrere Stunden Gruppengespräche. Die alkoholabhängigen Patienten besuchten 2mal wöchentlich Treffen der Anonymen Alkoholiker (AA). Ihre Behandlungsdauer betrug etwa 10 Tage. Bei Entlassung wurde ihnen empfohlen, weiterhin 2mal wöchentlich die AA-Meetings zu besuchen. Sie konnten auch jederzeit wieder kostenlos am Behandlungsprogramm teilnehmen. Die Heroinabhängigen sollten 5 Monate in der Klinik bleiben.

Innerhalb von 2 Jahren nach Klinikentlassung waren 59 % beider Patientengruppen rückfällig geworden. Aber obwohl 59 % der Alkoholkranken wieder in ihre Abhängigkeit zurückfielen — ein häufiges Kriterium für Versagen der Behandlung —, so hatten auch zu einigen Zeitpunkten 59 % derselben 100 Patienten mindestens 6 Monate lang abstinent gelebt — ein häufiges Kriterium für Behandlungserfolg. Daher hätte die Mehrzahl dieser Patienten sowohl als Behandlungserfolg wie auch als -mißerfolg gewertet werden können. Zur Klärung dieses Widerspruchs muß eine Längschnittbetrachtung des zeitlichen Verlaufs erfolgen.

Lebensgeschichten oder „Kumulativaufzeichnungen" süchtigen Verhaltens

Um den Einfluß von Drogen auf Verhalten zu bestimmen, ist die Betrachtung der Verstärkungspläne wichtig (Morse u. Kelleher 1970). Langzeitstudien tragen dazu bei, Zusammenhänge zwischen regelmäßigen Abfolgen von Ereignissen und Regelhaftigkeiten von Rückfällen in Suchtstoffmißbrauch zu klären. Dies erleichtert das Verständnis der Strukturen im Leben von Abhängigen, die zur Genesung beitragen können.

Es ist jedoch ein schwieriges Unterfangen, Verhalten über die Zeit hinweg zu untersuchen, da innerhalb von Augenblicken Änderungen stattfinden können. Ein Überblick auf die Wechselfälle im Leben eines Suchtkranken fällt ähnlich schwer, wie das Erfassen der Variationen einer Symphonie. Wenn aber über längere Perioden hinweg die wichtigsten Aspekte des Lebenslaufs graphisch dargestellt werden, so werden die dynamischen Beziehungen zwischen Verhalten und zeitlichen Variablen ersichtlich. Um die Dimension der Zeit sichtbar zu machen, haben die Physiologen den *Polygraphen* entwickelt, Skinner (1953) seine *„Kumulativaufzeichnungen"* zur Beschreibung tierischen Verhaltens, und Adolph Meyer (1919, Zit. nach Lief 1948) *„Life Charts"* zur Dokumentation des Lebens psychiatrischer Patienten.

Abbildung 1 zeigt eine schematische Aufzeichnung von 15 Jahren im Leben eines typischen Abhängigen. Die „Suchtkarriere" ist graphisch dargestellt und wird durch die Variablen Suchtverhal-

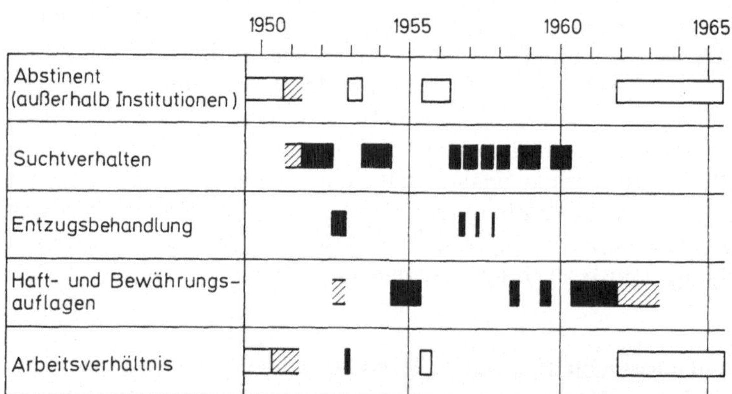

Abb. 1. Eine idealisierte Fallgeschichte zur Illustration der Datenanordnung in einer Langzeitstudie über Heroinabhängigkeit. Durch Auftragen der „life events" auf dem Datenblatt werden Zusammenhänge zwischen verschiedenen Ereignissen ersichtlich. (Ursprünglich veröffentlicht Heinberg 1969)

ten, Arbeit und Haft illustriert. Wie daraus ersichtlich, lautet die Hauptfrage nicht länger „Rückfall oder Nichtrückfall". Der Verlauf einer Sucht bei einem bestimmten Menschen umfaßt gewöhnlich zahlreiche Rückfälle und erstreckt sich oft über Zeitspannen von über einem Jahrzehnt. Daher lautet das Problem, das wir zu untersuchen haben: Wenn die meisten Süchtigen und Alkoholkranken nach einer Behandlung rückfällig werden — was ja der Fall ist —, unter welchen Bedingungen und wie lange leben sie abstinent? In unserer Abb. 1 können die 3 Verhaltenskategorien — *Abstinenz, Suchtverhalten* und *Arbeit* — als abhängige Variablen aufgefaßt werden. Für die Datensammlung wurden nach Möglichkeit objektive Angaben verwendet. Angaben über Arbeitsverhältnisse und Inhaftierung wurden mit Auskünften von Sozialversicherungen und Justiz verglichen. Für die Betrachtung eines einzelnen Zeitpunkts scheinen solche Angaben zu grob zu sein; wenn sie aber wie in Abb. 1 über die Zeit aufgetragen werden, ergeben sich recht bedeutungsvolle Verlaufsmuster. Die Auswirkungen der Lebensführung auf den Drogenkonsum werden sichtbar.

Natürlich ist der Verlauf von Abstinenz und Drogenkonsum schwieriger zu validieren als Angaben über Haft oder Arbeitsverhältnisse. Die Erfassung des Drogenkonsums während des 10- bis 20jährigen Untersuchungszeitraums beruhte auf mehreren Informationsquellen. Die meisten Heroinabhängigen wurden nach ihrer Entlassung aus Lexington 3–6 Jahre lang jährlich nachuntersucht (Duvall et al. 1963); 12 Jahre nach der Entlassung versuchte ich, Interviews mit den Angehörigen der rückfälligen Drogenabhängigen und mit allen vermutlich Abstinenten durchzuführen. Justiz- und Krankenhausakten der letzten 20 Jahre wurden durchgesehen. Falls die entlassenen Süchtigen noch einmal in Institutionen — Haftanstalten oder Krankenhäuser — kamen, so lieferten deren Akten Informationen über jenen Lebensabschnitt.

Die 100 Alkoholkranken wurden 10 Jahre lang in 18monatigen Abständen nachuntersucht; die meisten sogar 2 Jahre länger. Bei jeder Nachuntersuchung wurden die Abstinenten persönlich befragt. Informationen über Rückfällige lieferten Angehörige und Krankenhausakten. Bei jedem einzelnen Zeitpunkt beruhte die Klassifikation des Trinkverhaltens auf den Angaben des Patienten oder eines Angehörigen zum Alkoholmißbrauch in den letzten 12

Tabelle 1. Status von 100 Heroinabhängigen zu 3 Zeitpunkten nach Beendigung der Indexbehandlung (Angaben in %)

	Zeitpunkt nach Indexbehandlung		
	5 Jahre	10 Jahre	18 Jahre
Stabile Abstinenz	10	23	35
Ungewisser Status	31	25	17
Verstorben	6	11	23
Drogenabhängigkeit	53	41	25

Monaten. Nach und nach sammelten wir über jede Person zahlreiche weitere Angaben (bis zu 100) zur Kontrolle der Klassifikationen. So wurden Aufzeichnungen von 5 Übergangseinrichtungen („half-way houses"), 3 Entzugsabteilungen und vier anderen Beratungsprogrammen durchgesehen. Bei über 95 % der Patienten beider Gruppen sammelten wir auf diese Weise Angaben über Abstinenz oder Suchtverhalten zu mindestens 5 verschiedenen katamnestischen Zeitpunkten.

Tabelle 1 zeigt den Verlauf des Suchtverhaltens bei den 100 Heroinabhängigen. Im Laufe der Zeit nahm die Anzahl der Personen, bei denen Heroinabhängigkeit bestand, stetig ab. Weitgehend stabil war die Anzahl der Fälle mit sehr geringer Anpassung („marginal adaptation"); es handelte sich dabei um Personen, bei denen keine Abhängigkeit mehr bestand, die aber entweder gelegentlich Suchtmittelmißbrauch betrieben oder die sich wegen drogenbedingter Krankheit oder Strafdelikten in Institutionen befanden. Die Anzahl abstinenter Personen nahm stetig zu; es schien aber keinen einheitlichen Lebensabschnitt zu geben, in dem die Remissionen eintraten (Vaillant 1973).

Tabelle 2 zeigt bei der Gruppe der Alkoholkranken einen ähnlichen Rückgang abhängigen Verhaltens. Im Laufe von 8 Jahren wurden die Alkoholiker durchschnittlich 15mal entgiftet und hatten mindestens ebenso viele Notaufnahmen und Klinikeinweisungen. Beim letzten Nachuntersuchungstermin 11–14 Jahre nach Indexaufnahme waren 37 % der Alkoholiker verstorben (alle

Tabelle 2. Status von 100 Alkoholabhängigen zu 3 Zeitpunkten nach Beendigung der Indexbehandlung (Angaben in %)

	Zeitpunkt nach Indexbehandlung		
	4 Jahre	8 Jahre	ca. 12 Jahre
Stabile Abstinenz	24	32	25
Ungewisser Status (oder in Institutionen)	3	17	21
Verstorben	12	27	37
Drogenabhängigkeit	61	27	17

vor ihrem 65. Lebensjahr); 38 % hatten vor der letzten Untersuchung oder vor ihrem Tod abstinent gelebt.

Die Tabellen 1 und 2 verweisen auf die herausragenden Ergebnisse dieser Untersuchung: Auch bei Suchtkranken findet — wenngleich langsam — eine Gesundung statt. Aus den Tabellen ist allerdings nicht ersichtlich, was die Gründe dafür sind. Warum kommt der Teufelskreis von Entgiftung und Rückfall schließlich zu einem Ende? Um das Phänomen des Rückfalls besser zu verstehen, müssen wir 3 Fragen nachgehen: Warum kommt es zu Suchtverhalten? Warum kommt es zu einem Rückfall? Warum bleibt ein Rückfall aus? Nur wenn diese Fragen beantwortet sind, können wir das Schicksal eines Suchtkranken *vorhersagen* und *ändern*. Die Bedeutung nichtpharmakologischer Variablen bei der Beantwortung dieser Fragen soll anhand meiner beiden Langzeituntersuchungen dargestellt werden.

Warum kommt es zu Suchtverhalten?

In der Vorgeschichte von Heroinabhängigen, ebenso wie bei Delinquenten, findet man i. allg. sehr unangepaßtes Sozialverhalten. Mehrere Studien haben festgestellt, daß zwischen jungen städtischen Abhängigen und jungen städtischen Delinquenten kaum Unterschiede zu finden sind. In der Terminologie des operanten Konditionierens ausgedrückt, haben Abhängige kaum

Erfahrung mit stabilen Verstärkungsplänen. Ihr Verhalten wurde ungenügend durch Verstärkung geformt und sie waren oft gegensätzlichen Stimuluskontrollen ausgesetzt. Übersetzt in die Alltagssprache stammen Heroinabhängige aus zerrütteten häuslichen Verhältnissen mit mangelhafter mütterlicher Aufsicht und geringer Zuwendung in den Vorschuljahren, wo der Vater abwesend war, nur geringer Familienzusammenhalt bestand, und wo zwischen Eltern und Kindern kulturelle Unterschiede gegeben waren (Vaillant 1966e). Diese etwas oberflächlichen Verallgemeinerungen wurden beim Vergleich zwischen Delinquenten und Abhängigen einerseits mit nichtabhängigen, nichtstraffälligen Kontrollpersonen festgestellt, wobei vorab eine Parallelisierung der Kontrollgruppe nach Variablen wie Schichtzugehörigkeit, Wohngegend, Intelligenz und ethnischer Zugehörigkeit vorgenommen worden war (Glueck u. Glueck 1950; Chein et al. 1964; Vaillant 1966a, c).

Im Gegensatz dazu findet man bei Alkoholabhängigen, aufgrund des auch bei ihren Eltern häufigeren Alkoholismus, im Vergleich zu Kontrollpersonen mehr Instabilität in der Kindheit (Vaillant 1983). Soziale Zerrüttung und Mangel an geordnetem Verhalten ergeben sich aus Arbeitslosigkeit und instabilen Partnerschaften, die wiederum eher *Folge* als *Ursache* des Alkoholmißbrauchs sind. So waren über die Hälfte der Drogenabhängigen unserer Untersuchung, aber weniger als 5 % der Alkoholiker *vor* Beginn ihres Mißbrauchs straffällig. Die Mehrzahl der Heroinabhängigen wurde entweder als untauglich nicht zum Wehrdienst eingezogen oder vorzeitig als ungeeignet entlassen, obwohl sie damals in guter körperlicher und geistiger Verfassung waren und die USA den Koreakrieg führten. Obwohl das Durchschnittsalter bei Aufnahme in Lexington 25 Jahre betrug, hatte ein Drittel der Heroinabhängigen noch kein Jahr durchgehend gearbeitet, und nur wenige hatten vor Suchtbeginn ein geordnetes Beschäftigungsverhältnis gehabt. Kurz gesagt, die Ursache der Hinwendung zu Drogen liegt weit eher im Mangel an Gelegenheiten, sich in alternativen Formen unabhängiger Aktivitäten zu engagieren, als in der Stärke von Morphium oder Heroin als mächtigen Verstärkern oder Versuchungen. Der Alkoholiker ist dagegen für Rückfälle anfällig, weil die Alkoholabhängigkeit seine ursprünglichen Verhaltensgewohnheiten destabilisiert hat.

Warum kommt es zu einem Rückfall?

Zunächst einmal haben Heroinabhängige Schwierigkeiten, sich für andere, stabile Lebensformen zu engagieren. Eine Untersuchung stellte fest, daß New Yorker Drogenabhängige bis zu ihrem 40. Lebensjahr nur 20 % ihres Erwachsenenlebens abhängig, aber 80 % der Zeit arbeitslos gewesen waren (Vaillant 1966 b). Bei einem Menschen, dessen Tagesablauf nicht durch eine Tätigkeit strukturiert ist, schafft die Abhängigkeit eindeutige und belohnende, wenn auch stereotype Verhaltensmuster. Nachdem sie schon in der Adoleszenz Außenseiter gewesen waren — in der Schule und in Straßenbanden — erreichen sie als Abhängige schließlich ein Mittel zu sozialer Verstärkung. Drogenabhängigkeit stellt damit eine Ersatzbeschäftigung dar, allerdings eine verschlingende. In ähnlicher Weise haben Hodgson et al. (1978) festgestellt, daß Alkoholabhängigkeit durch das Ausmaß definiert werden kann, in dem Beschaffung und Konsum von Alkohol zur herausragendsten und am meisten Zeit beanspruchenden Verstärkungsquelle geworden sind.

Bei chronischem Konsum bewirken Drogen kaum oder zumindest keine bewußt empfundene Belohnung, genauso wie der Alkohol schon in frühen Stadien der Suchtentwicklung seine sedierende Wirkung verliert (McNamee et al. 1968). Wenn sich einmal eine Abhängigkeit entwickelt hat, beschränken sich die verstärkenden Eigenschaften der Drogeneinnahme weitgehend auf die Vermeidung realer oder eingebildeter Entzugserscheinungen. Die Sucht wird teilweise durch viele nichtpharmakologische Verstärker aufrechterhalten. Freunde, Spritzen, Kneipen und Bierlokale, die Rituale beim Injizieren und beim Trinken erlangen Verstärkereigenschaften.

Selbst die Entzugssymptomatik ist nicht einfach als physiologische Reaktion auf den Entzug phamakologisch aktiver Substanzen zu erklären. Sie wird von Verstärkungsplänen und Erfahrungen beeinflußt. In Kliniken konnten nach monatelanger Abstinenz akutes Verlangen und Entzugserscheinungen (z.B. tränende Augen, verschnupfte Nase, Gänsehaut) allein dadurch ausgelöst werden, daß ein Patient zusah, wie ein anderer Abhängiger eine Injektion erhielt. Nicht selten hat ein Drogenabhängiger den

Aufnahmearzt ernsthaft auf seine ausgeprägte Abhängigkeit hingewiesen, und war dann überrascht, daß die Entzugserscheinungen
weit weniger schlimm waren, als er erwartet hatte. Ein Argwohn
hatte sich bewahrheitet: monatelang hatte ihm sein Dealer Heroin
verkauft, das praktisch zu 100% aus Milchzucker bestand. Die
Entzugssymptomatik von Affen kann durch Injektionen von
Kochsalzlösung erheblich verringert werden, sofern dabei eine
ähnliche Situation wie bei früheren Morphininjektionen besteht
(Thompson u. Schuster 1964).

Aber auch das Gegenteil trifft zu. Durch Nalorphin lassen sich
akute Entzugssymptome bei morphinabhängigen Affen auslösen.
Wird morphingesättigten Affen später Kochsalzlösung anstelle
von Nalorphin injiziert, kommt es ebenfalls zu Entzugssymptomatik (Goldberg u. Schuster 1966). Untersuchungen an Menschen
lassen vermuten, daß alleine die Erinnerung an die Milderung von
Mißbefinden durch Opiate ausreicht, um konditionierte Entzugser-

Tabelle 3. Relative Wirksamkeit verschiedener Interventionen und Behandlungsverfahren

	Anzahl durchgeführter Interventionen	Prozentsatz von Abhängigen, die nach dieser Intervention mindestens 1 Jahr abstinent waren
Für 100 Heroinabhängige:		
− stationäre Entgiftung	361	3
− kurze Inhaftierung	363	3
− Gefängnisstrafen mit mindestens 1 jähriger Bewährungsauflage	34	71
− Methadonprogramm	15	67
Für 100 Alkoholabhängige:		
− stationäre Entgiftung	ca. 1500	3
− mindestens 300 Besuche von AA-Treffen	19	74

scheinungen hervorzurufen. Aus dem Rockefeller-Institut berichteten Dole u. Nyswander (1965), daß Drogenabhängige unter hohen Dosen Methadon zwar keine Wirkung von Heroin mehr spürten, aber bei psychischem Streß weiterhin über Entzugserscheinungen klagten. Kurz gesagt, aufgrund konditionierter Entzugssymptome besteht noch lange Zeit nach Entlassung aus einer Behandlungseinrichtung Rückfallgefahr.

Zusammenfassend gehe ich davon aus, daß viele der verstärkenden Konsequenzen und der auslösenden Reize des Drogenkonsums keine direkte pharmakologische Grundlage haben. Bei bestimmten Personen können die zeitlichen Muster des Drogenkonsums fast völlig durch sekundäre Verstärker aufrecht erhalten werden. Daher braucht es nicht zu überraschen, wenn Suchtkranke innerhalb weniger Monate nach Behandlungsende — trotz aller ernsthaften Vorsätze — rückfällig werden. Das ursprünglich wenig geordnete Sozialverhalten trägt nicht nur zur Auslösung der Sucht bei; es ist darüber hinaus durch das sich im Suchtverlauf entwickelnde „Ersatzverhalten" eng mit Rückfälligkeit verbunden. Erforderlich wäre, daß Abhängige ihre gesamte Lebensweise ändern. Aber wie ist das zu schaffen?

Warum bleibt ein Rückfall aus?

Zweifellos kann aus Tabelle 3 gefolgert werden, daß durch Entgiftung baldige Rückfälle nicht verhindert werden. Dies mag den ungerechtfertigten therapeutischen Nihilismus mancher Wissenschaftler stützen. Bei den 100 Heroinabhängigen haben über 700 Entgiftungen durch freiwillige Krankenhausaufenthalte oder kurze Inhaftierungen lediglich in 3 % der Fälle zu mindestens einjähriger Abstinenz geführt. Bei den 100 Alkoholkranken waren über 1 500 Entgiftungen ähnlich wirkungslos.

Aber therapeutischer Pessimismus ist nicht das Fazit, das aus Tabelle 3 gezogen werden sollte. Es kommt auf eine Änderung des Blickwinkels der Therapeuten an. Wie bereits ausgeführt, erklärt die pharmakologische Abhängigkeit alleine nicht den chronischen Verlauf von Suchtkrankheiten. Einerseits muß der Rückfall — nicht die Abhängigkeit — als gefährlichster Feind des Suchtkranken gesehen werden. Andererseits gibt es auch durchaus Grund für

Optimismus. Tabelle 3 zeigt, daß einige „Interventionen" den Suchtverlauf günstig zu beeinflussen scheinen. Äußere Eingriffe, die eine gewisse Ordnung in das Leben eines Patienten außerhalb der Klinik bringen — wie Bewährungsauflagen, Methadon-Maintenance-Programme und Anonyme Alkoholiker — standen oft in Zusammenhang mit dauerhafter Abstinenz. Zum Verständnis trägt eine Analogie zwischen der Behandlung von Abhängigkeit und jener von Diabetes bei. Bei Diabetes kann eine Krankenhausaufnahme manchmal das Leben retten, aber der langfristige Krankheitsverlauf wird dadurch nicht beeinflußt. Nachdem durch die Krisenintervention im Krankenhaus das Überleben gesichert wurde, muß der Patient außerhalb der Klinik durch dauerhafte Medikamenteneinnahme, veränderte Lebensgewohnheiten und

Tabelle 4. Prognosevariablen aus dem Aufnahmebefund und ihr Zusammenhang mit dem Status nach 12 Jahren bei Heroinabhängigen (Angaben in %)

Variablen	Stabile Abstinenz (n=30)	Anhaltende Sucht (n=30)
Prädiktorvariablen:		
— vor Indexbehandlung mindestens 4 Jahre Beschäftigung	43	12
— in der elterlichen Kultur aufgewachen	46	24
— jemals verheiratet	89	68
— die Hälfte des Erwachsenenlebens in Beschäftigung	63	0*
Prognostisch unbedeutende Variablen:		
— antisoziales Verhalten vor Beginn der Heroinabhängigkeit	50	50
— Kriminalität in der Familie	30	33
— Dauer der Abhängigkeit vor der Indexbehandlung	M=2,0 Jahre	M=2,5 Jahre

* χ^2-Test, p<0,01

durch das ständige Bewußtsein eines drohenden Rückfalls die Kontrolle über seine Erkrankung übernehmen. Das Bewußtsein der Rückfallgefahr wird durch tägliche Rituale wie Urinproben und Diätkontrollen aufrechterhalten.

In Tabelle 4 werden 30 Heroinabhängige, die in den ersten zwölf Jahren nach der Entlassung chronisch abhängig blieben, mit 30 anderen Abhängigen verglichen, die mindestens drei Jahre abstinent lebten. Wesentliche Unterschiede bestehen nur in nicht-pharmakologischen Variablen. Ebenso wie Entgiftung kein Prädiktor für Remission ist, hat der Schweregrad der Erkrankung vor der Aufnahme nichts mit der Rückfallhäufigkeit zu tun. (Dieser Befund wurde in der weit umfangreicheren Untersuchung von Robins [1974] bestätigt.). Es sind eher die prämorbide Fähigkeit zu dauerhaftem, geordnetem Verhalten und das Entdecken alternativer Verstärkerquellen, die zwischen den günstigsten und den ungünstigsten Fällen unterschieden. Der Anteil der vor Erstaufnahme über vier Jahre lang Beschäftigten war bei den günstigen Verläufen mehr als dreimal so hoch wie bei den ungünstigen (p < .01). Unter den dauerhaft abstinenten Männern waren doppelt so viele im gleichen kulturellen Umfeld wie ihre Eltern aufgewachsen. Von den ungünstigsten Fällen waren dreimal so viele unverheiratet geblieben.

Tabelle 5. Prognosevariablen aus dem Aufnahmebefund und ihr Zusammenhang mit dem Status nach 8 Jahren bei Alkoholabhängigen (Angaben in %)

Prädiktorvariablen	Stabile Abstinenz (n=29)	Intermittierender Alkoholmißbrauch (n=24)	Chronischer Alkoholismus (n=44)
„Stadtstreicher" Vorgeschichte	21	25	53*
Leben mit Partner	45	38	28
Arbeitsverhältnis	31	50	13*
Keine frühere Entgiftung	21	27	11
Keine früheren Haftstrafen	41	46	13*

* χ^2-Test, p < 0,01

In Tabelle 5 wird derselbe Vergleich zwischen den 29 Alkoholabhängigen mit der dauerhaftesten Abstinenz und den 47 Alkoholikern mit den ungünstigsten chronischen Verläufen nach Entlassung gezogen. Je geordneter das prämorbide Leben gewesen war, desto eher kam er oder sie von der Sucht wieder los. Die Dauer des Alkoholmißbrauchs vor Behandlungsbeginn korrelierte dagegen nur schwach mit dem weiteren Verlauf. Pharmakologie ist wahrscheinlich der unwichtigste Faktor bei einem Rückfall.

Tabelle 6 zeigt 4 allgemeine Faktoren, die zur Rückfallprophylaxe beitragen. In der linken Spalte von Tabelle 6 finden sich die Bedingungen für mindestens einjährige Abstinenz aus einer Untersuchung des Spontanverlaufs von Alkoholismus. Es handelt sich dabei nicht um Patienten. Diese Männer nahmen an einer Längsschnittuntersuchung über 400 Schüler vom 14. bis zum 47. Lebensjahr teil (Vaillant 1983). 110 von ihnen entwickelten zu bestimmten Zeitpunkten ihres Lebens einen Alkoholmißbrauch. 49 davon lebten danach über ein Jahr abstinent. Nur bei 30 % hing diese Abstinenz mit irgendeiner Art von Klinikaufnahme oder -behandlung zusammen. Weit wichtiger als „Behandlung" schienen 4 andere Faktoren für die Rückfallprophylaxe. In der Mehrzahl der

Tabelle 6. Faktoren für mindestens einjährige Freiheit von Rückfällen (Angaben in %)

	Unbehandelte abstinente Alkoholiker (n=49)	Behandelte abstinente Heroinabhängige (n=30)	Behandelte abstinente Alkoholiker (n=29)
Zwangsaufsicht	49	47	34
Ersatz-Abhängigkeiten	53	60	55
neue Sozialkontakte	32	63	31
Teilnahme bei spirituellen Gruppen	49	ca. 20[a]	62

[a] Während des Beobachtungszeitraums (1952–1970) waren „Narcotics Anonymous" und andere Selbsthilfegruppen noch wenig verbreitet; 3 Heroinabhängige schlossen sich religiösen Vereinigungen oder Selbsthilfegruppen an, 3 weitere engagierten sich als Suchtkrankenhelfer.

Fälle waren mindestens 2 dieser Faktoren gegeben. Bei den 4 Faktoren handelt es sich um: 1) Zwangsaufsicht oder dauerhafte aversive Folgen des Trinkens (z. B. Einstellung auf Disulfiram, schmerzhafte Magengeschwüre); 2) Ersatzabhängigkeiten, die mit Alkoholmißbrauch unvereinbar sind (z. B. Meditation, zwanghaftes Spielen, Eßlust); 3) neue stützende Sozialkontakte (z. B. ein verständnisvoller Arbeitgeber, ein neuer Ehepartner); 4) Teilnahme an spirituellen Vereinigungen (z. B. Entdecken einer ständigen Quelle der Hoffnung, Erbauung und Selbstachtung in fundamentalistischen religiösen Kreisen oder bei den Anonymen Alkoholikern). In ihrer Literaturübersicht über Spontanverläufe bei verschiedenen Mißbrauchsformen (Tabak, Opiate, Alkohol) weisen Stall u. Biernacki (1986) auf die Bedeutung dieser 4 Faktoren (neben anderen) für die Remission hin.

Auch bei unseren beiden Behandlungsgruppen besteht ein eindrucksvoller Zusammenhang zwischen diesen 4 Faktoren und Rückfallprävention. Dies ist in den beiden rechten Spalten von Tabelle 6 dargestellt. Zwei oder mehr der 4 Faktoren waren bei der Mehrzahl beider Gruppen während des ersten abstinenten Jahres gegeben. Selbst außerhalb von Behandlungsmaßnahmen ist Rückfallprävention also keineswegs ein spontaner Vorgang. Kliniker sollten daher diesen 4 allgemeinen Faktoren größere Beachtung schenken.

Zwangsaufsicht

Tabelle 3 legt den Schluß nahe, daß für die Heroinabhängigen ein Jahr Bewährung weit effektiver war als kurze Haftstrafen oder freiwillige Klinikaufnahmen. Und dies, obwohl nur bei Personen mit schwerwiegenderen Delikten Urteile mit mindestens einjähriger Bewährung ergehen, und obwohl wir in der Vorgeschichte dieser Personen auch keine größere Häufigkeit günstiger prognostischer Faktoren — wie sie Tabelle 4 zeigt — fanden (Vaillant 1966 d). Tatsächlich waren praktisch alle diese „Bewährungserfolge" früher nach anderen „Behandlungsformen" rückfällig geworden. Bewährung war aber nicht deshalb erfolgreich, weil sie eine Bestrafung darstellt, sondern eher weil sie die Verstärkungspläne eines Abhängigen ändert. Die Bewährungsauflagen verlangten den wöchentlichen Nachweis eines Arbeitsverhältnisses von Menschen, die vorher überzeugt waren, sie könnten keinen Arbeitsplatz halten. Auch das soziale Netz und Freundeskreise wurden dadurch geändert. Ähnlich wie Disulfiram und schmerzhafte alkoholbedingte körperliche Beschwerden unfreiwillige ständige Mahnungen für Alkoholkranke darstellen, bilden Bewährungsauflagen ein externes Über-Ich und eine Quelle der Wachsamkeit gegenüber Rückfallgefahren. Vermutlich ist es auch kein Zufall, daß mehrere Abhängige, die vorher keinerlei geregelter Arbeit nachgegangen waren, ihre gesamte Wehrpflicht im genau reglementierten Setting der Streitkräfte dann doch erfolgreich durchstanden. Arbeit und Beschäftigung verleihen dem Leben eines Abhängigen Struktur, und Struktur ist unvereinbar mit Suchtverhalten. Dies zeigen auch zahlreiche Befunde, denen zufolge manche Alkoholiker, deren Alkoholkonsum außerhalb von Institutionen stets in unkontrollierte Alkoholexzesse abgleitet, in strukturierten Klinikabteilungen durchaus zu einem mäßigen Trinkstil fähig sind (Sobell u. Sobell 1978; Merry 1966). Die Ursachen eines Rückfalls liegen weder in rein pharmakologischen Bedingungen noch im Mangel an bewußter Motivation. Der Preis der Rückfallprävention ist — wie der Preis der Freiheit — ewige Wachsamkeit.

Ersatzabhängigkeiten

Die nützlichen, wenngleich beschränkten Perspektiven der Verhaltenspharmakologie lassen eine andere Eigenschaft von Bewährungsmaßnahmen und Anonymen Alkoholikern (AA) klarer hervortreten. Ebenso wie Methadonprogramme bieten sie einen Ersatz für Drogen. Die Ansicht, daß Rückfälle durch konkurrierende Abhängigkeiten verhindert werden, wird durch den Befund gestützt, daß die Gabe von Disulfiram allein keine günstigere Wirkung auf die Langzeit-Abstinenz als Plazebo hat (Mottin 1973). Disulfiram hemmt den Alkoholkonsum, bietet aber keine Alternative. Wirksame Bewährungsauflagen beschränken sich daher nicht auf die Forderung, bestimmtes Verhalten aufzugeben, sie verlangen auch alternative Verhaltensweisen. Um die Auflagen einzuhalten, muß sich der abhängige Delinquent nicht nur von bestimmten Bekannten fernhalten, sondern auch einer geregelten Arbeit nachgehen und in Kontakt mit einer hilfsbereiten Autoritätsperson, einem Bewährungshelfer, bleiben. Ein Vorteil der AA liegt in den zahlreichen sozialen Aktivitäten und Treffen mit unterstützenden ehemaligen Alkoholabhängigen, die auch zu besonders rückfallgefährdeten Zeiten — wie Feiertagen — zur Verfügung stehen. Eine Bedingung der AA besteht darin, daß die Mitglieder das Programm gestalten, und wie bei der „Zwangsaufsicht" wird von den Mitgliedern erwartet, regelmäßig Gruppentreffen zu besuchen und Kontakt zu „Paten" zu halten, welche die Funktion eines externen Gewissens übernehmen.

Methadonbehandlungen beruhen ebenfalls auf dem Prinzip konkurrierender Abhängigkeiten, enthalten aber auch Elemente von Zwangsaufsicht. Zwischen 1964 und 1970 wurden in New York die Methadonprogramme eingeführt. Es war daher möglich, die Effekte dieser neueren Behandlungsmethode mit zahlreichen anderen Behandlungsmaßnahmen zu vergleichen, die bei den Patienten in den letzten 12 Jahren angewandt worden waren. Von den in Tabelle 3 aufgeführten 10 Abhängigen, die unter Methadon eine stabile soziale Anpassung und Drogenfreiheit (bezogen auf illegale Drogen) erreichten, war vorher kein einziger durch Haftstrafen oder durch freiwillige Krankenhausbehandlungen vom Heroin losgekommen. Im Durchschnitt hatten bei jedem dieser erfolgreichen Methadonfälle vorher eine längere Gefängnisstrafe, 5 kürzere Inhaftierungen und 9 freiwillige Krankenhausaufenthalte stattgefunden, jeweils gefolgt von Rückfall innerhalb eines Jahres! Keiner der 5 Methadonmißerfolge hatte jemals vorher auf irgendeine Intervention, einschließlich 5 Bewährungsmaßnahmen, angesprochen.

Neue Beziehungen

In beiden Patientengruppen bestanden Zusammenhänge zwischen Abstinenz und der Aufnahme neuer dauerhafter Beziehungen. Im Gegensatz dazu zeigen aber Untersuchungen mit Alkoholabhängigen, daß Paartherapien keinen nachweisbaren Einfluß auf die spätere Abstinenz haben (Orford u. Edwards 1977). Vermutlich ist es für Alkoholiker hilfreich, während ihrer Genesung Beziehungen zu Menschen einzugehen, die sie in der Vergangenheit nicht enttäuscht oder verletzt haben. Daher mag eine AA-Patenschaft oder ein neuer Partner eine bessere Stütze sein als die Beziehung zu einem leidgeprüften Angehörigen, in der fast zwangsläufig immer wieder alte Schuldgefühle und alter Ärger — konditionierte Verstärker für Alkoholkonsum — auftreten.

Oft zogen Mütter der Heroinabhängigen unserer Lexington-Gruppe Gewinn aus der verlängerten Abhängigkeit ihrer Kinder. Diese Mütter hatten oft stillschweigend an der Sucht ihrer Kinder teilgehabt. In den neuen, mit Abstinenz einhergehenden Beziehungen, war dagegen oft der Partner in einem Abhängigkeitsverhältnis zum Suchtkranken oder traute diesem unabhängiges Verhalten zu. Beziehungen dieser Art scheinen dem „zwölften Schritt" der Anonymen Alkoholiker zu entsprechen.

Mitgliedschaft bei spirituellen Gruppen

Schon William James wies 1902 in seinem Buch *The Varieties of Religious Experience* auf den engen Zusammenhang zwischen religiöser Bekehrung und der Genesung von schwerster Sucht hin. Zweifellos geschieht eine Bekehrung zu spirituellen Gruppen oftmals durch jene „seltsam trivialen", aber bedeutsamen Zufälle, die Knupfer (1972) als häufige Anstöße zu dauerhafter Besserung beschreibt. Die Zugehörigkeit zu solchen Gruppen liefert auch eine „neue nichtstigmatisierte Identität", die Stall u. Biernacki (1986) für wichtig halten. Unsere Verlaufsuntersuchung mit den Heroinabhängigen wurde bereits in den Jahren 1950–1960 durchgeführt, als Selbsthilfegruppen und Narcotics Anonymous in Amerika kaum bekannt waren. Von den 100 Drogenabhängigen wurde nur einer von einer Selbsthilfeeinrichtung aufgenommen, und nur 2 schlossen sich fundamentalistischen religiösen Gruppen an. Die Auswirkungen von spirituell geprägter Erweckung und Bekehrung können daher nicht beurteilt werden.

Wie aus Tabelle 6 ersichtlich, spielen die AA aber offensichtlich eine wichtige Rolle im Genesungsprozeß der 100 Alkoholabhängigen. Von den 29 Patienten, die über 2 Jahre abstinent lebten, hatten 14 an mehr als 300 Treffen der Anonymen Alkoholiker teilgenommen. Natürlich stellt sich hier die Frage der Kausalität dieses Zusammenhanges. Die Teilnahme an bestimmten Behandlungs-

Tabelle 7. Zusammenhang zwischen Teilnahme bei Treffen der Anonymen Alkoholikern nach Behandlungsende und dem Status nach 8 Jahren (Angaben in %)

	Status 1971 0—99 Treffen (n = 68)	über 100 Treffen (n = 32)	Status 1979 über 100 Treffen (n = 32)
Stabile psychosoziale Anpassung	22	6	47
Leben mit Partner	41	22	32
Beschäftigungsverhältnis	29	22	58
Keine frühere Entgiftung	25	3	Nicht erhoben

maßnahmen ist ja manchmal die Folge und nicht die Ursache abstinenten Lebens. Darüber hinaus haben Baekeland et al. (1975) und Costello (1975) dargestellt, daß scheinbar bessere Ergebnisse mancher Behandlungsverfahren verschwinden, wenn die Häufigkeiten günstiger prämorbider Merkmale in den verglichenen Patientengruppen berücksichtigt werden.

Tabelle 7 zeigt, daß der aus Tabelle 6 ersichtliche Zusammenhang zwischen Zugehörigkeit zu den AA und Besserung nicht ein Artefakt aufgrund günstigerer prämorbider sozialer Anpassung ist. Nach Tabelle 5 läßt eine günstige psychosoziale Stabilität im Jahr 1972 den Schluß auf weitere klinische Besserung zu. Aus Tabelle 7 ergibt sich jedoch, daß — umgekehrt — mangelhafte psychosoziale Stabilität im Jahr 1972 auf die Zahl weiterer AA-Besuche schließen läßt. Darüber hinaus kann aus Tabelle 7 ersehen werden, daß unter den 32 Männern und Frauen, die häufig die Anonymen Alkoholiker aufsuchten, die Anzahl der Personen mit stabiler psychosozialer Anpassung in den Jahren 1972 bis 1980 von 2 auf 15 anstieg. Zusammengefaßt dürfte die häufige Teilnahme bei den Anonymen Alkoholikern (Durchschnitt: 600 Treffen) sowohl für die soziale wie für die klinische Besserung von kausaler Bedeutung sein.

Die Tatsache, daß Suchtmittelfreiheit durch AA-Zugehörigkeit gefördert wird, paßt schlecht zur psychodynamisch begründeten Wertschätzung der Willensfreiheit erwachsener Menschen. Betrachten wir aber die AA unter dem Aspekt von Jerome Franks (1961) wichtigem Buch *Persuasion and Healing* (dt. *Die Heiler*), so wird der Erfolg der AA auch theoretisch verständlicher. Franks Bedingungen wirkungsvoller Psychotherapie erinnern stark an das Konzept der AA. Zur erfolgreichen Psychotherapie gehört nach Frank ein anerkannter „Heiler", der das Leid des Patienten teilt und bereit ist, mit ihm auf symbolische Weise über seine Schwierigkeiten zu sprechen. Dieser anerkannte Heiler sollte Ansehen und Macht besitzen, über eine eindeutige, modellhafte Vorstellung des Problems verfügen, und im Patienten die Erwartung der Heilung wecken. Entscheidend sei, daß man Angst- und Ohnmachtsgefühle des Patienten gegenüber seiner Erkrankung abbaut, wenn man sie schon nicht heilen kann. Man unterstützt, was Bandura (1977) „self-efficacy" nennt; die Zuversicht, bestimmte Schwierigkeiten seien mit den eigenen Fähigkeiten durchzustehen.

Schließlich weist Frank darauf hin, daß auch die Pilger in Lourdes nicht für sich selber beten, sondern füreinander. Er glaubt, daß die Betonung des „Dienstes am Nächsten" den morbiden Selbstbespiegelungen Kranker entgegenwirkt, ihr Selbstwertgefühl durch die Tätigkeit für andere stärkt, und die Gruppenbindung zwischen den Patienten festigt. Dies erklärt vielleicht, warum 3 der dauerhaft abstinenten Heroinabhängigen und 5 der dauerhaft abstinenten Alkoholabhängigen in der Suchtbehandlung tätig wurden.

Schlußfolgerungen

Viel zu lange haben wir uns unter Drogenabhängigkeit den mehr oder weniger bewußten Gebrauch von Suchtmitteln zur Stimmungshebung und zum Genuß vorgestellt. Wenn wir statt dessen Drogenabhängigkeit als Gefüge konditionierter, unbewußter Verhaltensweisen begreifen, werden die vergleichsweise besseren Ergebnisse von Bewährungsauflagen, Methadonprogrammen und Anonymen Alkoholikern gegenüber konventionellen klinischen Behandlungsverfahren verständlich. Die „gesellschaftlichen" Maßnahmen bewirken eine Strukturierung des Lebens eines Suchtkranken. Und diese Struktur behindert das Annäherungsverhalten an Drogen, das auf Entzugssymptomen und konditionierten Verstärkern beruht, wie z. B. den Injektionsritualen, der Freundschaft mit „harten" Trinkern und dem Erleben zielgerichteten Verhaltens, das dem Suchtmittelkonsum vorangeht. Abstinenz, die durch Bewährungsauflagen und AA erreicht wurde, könnte auch deshalb dauerhafter sein als Abstinenz in Folge eines Klinikaufenthalts, weil erstere in Anwesenheit vieler konditionierter Verstärker (andere Abhängige, Drogenhändler, Belastungen des Alltagslebens usw.) eingeübt wurde. Solche sekundär verstärkenden Anlässe verlieren rasch ihre Kontrolle über das Verhalten eines Abhängigen, wenn sie einige Zeit lang in Abwesenheit jeglicher Verstärkung auftreten. Es könnte daher therapeutisch am wirksamsten sein, den Drogenkonsum in jenen Situationen aufzugeben, in denen früher häufig zu Drogen gegriffen wurde.

Einige Untersuchungen (Edwards u. Guthrie 1966; Stinson et al. 1979) und Literaturübersichten legen die Ansicht nahe, daß 2- bis 4wöchige stationäre Alkoholismusbehandlungen keine besseren Ergebnisse erzielen als ambulante Beratungen oder kurzfristige Entgiftung. Tatsächlich ergab eine Gegenüberstellung der katamnestischen Ergebnisse von 2 Untersuchungen über kurze ambulante Beratungen von Alkoholabhängigen und 4 Untersuchungen über stationäre Behandlung vergleichbarer Patienten nach 2 Jahren keinerlei signifikante Unterschiede (Vaillant 1980).

Andererseits führen Alkoholismus und Drogenabhängigkeit zu großem Leiden, und Alkoholikern Hilfe zu verweigern, weil wir nicht sicher sind, wie man dauerhafte Heilungen erreicht, wäre ebenso unmenschlich, wie Diabetikern oder Hypertonikern die Hilfe abzuschlagen. Auch wenn Klinikbehandlungen nicht immer zu Heilerfolgen führen, so verringern sie doch die Sterblichkeit und mindern das Leiden. Ungeachtet der Hartnäckigkeit von Suchterkrankungen können diese Patienten nicht ausgeschlossen werden von Krankenversicherungsleistungen, von Notfall- und Entgiftungsbehandlungen, von Wohnplätzen und Obdachlosenunterkünften. Nebenbei: mindestens 12 Kosten-Nutzen-Analysen (Jones u. Vischi 1979; Reiff et al. 1981) belegen, daß die Ausgaben für ambulante Alkoholikerbehandlungen in Gesundheitszentren und in der Industrie mehr als gedeckt werden durch die Verringerung von anderen medizinischen Ausgaben, von Arbeitsausfällen und von Krankheits- und Unfallfolgekosten.

Auf jeden Fall muß das Ziel einer Behandlung nicht Entgiftung, sondern Rückfallprophylaxe lauten. Die Absicht dieses Artikels ist daher auch nicht die Verbreitung von therapeutischem Nihilismus. Wir wollten zeigen, daß die Behandlung von Opiat- und Alkoholabhängigen ebenso wie die Behandlung von Diabetes und Hypertonie eine Langzeitperspektive erfordert. Selbst bei ungünstigster Prognose kommt es manchmal zu dauerhaften Behandlungserfolgen. Und wenn unsere derzeit üblichen Behandlungsverfahren nicht zu besseren Ergebnissen führen sollten, als sie bei natürlichen Heilungsprozessen auftreten, dann gilt es, die Mechanismen dieser Heilungsprozesse besser zu verstehen, als es derzeit der Fall ist. Die immunologische Forschung zeigt uns, daß natürliche Heilungsprozesse niemals spontan ablaufen.

Literatur

Armor DJ, Polich JM, Stambul HB (1978) Alcoholism and treatment. John Wiley, New York

Baekeland F, Lundwall L, Kissin B (1975) Methods for the treatment of chronic alcoholism: A critical appraisal. In: Gibbins RJ, Israel Y, Kalant H, Popham RE, Schmidt W, Smart RG (eds). Research advances in alcohol and drug problems, vol 2. John Wiley, New York

Bandura A (1977) Self-efficacy: Toward a unifying theory of behavior change. Psychol Rev 84: 191–215

Brownell KD, Marlatt GA, Lichtenstein E, Wilson GT (1986) Understanding and preventing relapse. Am Psychol 41: 765–782

Chein I, Gerard DL, Lee RS, Resenfeld E (1964) The road to H. Basic Books, New York

Costello RM (1975) Alcoholism treatment and evaluation. II. Collation of two year follow-up studies. Int J Addict 10: 857–867

Dole VP, Nyswander M (1965) A medical treatment for diacetylmorphine (heroin) addiction. JAMA 193: 646–650

Duvall HJ, Locke BZ, Brill L (1963) Follow-up study of narcotic drug addicts five years after hospitalization. Public Health Rep 78: 185–193

Edwards G, Guthrie S (1966) A Comparison of in-patient and out-patient treatment of alcohol dependence. Lancet I: 467–468

Frank JD (1961) Persuasion and healing: A comparative study of psychotherapy. John Hopkins, Baltimore (Dt. Ausgabe 1981: Klett Cotta, Stuttgart)

Glueck S, Glueck E (1950) Unraveling juvenile delinquency. Commonwealth Fund, New York

Goldberg S, Schuster CR (1966) Classic conditioning of the morphine withdrawal syndrome. Federation Proceedings 25: 261

Gordis E (1976) Editorial: What is alcoholism research? Ann Intern Med 85: 821–823

Gottheil E, Thornton CC, Skoloda TE, Alterman A (1982) Follow-up of abstinent and non-abstinent alcoholics. Am J Psychiatry 139: 560–565

Heinberg H (ed) (1969) Scientific basis of drug dependence. Churchill, London, 344f

Hodgson RT, Stockwell T, Rankin H, Edwards G (1978) Alcohol dependence: The concept, its utility and measurement. Br J Addict 73: 339–342

James W (1902) The varieties of religious experience. Longmans Green, London

Jones KR, Vischi TR (1979) Impact of alcohol, drug abuse, and mental health on treatment of medical care utilization. Med Care [suppl] 17: 1–81

Knupfer G (1972) Ex-problem drinkers. In: Roff M, Tobins L, Pollack M (eds) Life history research and psychopathology, vol 2. Univ of Minnesota Press, Minneapolis

Lief A (ed) (1948) The commonsense psychiatry of Dr. Adolf Meyer. McGraw-Hill, New York

Marlatt GA, Rohsenow DJ (1980) Cognitive processes in alcohol use: Expectancy and the balanced placebo design. In: Marlow NK (ed) Advances in substance abuse: Behavioral and biological research. JAI Press, Greenwich

McLellan AT, Luborsky L, O'Brian CP, Woody GE, Druley KA (1982) Is treatment for substance abuse effective? JAMA 247: 1423–1428

McNamee HB, Mendelson JH, Mello NK (1968) Experimental analysis of drinking patterns of alcoholics: Concurrent psychiatric observations. Am J Psychiatry 124: 1063–1069

Merry J (1966) The loss of control myth. Lancet I: 1257–1258

Morse WH, Kelleher RT (1970) Schedules as fundamental determinants of behavior. In: Schoenfeld WN (ed) The theory of reinforcement schedules. Appleton Century Crofts, New York

Mottin JL (1973) Drug induced attenuation of alcohol consumption. Q J Stud Alcohol 34: 444–472

Orford J, Edwards G (1977) Alcoholism. Oxford Univ Press, Oxford

Reiff S, Griffith B, Forsythe AB, Sherman RM (1981) Utilization of medical services by alcoholics participating in a health maintenance organization outpatient treatment program: Three year follow-up. Alcoholism Clin Exp Res 5: 559–562

Robins LN (1974) The Vietnam drug-user returns. Government Printing Office, Washington/DC (Special action office monograph series A No 2)

Skinner BF (1953) Science and human behavior. Macmillan, New York

Sobell MB, Sobell L (1978) The behavioral treatment of alcohol problems. Plenum, New York

Stall R, Biernacki P (1986) Spontaneous remission from the problematic use of substances: An inductive model derived from a comparative analysis of alcohol, opiate, tobacco, and food/obesity literatures. Int J Addict 21: 1–23

Stinson DJ, Smith WG, Amidjaya I, Kaplan JM (1979) Systems of care and treatment outcomes for alcoholic patients. Arch Gen Psychiatry 36: 535–539

Straus R, Bacon SD (1951) Alcoholism and social stability: A study of occupational integration in 2023 male clinic patients. Q J Stud Alcohol 12: 231–260

Thompson T, Schuster CR (1964) Morphine self-administration, food reinforcement, and avoidance behaviors in rhesus monkeys. Psychopharmacologia 5: 87–94

Vaillant GE (1966a) A 12 year follow-up of New York narcotic addicts: I. The relation of treatment and outcome. Am J Psychiatry 122: 727–737

Vaillant GE (1966b) A 12 year follow-up of New York narcotic addicts: II. The natural history of a chronic disease. N Engl J Med 275: 1282–1288

Vaillant GE (1966c) A 12 year follow-up of New York narcotic addicts: III. Some social and psychiatric characteristics. Arch Gen Psychiatry 15: 599–609

Vaillant GE (1966d) A 12 year follow-up of New York narcotic addicts: IV. Some characteristics and determinants of abstinence. Am J Psychiatry 123: 573–584

Vaillant GE (1966e) Parent-child cultural disparity and drug addiction. J Nerv Ment Dis 142: 534–539

Vaillant GE (1968) The natural history of urban narcotic drug addiction: Some determinants. In: Steinberg H (ed) Scientific basis of drug dependence. Churchill, London

Vaillant GE (1973) A 20 year follow-up of New York narcotic addicts. Arch Gen Psychiatry 29: 237–241

Vaillant GE (1980) The doctor's dilemma. In: Edwards G, Grant M (ed) Alcoholism treatment in transition. Helm, London

Vaillant GE (1983) Natural history of alcoholism. Harvard Univ Press, Cambridge/MA

Vaillant GE, Clark W, Cyrus C, Milofsky ES, Kopp J, Wulsin V, Mogielnicki NP (1983) The natural history of alcoholism: An eight year follow-up. Am J Med 75: 455–466

Der Rückfallprozeß bei Drogenabhängigen aus lerntheoretischer Sicht*

H. C. Vollmer, R. Ferstl, A. Leitner

Einführung

Katamnestische Untersuchungen von behandelten Drogenabhängigen erlauben die Schlußfolgerung, daß Drogenabstinenz nach einer Entwöhnungsbehandlung ein realisierbares Ziel darstellt. Die Erfolgsquote bei der Behandlung Opiatabhängiger liegt wahrscheinlich zwischen 30 und 40 % (siehe Klett et al. 1984; Ladewig 1987; Herbst et al. in diesem Band). Erfolg wird in den meisten Studien über die Kriterien Art und Menge des Drogenkonsums definiert. In der Regel werden auch die Patienten als erfolgreich eingestuft, die einen Rückfall hatten, den sie von selbst wieder beenden konnten (z. B. de Jong u. Henrich 1978). Genauere Angaben über Anzahl, Art und Dauer der Rückfälle bei den sog. erfolgreichen Patienten werden leider nicht gemacht. Informationen über Dauer und Intensität der Rückfälle wären interessant, da unmittelbar nach Therapieende die Anzahl der Rückfälle sehr hoch ist, mit zunehmender Zeit aber ein Ansteigen der abstinenten Patienten zu verzeichnen ist (Ladewig 1987; Vaillant in diesem Band). Das heißt, daß trotz inzwischen beachtlicher Erfolge und Verbesserungen in der Behandlung Drogenabhängiger der Rückfall ein häufig auftretendes Ereignis darstellt. Ungefähr 60 % der behandelten Drogenabhängigen nehmen über einen längeren Zeitraum wieder harte Drogen zu sich, und ein unbekannter Anteil sog. erfolgreicher Patienten hat einen Rückfall, der in Selbstkontrolle wieder beendet wird. Einerseits ist von Interesse, warum es der Mehrheit nicht gelingt, den Drogenkonsum wieder einzustellen. Aber noch bedeutender ist die Fragestellung wie es überhaupt zum

---

* Diese Studie wurde finanziell von der Stiftung Volkswagenwerk unterstützt.

ersten Rückfall mit harten Drogen kommt. Diesen beiden Fragestellungen soll in der folgenden Studie nachgegangen werden.

Zur Erklärung des Rückfalls bei Drogenabhängigen gibt es verschiedene sehr interessante psychoanalytische, soziologische, genetische, systemische und verhaltenstherapeutische Theorien (s. hierzu Lettieri et al. 1980). Die genannten Theorien grenzen sich nicht nur voneinander ab, sondern haben auch viele Gemeinsamkeiten. Lettieri et al. (1980) ordnen in ihrer Übersicht die Theorien zur Abhängigkeit nicht einer, sondern in der Regel mehreren Therapierichtungen oder Fachdisziplinen zu. So enthält z. B. die Konditionierungstheorie von Wikler nach Lettieri et al. (1980, S. XXIII) psychiatrische, biomedizinische, neurowissenschaftliche, biologische, sozialpsychologische und lernpsychologische Erklärungsansätze. Die Vielfalt der Theorien ist notwendig, denn eindimensionale Erklärungsansätze sind derzeit für ein Verständnis des Rückfallgeschehens nicht ausreichend. Damit soll aber kein eklektisches Vorgehen nahegelegt werden, sondern wir vertreten die Auffassung, daß ein Erkenntnisfortschritt am ehesten durch die Weiterentwicklung einzelner Theorien und nicht durch deren Kombination erreicht werden kann. Grundlage der folgenden Studie sind die Lernparadigmen einschließlich des kognitiven Paradigmas (s. dazu Davison u. Neale 1986). Es wird im folgenden Abschnitt gezeigt, daß trotz der Orientierung an einem Paradigma auch die Übernahme von Elementen aus anderen Paradigmen wie z. B. dem psychoanalytischen möglich ist, soweit die Elemente integrierbar und in die eigene Sprache übersetzbar sind.

Die Lernparadigmen[1]

Die für die Gestaltung dieser Studie relevanten Ansätze auf dem Hintergrund der Lern- und kognitiven Paradigmen sind die klassische (Pawlow 1927) und die operante Konditionierung (Skinner 1938), die Konditionierungstheorie von Wikler (1965) und das Rückfallmodell von Marlatt u. Gordon (1985).

---

[1] Dem nicht mit der Terminologie der Lernparadigmen vertrauten Leser wird zur Einführung die Lektüre von Zimbardo (1983, S. 175–209) oder Davison u. Neale (1979, S. 44–55) empfohlen.

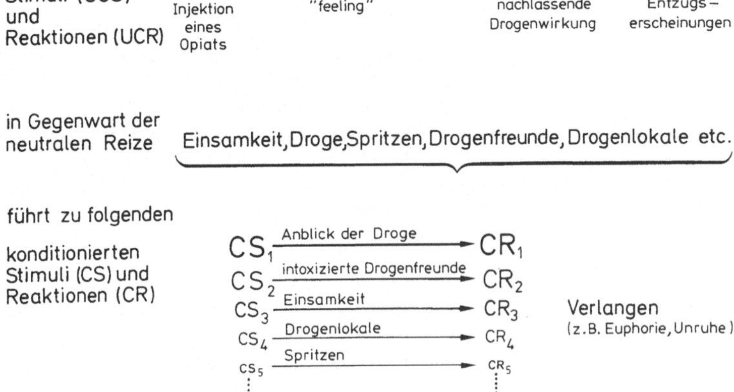

Abb. 1. Beispiele der klassischen Konditionierung bei Drogenabhängigen

Nach dem Prinzip der klassischen Konditionierung erlangt ein Reiz A (neutraler Reiz) die Fähigkeit, ähnliche Reaktionen wie ein Reiz B (UCS) auszulösen, wenn beide Reize (neutraler Reiz und UCS) häufiger zusammen auftreten (Abb. 1).

Bei Drogenabhängigen sind in der Regel bestimmte Orte, Personen, Musik, die für die Applikation der Droge notwendigen Utensilien (z. B. Spritzen) und bestimmte Gefühlszustände (z. B. Einsamkeit) Reize, die mit dem Drogenkonsum gekoppelt werden und die von daher Reaktionen auslösen können, die denen des Drogenkonsums entsprechen. Nach Marlatt (1985) werden die angenehmen Gefühle des Drogenkonsums, nach Wikler (1965) die Entzugserscheinungen bei nachlassender Drogenwirkung konditioniert. Von den Drogenabhängigen wird die Reaktion als Gier, Lust oder Verlangen nach der Droge beschrieben. Je nach Drogengenese können bei den Abhängigen verschiedene Reize konditioniert sein, und dies in unterschiedlicher Intensität.

Nach dem Prinzip der operanten Konditionierung werden Verhaltensweisen häufiger durchgeführt, die „belohnend" sind. In der Regel ist die Durchführung mehrerer aufeinander folgender Verhaltensweisen notwendig, um die Belohnung zu erhalten

(Abb. 2). Ein Beispiel dazu aus einem anderen Bereich als Abhängigkeiten:

Wenn es für jemanden entspannend (C_n^+) ist, in Italien an einem Strand in der Sonne zu liegen (R_n), dann muß er zur Erreichung dieses Ziels viele Verhaltensweisen durchführen, die z. B. dann einsetzen, wenn der Betreffende im Winter bei schlechtem Wetter zu Hause sitzt und den Reiseteil einer Zeitung liest (S_1^D). Diese Reisekonstellation führt zu einer Kette von Reaktionen, wie Urlaubsprospekte anfordern, Diskussionen über den Urlaubsort, Hotel bestellen, italienisch auffrischen, Geld umtauschen, Koffer packen, Auto fahren etc. ($R_{1-(n-1)}$). Die Reaktionen werden gesteuert durch:

1) diskriminative Reize (SD_{1-n}); z. B. führt die Entscheidung über den Urlaubsort zur Reservierung eines Hotels, oder ein günstiger Wechselkurs führt zum Umtausch von Geld;
2) Konsequenzen ($C_{1-(n-1)}$); z. B. Freude über ein preiswertes Hotel oder Zuwendung durch Freunde, die den Urlaubsort gut finden;
3) klassisch konditionierte Reaktionen (CR), die verstärkend wirken; z. B. führt Umtauschen des Geldes oder Einpacken der Badesachen zu angenehmen Gefühlen.

Nicht alle Reize in der Verhaltenskette sind belohnend, sondern es treten Hindernisse auf, wie Streitereien über den richtigen Urlaubsort oder im Stau auf der Autobahn stehen. Solche Hindernisse werden in der Regel überwunden, da die positiven Konsequenzen insgesamt überwiegen und die Bewältigung der Hindernisse selbst verstärkend wirken kann.

Ein Drogenrückfall läßt sich nach den gleichen Prinzipien erklären, auch wenn der Rückfall im Gegensatz zum Urlaub von dem Betreffenden nicht geplant wurde. Um die positiven Konsequenzen des Drogenkonsums zu erreichen, muß der Abhängige bestimmte Orte aufsuchen, Geld beschaffen, Kontakte zu Drogenpersonen aufnehmen, Drogenutensilien besorgen, die Drogen

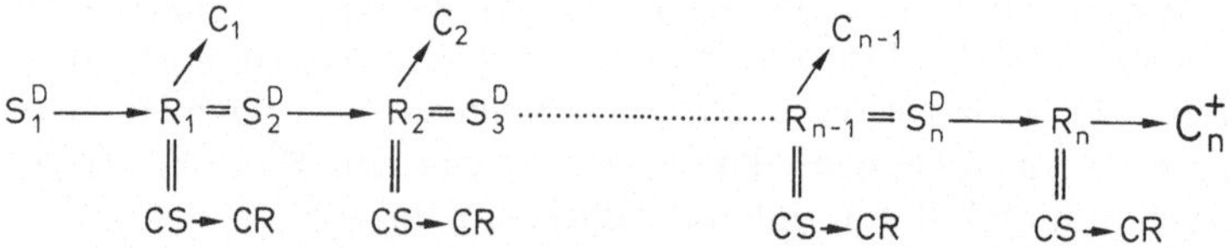

$$S_1^D \longrightarrow R_1 = S_2^D \xrightarrow{\ C_1\ } R_2 = S_3^D \cdots\cdots R_{n-1} = S_n^D \longrightarrow R_n \xrightarrow{\ C_n^+\ }$$

Abb. 2. Verhaltenskette nach dem Prinzip der operanten Konditionierung (S^D diskriminativer Reiz; C Konsequenz; R Reaktion; CS klassisch konditionierter Reiz; CR klassisch konditionierte Reaktion; C^+ positiver Verstärker)

kaufen $(R_{1-(n-1)})$, bis er sie schließlich injizieren (R_n) kann, um den Drogenrausch (C_n^+) zu erlangen. Jeder Schritt in Richtung Rückfall wird durch veränderte Reizbedingungen $(C_{1-(n-1)})$; (z. B. Zuwendung durch Drogenfreunde) und durch das an den Rückfallschritt gekoppelte Verlangen (CR) verstärkt.

Schuldgefühle oder Vorwürfe von anderen Personen bei der Planung oder Durchführung der Verhaltensweisen in Richtung Rückfall können durch „Rationalisierungen" reduziert werden (Marlatt 1985). Rationalisierung bedeutet, daß eine Person für ein unerwünschtes Verhalten Begründungen nennt, durch die sich eine Bestrafung vermeiden läßt (Skinner 1953).

So nennt ein Drogenabhängiger für risikoreiche Verhaltensweisen wie den Besuch eines Drogenlokals Gründe (z. B. gute Musik in dem Lokal, Drogen werden in jedem Lokal gehandelt), die von seiner Umwelt akzeptiert werden und bei ihm selbst das Entstehen von Schuldgefühlen über den potentiellen Schritt in Richtung Rückfall verhindern (Abb. 3).

Die beiden wichtigsten Auslöser für den Rückfall sind sozialer Druck und unangenehme emotionale Zustände (Cummings et al. 1980). Nach Vollmer u. Ferstl (1988) sind die unangenehmen Gefühlszustände vorwiegend durch fehlende soziale Kontakte und durch Defizite in der Freizeitgestaltung ausgelöst (Abb. 4).

Zwischen dem Konsum anderer Drogen wie Cannabis und Alkohol und dem Rückfall sehen die meisten Abhängigen keinen funktionalen Zusammenhang. Die Fortführung des Drogenkon-

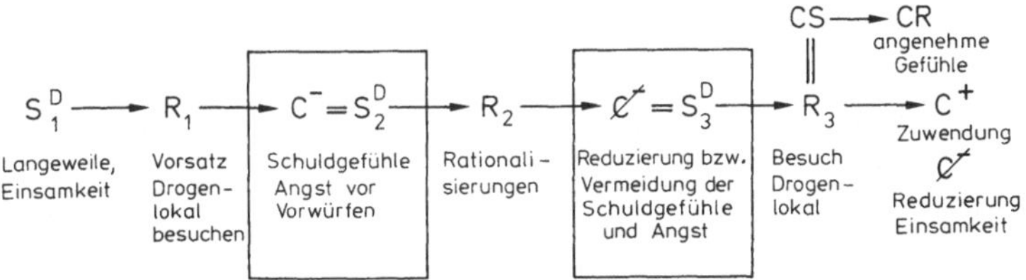

Abb. 3. Operante Analyse von „Rationalisierungen" für den Besuch eines Lokals, in dem Drogen gehandelt werden (S^D diskriminativer Reiz; R Reaktion; C^- Darbietung, Wegnahme eines negativen Verstärkers; C^+ Darbietung eines positiven Verstärkers; CS klassisch konditionierter Reiz; CR klassisch konditionierte Reaktion). Die Reize innerhalb der gestrichelten Umrahmung werden in der Regel nicht bewußt wahrgenommen

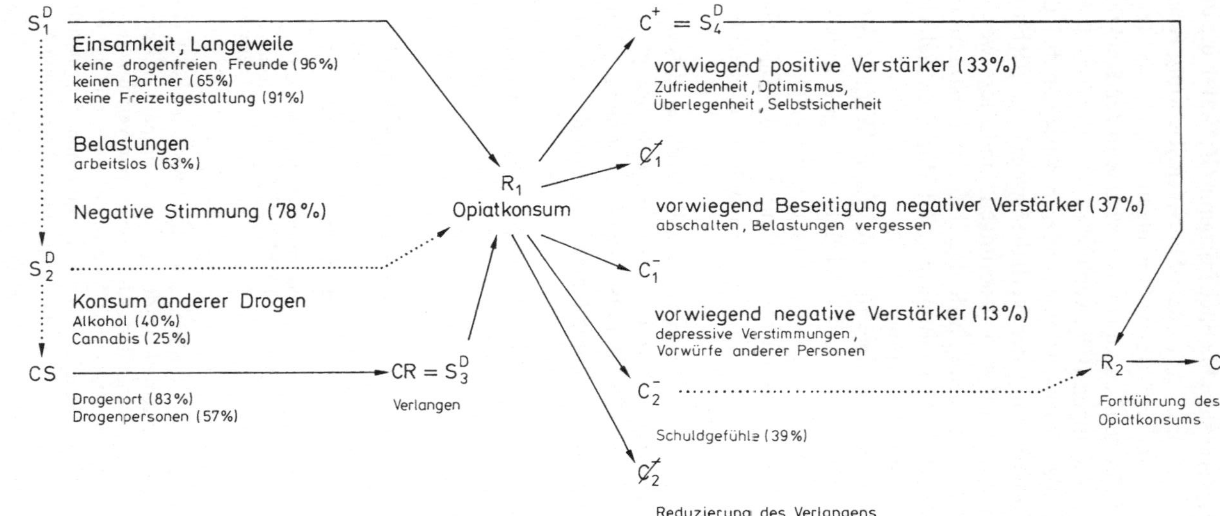

Abb. 4. Ergebnisse und Hypothesen zum Opiatrückfall auf der Grundlage einer retrospektiven Studie (Vollmer u. Ferstl 1989). Die Prozentangaben beziehen sich auf die Anzahl der Nennungen pro Auslöser oder Konsequenz, n = 46
→ funktionale Zusammenhänge, die von den Patienten berichtet wurden
····> funktionale Zusammenhänge, die von den Patienten nicht oder selten berichtet wurden, aber auf Grundlage der Daten als wahrscheinlich gelten

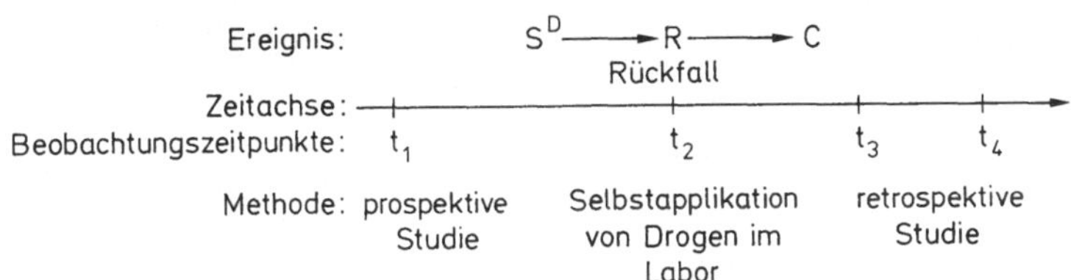

Abb. 5. Methodische Ansätze zur Analyse von Rückfällen

sums nach einem ersten Rückfall wird beeinflußt durch die euphorisierende und damit verstärkende Wirkung der Droge (McAuliffe 1982) und durch den Wunsch, negative Zustände wie Schuldgefühle zu beseitigen (Marlatt 1985). Letzteres wurde in der Studie von Vollmer u. Ferstl nicht bestätigt, obwohl ein hoher Prozentsatz der Abhängigen Schuldgefühle als eine Konsequenz des Rückfalls angaben. Fraglich ist natürlich, ob die Abhängigen in der Lage sind, solche funktionalen Zusammenhänge zu erkennen und zu berichten.

Eine Prüfung einiger Hypothesen ist nur im Labor durch die Applikation von Drogen möglich, eine aus ethischen Gründen bedenkliche Methode. Übrig bleiben daher zur Erfassung des Rückfallprozesses vorwiegend pro- und retrospektive Studien (Abb. 5). Während in unserer 1. Studie der Zeitraum zwischen Rückfallbeginn und Interview im Durchschnitt 2 Jahre betrug, wurde in der folgenden Studie versucht, an das Rückfallgeschehen zeitlich näher heranzukommen, indem die Abhängigen direkt nach Beendigung einer Therapie interviewt wurden.

Methode

Stichprobe

Bei 25 Drogenabhängigen (23 männlich, 2 weiblich) wurden nach Beendigung einer Behandlung[2] Rückfälle mit harten Drogen

---

[2] Wir danken der Prop Alternative (Geschäftsführer Dr. A. Dvořak) für ihre Unterstützung und den Mitarbeitern und Patienten der Therapieeinrichtungen für ihre Hilfe bei der Durchführung der Datenerhebung.

(Opiate, Amphetamine oder Kokain) exploriert. Zu Behandlungsbeginn waren die Patienten im Durchschnitt 27 Jahre (s = 3,7) alt. Die meisten Patienten waren ledig (18), 4 Patienten waren verheiratet und 3 geschieden. Für 16 Patienten war es der 1. Therapieversuch. Nur 2 Patienten hatten zu Beginn der Behandlung keine gerichtlichen Auflagen. Im Durchschnitt hatten die Patienten 6 Jahre harte Drogen genommen (s = 33 Monate). Die durchschnittliche Verweildauer in der Entwöhnungsbehandlung betrug 8 Monate (s = 28 Tage). 23 der Patienten hatten die Therapie regulär, 2 vorzeitig beendet. Die Entlassungsdiagnose (jeweils Erstdiagnose) lautete bei 23 Patienten Opiatabhängigkeit (DSM III: 304.03), bei einem Patienten Amphetaminabhängigkeit (304.43) und bei einem Kokainmißbrauch (305.63).

Durchführung der Erhebung

Drei und 12 Monate nach Beendigung der Entwöhnungsbehandlung wurden die Patienten von einer für die Befragung geschulten Diplom-Psychologin aufgesucht und entsprechend dem verhaltensanalytischen Vorgehen (Schulte 1974) wurden die vorausgehenden und nachfolgenden Reizbedingungen exploriert. Bei den

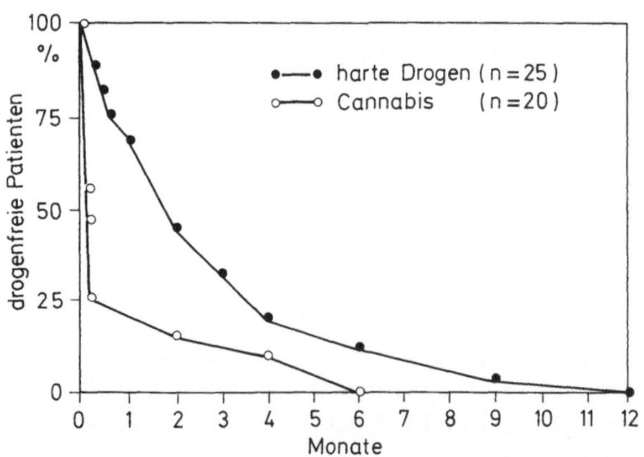

Abb. 6. Rückfallkurve nach einer Entwöhnungsbehandlung
für harte Drogen: ●—● (n = 25)
Für Canabis: ○—○ (n = 20)

vorausgehenden Reizbedingungen lag der Schwerpunkt der Exploration auf dem Zeitraum 4 Wochen vor dem Rückfall (z. B. mit welchen Personen hatte der Patient in diesem Zeitraum Kontakt, wie war seine Stimmung). Die Exploration der nachfolgenden Reizbedingungen konzentrierte sich auf die unmittelbaren und verzögerten Konsequenzen (z. B. einenTag später) des Rückfalls. Der Zeitraum zwischen Beginn des Rückfalls und Interview betrug im Durchschnitt 22 Wochen (s = 15). Bei einem Patienten wurden 2 Rückfälle exploriert, da zwischen den beiden Rückfällen eine drogenfreie Zeit von länger als 3 Monaten lag. Die beiden Interviews wurden bei diesem Patienten zu unterschiedlichen Zeitpunkten durchgeführt.

Auswertung

Die Berichte der Patienten wurden nach bestimmten inhaltlichen Kategorien (z. B. vorwiegend Kontakt zu Drogenfreunden vor dem Rückfall: ja/nein/unbekannt) ausgezählt. Die Anzahl der Nennungen wurde in Prozentwerte umgerechnet. Es ist zu beachten, daß die Stichprobengröße 26 beträgt, d. h. 26 = 100 %.

Ergebnisse

Zeit und Dauer der Rückfälle

Die meisten Rückfälle mit harten Drogen geschahen in den ersten 3 Monaten nach Therapieende (Abb. 6).

Tabelle 1. Dauer der Rückfälle mit harten Drogen (n = 26)

Dauer der Rückfälle	n
1 Tag	3
2–3 Tage	2
4–7 Tage	1
2 bis 3 Monate	1
länger als 3 Monate und beendet	5
Rückfall dauert an	14

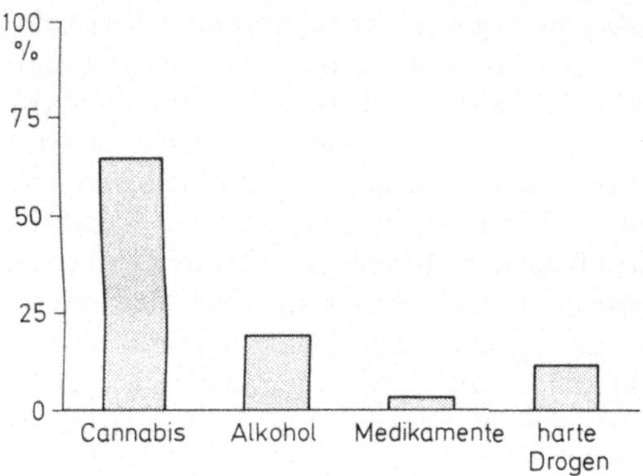

Abb. 7. Erstdroge für den Rückfall mit harten Drogen (n = 26)

Cannabis wurde schon innerhalb der 1. Woche nach Therapie-
ende von 75 % der Rückfälligen konsumiert. Einem Viertel der
Abhängigen gelang es, den Konsum harter Drogen innerhalb einer
Woche wieder zu beenden (Tabelle 1).

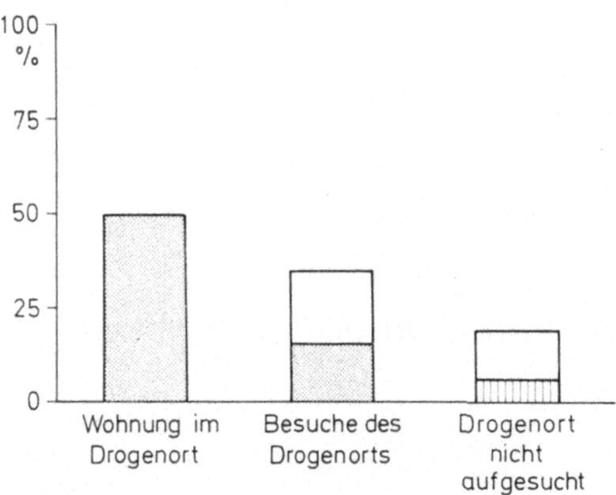

Abb. 8. Kontakte zum Drogenort (n = 26)
im Drogenort rückfällig geworden,
in den Drogenort des Partners gezogen und dort rückfällig geworden,
in einem anderen Ort rückfällig geworden

Erstdroge

Die Erstdroge vor dem Rückfall mit harten Drogen war für über die Hälfte der Patienten Cannabis (Abb. 7). Nur sehr wenige Patienten nahmen vor dem Rückfall keine anderen Drogen zu sich.

Ort

65 % der Patienten wurden in der Stadt rückfällig, in der sie vor Beginn der Entwöhnungsbehandlung vorwiegend Drogen genommen hatten (Abb. 8).

Die Hälfte der Patienten ist direkt nach Therapieende wieder in den alten Drogenort gezogen. Die häufigsten Begründungen für die Rückkehr in den alten Drogenort waren der Wunsch, die guten Beziehungen zu Familienangehörigen aufrechtzuerhalten (54 %) und der Wunsch, in den Wohnort der Partnerin zu ziehen (39 %).

Drogenlokale

Die Hälfte der Patienten besuchte vor dem Rückfall Lokale, in denen illegale Drogen gehandelt und konsumiert wurden. Als Begründung für diese Besuche gaben die Patienten an, daß sie in den betreffenden Lokalen Personen mit ähnlichen Einstellungen treffen würden (58 %) und daß an diesen Orten die Stimmung und die Musik besser sei als in anderen Gaststätten (42 %).

Bezugspersonen

81 % der Patienten hatten vor dem Rückfall vorwiegend Kontakt zu Freunden aus ihrer Drogenzeit (Abb. 9). Mit einer Partnerin, die selbst abhängig ist/war, lebten vor dem Rückfall 54 % der Patienten zusammen (Abb. 10). Nur 12 % der Patienten lebten mit einer Partnerin zusammen, die nicht abhängig ist/war. Die Besorgung der Droge geschah in 85 % der Fälle über alte Drogenfreunde. Der Rückfall fand in 85 % der Fälle in Gegenwart von alten Drogenfreunden statt. Die Kontaktaufnahme zu alten Drogenfreunden begründeten die meisten Patienten mit fehlenden Alternativen an sozialen Kontakten.

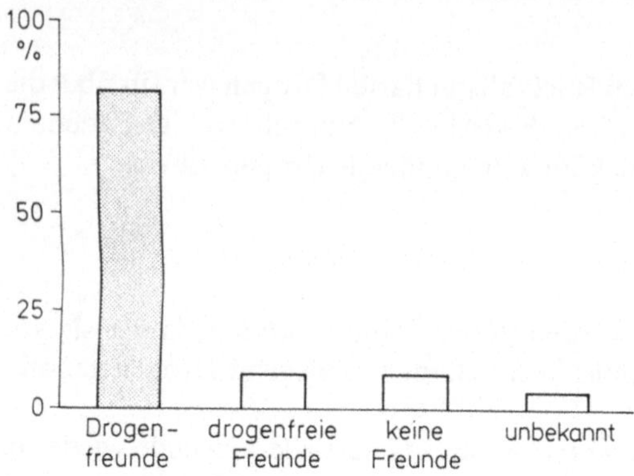

Abb. 9. Hauptbezugspersonen in der Zeit vor dem Rückfall mit harten Drogen (n = 26)

Bewußte Wahrnehmung

Der Hälfte der Patienten war einen Tag vor dem Rückfall nicht bewußt, daß sie wieder harte Drogen nehmen würden. Fast 40% der Patienten wußten schon während der Entwöhnungsbehandlung, daß sie nach Therapieende wieder harte Drogen konsumieren

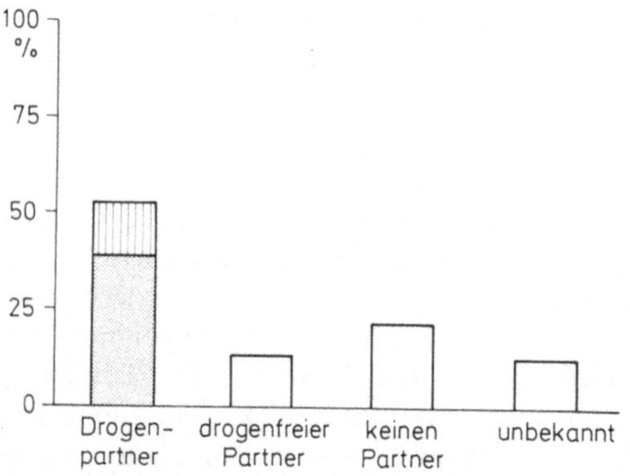

Abb. 10. Partnersituation vor dem Rückfall (n = 26), bei Drogenpartner: Partner ist/war abhängig,
gemeinsamer Rückfall

64

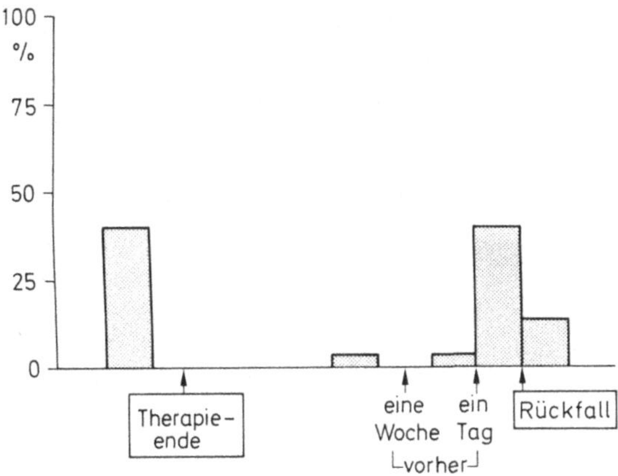

Abb. 11. Zeipunkt der bewußten Wahrnehmung eines bevorstehenden Rückfalls mit harten Drogen (n = 25)

würden. Zu dieser Gruppe gehören auch Patienten, die ihren Rückfall innerhalb einer Woche wieder beendeten.

Auslöser

Die Hälfte der Patienten gab an, daß unangenehme Reizbedingungen wie Langeweile, Einsamkeit und Probleme (z. B. in der Partnerschaft) Auslöser für die Besorgung der Droge waren.

Nachfolgende Reizbedingungen

Befragt nach nachfolgenden Reizbedingungen des Drogenkonsums nannten die Patienten vorwiegend positive Konsequenzen (50 %) wie Selbstsicherheit und Optimismus. Die Reduzierung unangenehmer Reizbedingungen als Folge des Drogenkonsums wurde relativ selten angegeben (12 %). Die Hälfte der Patienten berichtete nach dem Rückfall über Schuldgefühle, meistens mit der Kognition verbunden, „versagt zu haben". Nach Meinung der Patienten war dies aber kein Grund für die Fortführung des Konsums, sondern die angenehme Wirkung der Droge und der Wunsch, diese Wirkung zu erhalten oder zu steigern, wäre ausschlaggebend für die Aufrechterhaltung des Drogenkonsums gewesen.

Diskussion

Nach den Ergebnissen verschiedener Laborstudien sowohl an Tieren als auch an Menschen läßt sich der Konsum von Drogen nach den Prinzipien der operanten und klassischen Konditionierung erklären (s. Hoffmeister 1986). Harte Drogen wie Opioide besitzen intrinsische verstärkende Eigenschaften, so daß Reaktionen, die zur Erreichung der Drogenwirkung führen, sich in Gegenwart bestimmter diskriminativer Reize in ihrer Auftretenswahrscheinlichkeit erhöhen. Außerdem führen mit dem Drogengebrauch assoziierte Reize zu klassisch konditionierten Entzugserscheinungen und/oder rauschähnlichen Wirkungen. Die Fragestellung dieser Studie war, inwieweit diese im Labor nachgewiesenen funktionalen Zusammenhänge einen Einfluß auf den Rückfallprozeß haben. Nach den retrospektiv erhobenen Daten, die den Rückfallprozeß im Erleben der Patienten widerspiegeln, ist die positive Verstärkung von größerer Bedeutung für den Rückfall als die negative. Dieses Ergebnis stimmt überein mit der Erhebung von McAuliffe (1982) bei Drogenabhängigen, die auf der Straße interviewt wurden. Es widerspricht der Studie von Vollmer u. Ferstl (1988), die Drogenabhängige in den ersten Wochen einer Entwöhnungsbehandlung explorierten. Da unangenehme vorausgehende Reizbedingungen wesentlich häufiger genannt wurden als die Reduzierung von negativen Verstärkern, vermuten die Autoren, daß ein Drogenrückfall häufiger durch negative Verstärkungen beeinflußt ist, als die Patienten selbst berichten. Ein ähnlicher Eindruck — zwar nicht so stark ausgeprägt — besteht bei den Ergebnissen dieser Studie. Die Hälfte der Patienten berichtete unangenehme Reizbedingungen als Auslöser für den Rückfall und noch mehr Patienten schilderten unangenehme situative Bedingungen vor dem Rückfall, ohne diese als Auslöser zu bezeichnen. Aber nur 12 % der Patienten bezeichneten die Reduzierung der unangenehmen Reizbedingungen als eine entscheidende Konsequenz. Diese Ergebnisse lassen vermuten, daß die negative Verstärkung evtl. doch für den Drogenrückfall von größerer Bedeutung ist als die positive. Im subjektiven Erleben der Patienten hingegen scheint die positive Verstärkung für den Rückfall entscheidender zu sein. Ein ähnliches Ergebnis zeigt sich bei den Variablen zur Fortführung des Konsums. Schuldgefühle wurden zwar insgesamt häufig berichtet, aber nur selten als eine Einflußvariable zur Fortführung des Drogenkonsums gesehen. Die gute Wirkung der Droge und der Wunsch, diese Wirkung zu steigern, war nach Aussage der Patienten der entscheidende Faktor für die Aufrechterhaltung des Drogenkonsums. Auch hier neigen die Patienten zu einer „positiven" Beschreibung des Rückfalls, anstatt ihn als ein Flucht- oder Vermeidungsverhalten zu definieren.

In Übereinstimmung mit unserer ersten Studie ist der Anteil der Patienten, die in ihrem alten Drogenort rückfällig werden und die vor dem Rückfall Kontakt zu Drogenfreunden hatten, sehr hoch. Der Besuch des Drogenortes oder auch von Drogenlokalen und der Kontakt zu Drogenfreunden geschieht häufig aus Mangel an alternativen Verhaltensweisen. Vor sich selbst begründen die Patienten das Aufsuchen der kritischen Situationen so gut, daß sie eine erhöhte Rückfallgefährdung nicht rechtzeitig erkennen. Ob diese Begründungen der Vermeidung von unangenehmen Reizen (z. B. Schuldgefühlen) dienen, war in den Interviews nicht zu ermitteln. Auch war im Rahmen dieser retrospektiven Studie nicht zu klären, welche Rolle der klassischen Konditionierung beim Rückfallprozeß zukommt. Berichte einiger Patienten zu plötzlich auftretendem Verlangen bei dem Anblick von Drogenpersonen oder dem Besuch bestimmter Orte erlauben zwar die Schlußfolgerung, daß neben operant konditionierten Reizen auch klassisch konditionierte einen Einfluß haben, aber nicht wie stark dieser Einfluß ist.

Die Betrachtung des Rückfallprozesses als operant und klassisch konditionierte Reaktionen erlaubt die Vorhersage, daß ein Rückfall um so wahrscheinlicher ist, je mehr diskriminativen (S^D) und konditionierten (CS) Reizen der Abhängige ausgesetzt ist. Das heißt, unter ungünstigen situativen Bedingungen kann selbst ein „hochmotivierter" oder „willensstarker" Patient rückfällig werden. Solange die den Rückfallprozeß beeinflussenden Faktoren nicht ausreichend bekannt sind, sollten potentielle Auslöser besonders im ersten Jahr nach Beendigung einer Therapie, d. h. in der Zeit mit erhöhtem Rückfallrisiko, gemieden werden. Dadurch können operante und klassisch konditionierte Reiz-Reaktions-Verbindungen geschwächt werden, und der Abhängige wird eher in der Lage sein, unvermeidbare Auslöser (z. B. Partnerkonflikte, Einsamkeit) erfolgreich zu bewältigen. Nach den Ergebnissen dieser und unserer 1. Studie sollten, solange für eine erfolgreiche Entwöhnungsbehandlung keine besseren Interventionen verfügbar sind, Drogenort und Drogenkonsumenten von Abhängigen gemieden werden. Vertreter verschiedener Paradigmen kommen in diesem Bereich zu ähnlichen Schlußfolgerungen. Insbesondere die Vermeidung der alten Bezugsgruppe und der Aufbau neuer Kontakte wird als eine entscheidende Variable für Drogenabstinenz gesehen.

Retrospektive Analysen dienen vorwiegend der Hypothesengenerierung und eignen sich nicht für die Falsifizierung von Hypothesen. Ein wesentlicher Nachteil retrospektiver Studien ist die geringe Objektivität, d. h. die Gefahr, daß Datenerhebung, Auswertung und Interpretation durch die theoretischen Einstellungen der Untersucher beeinflußt werden. Trotz dieser methodologischen Probleme sollte eine an der Empirie orientierte Wissenschaft nicht auf retrospektive Analysen verzichten, denn es läßt sich eine Menge an Material sammeln, das dann in prospektiven Studien getestet werden kann. Außerdem erhöht sich die Validität von in retrospektiven Analysen gewonnenen Aussagen, wenn unterschiedliche Untersucher und Vertreter verschiedener Paradigmen zu gleichen oder ähnlichen Ergebnissen gelangen.

Literatur

Cummings C, Gordon JR, Marlatt GA (1980) Relapse: Strategies of prevention and prediction. In: Miller WR (ed) The addictive behaviors. Pergamon, Oxford, 291–321

Davison GC, Neale JM (1979) Klinische Psychologie, 2. Aufl. Urban & Schwarzenberg, München

Davison GC, Neale JM (1986) Abnormal psychology, 4th edn. Wiley & Sons, New York

De Jong R, Henrich G (1978) Ergebnisse eines stationären Programms zur Behandlung jugendlicher Drogenabhängiger. In: De Jong R, Bühringer G (Hrsg) Ein verhaltenstherapeutisches Stufenprogramm zur stationären Behandlung von Drogenabhängigen. Röttger, München, 281–310

Hoffmeister F (1986) Tierexperimentelle Modelle abhängigen Verhaltens. In: Feuerlein W (Hrsg) Theorie der Sucht. Springer, Berlin Heidelberg New York Tokyo, 24–45

Klett F, Hanel E, Bühringer G (1984) Sekundäranalysen deutschsprachiger Katamnesen bei Drogenabhängigen. Suchtgefahren 30: 245–265

Ladewig D (1987) Die Behandlung Drogenabhängiger. In: Kisker KP, Lauter H, Meyer JE, Müller C, Strömgren E (Hrsg) Abhängigkeit und Sucht. Springer, Berlin Heidelberg New York Tokyo (Psychiatrie der Gegenwart, Bd 3, 359–397)

Lettieri DJ, Sayers M, Wallenstein Pearson H (1980) Theories on drug abuse. Nida Res Monogr 30

Marlatt GA (1985) Cognitive factors in the relapse process. In: Marlatt GA, Gordon JR (eds) Relapse prevention. Guilford, New York, 128–200

Marlatt GA, Gordon JR (eds) (1985) Relapse prevention. Guilford, New York

McAuliffe WE (1982) A test of Wikler's theory of relapse: The frequency of relapse due to conditioned withdrawal sickness. Addict 17: 19–33

Pawlow I (1927, 1972) Die bedingten Reflexe. Kindler, München

Skinner BF (1938) The behavior of organisms. Appleton-Century-Crofts, New York

Skinner BF (1953) Science and human behavoir. Free Press, New York

Vollmer HC, Ferstl R (1988) Warum und wie werden Drogenabhängige rückfällig? In: Hand, I, Wittchen HU (Hrsg) Verhaltenstherapie und Medizin. Springer, Berlin Heidelberg New York Tokyo

Wikler A (1965) Conditioning factors in opiate addiction and relapse. In: Wilner DM, Kassebaum GG (eds) Narcotics. McGraw-Hill, New York, 85–100

Zimbardo PG (1983) Psychologie. Springer, Berlin Heidelberg New York Tokyo

Rückfallprävention in der Raucherentwöhnung

E. Minneker, G. Buchkremer

Einleitung

Bei der Behandlung von Rauchern ist nicht die Entwöhnung an sich, sondern die langfristige Aufrechterhaltung des Nichtraucherstatus die schwierigste Aufgabe. Es gibt eine Anzahl unterschiedlicher Raucherentwöhnungsmethoden wie Hypnose, Akupunktur, Aversionstherapie, medikamentöse Therapie (Buchkremer u. Tölle 1987), die kurzfristig eine durchschnittliche Erfolgsquote von bis zu 80 % nachweisen können. Die langfristigen Erfolge sind meist dürftig, liegen nicht über der Spontanremmissionsrate von 10–15 % oder wurden erst gar nicht untersucht. Die besten Langzeitergebnisse (Abstinenz ein Jahr nach der Behandlung) liefern verhaltenstherapeutische Selbstkontrollmethoden. Diese konnten eine Steigerung der langfristigen Erfolgsraten bis auf 25–30 % erreichen (Kamarck u. Lichtenstein 1985). Einige Behandlungen, bei denen mehrere Methoden (z.B. Kombination von Selbstkontrollmethoden und Aversionstherapie) angewandt wurden, ergaben sogar 40–50%ige halbjährige Abstinenzraten (nach einem halben Jahr ist frühestens der Langzeiterfolg abzuschätzen). Von den Teilnehmern verhaltenstherapeutisch orientierter Entwöhnungsbehandlungen, die in der Regel ambulant und in Gruppen durchgeführt werden, werden bis zu einem Jahr nach der Entwöhnung durchschnittlich 70% rückfällig. Diese immer noch hohe Rückfallrate verlangt die Verbesserung der Behandlung durch spezielle Rückfallpräventionsstrategien.

Rückfallanalyse bei Rauchern

Um effektive Rückfallpräventionsstrategien bei Raucherentwöhnungsbehandlungen einsetzen zu können, müssen die Bedingungen

des Rückfalls bekannt sein. Mit dieser Frage beschäftigte sich Shiffman (1982, 1984, 1986; Shiffman et al. 1985). Er befragte rückfällige und nichtrückfällige Raucher nach ihrem Umgang mit Rückfallsituationen. Dabei können 2 Ansätze für die Analyse der Bedingungen, die zum Rückfall führen, unterschieden werden (Shiffman u. Shumaker 1986):
— situative Rückfallbedingungen,
— zum Rückfall neigende Personengruppen.

Merkmale der Rückfallsituation

In welchen Situationen treten häufiger Rückfälle auf? Dieser Frage gehen Cummings et al. (1980) nach. Sie nennen 3 Gruppen von Situationen, die häufig im Zusammenhang zum Rückfall stehen:
— negativer Gefühlszustand (37 % der rückfälligen Raucher),
— sozialer Druck (32 %) und
— interpersonaler Konflikt (15 %).

Nur ein Drittel der Rückfälle tritt in positiven Gefühlszuständen auf (Shiffman 1982), die Mehrzahl der Rückfälle (71,2 %) geschieht in Situationen, die durch Angst, Ärger und Depression (negativer Affekt) gekennzeichnet sind. Entzugssymptome sind nur zu 50 % an Rückfallkrisen beteiligt (Shiffman 1982). In einer späteren Untersuchung ermittelte Shiffman (1986) durch eine Clusteranalyse 4 Kategorien für Rückfallsituationen:
1) Ärger: negativer Affekt, gewöhnlich zu Hause und alleine;
2) Arbeit: Spannungen am Arbeitsplatz mit Mitarbeitern;
3) Geselligkeit: gewöhnlich in Bars oder Restaurants, bei Freunden, häufig in Gesellschaft mit anderen Rauchern, Alkohol;
4) Entspannung: zu Hause, häufig nach einer Mahlzeit mit positiver Stimmung und in Gesellschaft mit anderen.

Ein Versuch von Baer u. Lichtenstein (1988), diese Ergebnisse zu replizieren, zeigte weniger deutliche Kategorien. Sie kommen zu dem Schluß, daß Rückfallsituationen allgemein und unspezifisch sind. Übereinstimmend mit den vorher genannten Untersuchungen gaben sie an, daß ein Rückfall häufig im Zusammenhang mit Streß und Geselligkeit (die Anwesenheit anderer Raucher) steht; ebenfalls treten Rückfälle häufiger nach dem Essen und bei Alkoholkonsum auf.

Die Anwesenheit anderer Raucher in der unmittelbaren sozialen Umgebung ist nach Mermelstein et al. (1983, 1986) erschwerende Bedingung für das Abstinentbleiben. Auch nach Gunn u. Shapiro (1985) ist ein sozialer Druck häufige Ursache für die Beendigung der Abstinenz; Gewichtszunahme führt nur selten zu einem Rückfall.

Merkmale des rückfälligen Rauchers

In den meisten Studien wird mehr nach den Erfolgsprädiktoren als nach den Rückfallprädiktoren gefragt. Zunehmend verschiebt sich der Forschungsschwerpunkt jedoch von der Evaluation des Erfolges auf die Erforschung des Prozesses des Abstinentbleibens. Da die erfolgreich entwöhnten Raucher auch gleichzeitig die nicht-rückfälligen Raucher sind, können Erfolgsprädiktoren einschränkend auch zur Vorhersage von Rückfällen herangezogen werden. Der Unterschied liegt darin, daß zu den nicht erfolgreich entwöhnten Rauchern auch die Teilnehmer zählen, die schon in der Entwöhnungsphase gescheitert sind, die also gar nicht rückfällig werden können. So sagen Baer u. Lichtenstein (1988), daß zukünftige Forschung zum Rückfall erst dann beginnen sollte, wenn die Entwöhnungsphase erfolgreich abgeschlossen ist.

Aus den Untersuchungen zu Erfolgs- und Rückfallprädiktoren lassen sich folgende Ergebnisse zusammenfassen:

— Ältere und männliche Teilnehmer sind bei der Raucherentwöhnung erfolgreicher (Eisinger 1971); kontrovers dazu finden Garvey et al. (1983) keinen Zusammenhang zwischen Alter und Abstinenz; Verheiratete sind nach Stevens et al. (1982) erfolgreicher in der Raucherentwöhnung; Bildung und Beruf haben nach West et al. (1977) keinen Vorhersagewert für den Entwöhnungserfolg.

— Leichte Raucher schaffen es eher, abstinent zu werden (Eisinger 1971; Mothersill 1988).

— Pomerleau et al. (1978), Stevens et al. (1982) und Mothersill (1988) berichten, daß Raucher, die noch nicht so lange rauchen, mit größerem Erfolg an Entwöhnungsprogrammen teilnehmen.

— Revenstorf et al. (1978) und Raw (1976) geben an, daß die Entwöhnungsmotivation des Rauchers entscheidend für die erfolgreiche Entwöhnung ist.

— Die Effizienzerwartung („self-efficacy") des Rauchers steht in positivem Zusammenhang zum kurz- und langfristigen Erfolg (Baer et al. 1986; Godding u. Glasgow 1985; Mothersill 1988). Der Zusammenhang nimmt zum langfristigen Erfolg hin ab. Die internale Kontrollüberzeugung vor Beginn der Behandlung korrelierte in einer eigenen Untersuchung positiv mit dem langfristigen Entwöhnungserfolg (Buchkremer et al., im Druck).
— Ebenso scheint die soziale Unterstützung für die Aufrechterhaltung der Abstinenz von Bedeutung zu sein (Glasgow et al. 1985).

Konsequenzen

Die Bedingungen, die im Einzelfall zum Rückfall führen, können sehr unterschiedlich sein. Wenn z. B. negative Gefühlszustände die Ursache für Rückfall sind, sollte der werdende Nichtraucher lernen, in solchen Situationen andere Bewältigungsstrategien als das Rauchen einzusetzen. Hat ein Raucher von vornherein eine niedrige Effizienzerwartung, wäre eine mögliche Präventionsstrategie, diese während der Entwöhnungsbehandlung zu steigern. Besteht das nähere soziale Umfeld des entwöhnungswilligen Rauchers vorwiegend aus Rauchern, so ist für die Behandlung wichtig, daß er lernt, dem sozialen Druck nicht nachzugeben.

In der Raucherentwöhnungsbehandlung sollte jeder Raucher seine persönlichen Versuchungssituationen beobachten und kennenlernen und alternative Verhaltensweisen zum Umgang mit diesen Situationen erarbeiten.

Methoden der Rückfallprävention bei Rauchern

Das Rückfallmodell von Marlatt u. Gordon (1980) wird auch in der Raucherentwöhnung als theoretisches Modell herangezogen. Nach diesem Modell ergeben sich folgende Ansatzpunkte für die Rückfallprävention: kognitive Voraussetzungen und Lebensstil, Versuchungssituationen, Bewältigungsstrategien (z. B. Problemlösefertigkeiten), Effizienzerwartung, Erwartungen bezüglich der Nikotinwirkung, die erste Zigarette nach der Abstinenz und der Abstinenzverletzungseffekt (Marlatt 1985).

Über die Effektivität von Rückfallbewältigungsstrategien ist erst relativ wenig bekannt (Brownell u. Glynn 1986). Im folgenden soll ein Überblick zu Rückfallpräventionsmaßnahmen gegeben werden, aus dem therapeutische Konzepte zur Sekundärprävention des Rauchens abgeleitet werden können:

Antizipation von Versuchungssituationen

Angemessener Umgang mit Versuchungssituationen kann dadurch erreicht werden, daß man ihn gedanklich vorwegnimmt. Dazu sollte der Raucher seine persönlichen Versuchungssituationen kennenlernen und den Umgang mit diesen gedanklich oder in Rollenspielen vorwegnehmen.

Auch der Einsatz von aversiven Methoden bei der Antizipation von Versuchungssituationen erscheint sinnvoll.

Eingebettet in ein verhaltenstherapeutisches Selbstkontrollprogramm wurde von Hill (1988) in der Vorstellung ein Rückfall mit negativem Affekt gekoppelt. Ein Jahr nach der Behandlung waren noch 11 % der Teilnehmer abstinent. Wirksamer war dagegen ein sog. programmierter Rückfall unter Supervision (schnelles Rauchen einer Zigarette in der Abstinenzphase). Das schnelle Rauchen einer Zigarette in der Abstinenzphase soll zum Ziel haben, die Erwartungen bezüglich der positiven Nikotinwirkung durch die Erwartung negativer Wirkungen zu ersetzen. Von diesen Teilnehmern waren nach einem Jahr noch 44 % abstinent. Die Ergebnisse dieser Studie können jedoch aufgrund der kleinen Stichproben (jeweils n = 19) noch nicht verallgemeinert werden.

Steigerung der Bewältigungsfertigkeiten

Der Rückfall eines Rauchers kann durch einen unangemessenen Umgang mit Versuchungssituationen verursacht werden. Ockene et al. (1981) bezeichnen chronische Raucher als Personen, die fehlangepaßt auf Streß antworten. Nach Shiffman (1984) meistern Exraucher Rückfallsituationen dann erfolgreicher, wenn sie kognitive oder/und verhaltensmäßige Bewältigungsstrategien einsetzen.

74

Kognitive Strategien sind z. B.: a) Gedanken zu den positiven Konsequenzen des Nichtrauchens bzw. zu den negativen des Rauchens (zur Erhöhung der kognitiven Dissonanz im Falle eines Rückfalls); b) positive Gedanken, z. B. „ich bin stolz darauf, nicht mehr zu rauchen"; c) bestrafende Gedanken, z. B. „ich bin ein ‚Nichts', wenn ich jetzt rauche"; d) Ablenkung der Aufmerksamkeit auf andere Dinge. Verhaltensmäßige Strategien sind: a) Essen oder Trinken als Ersatz, b) körperliche Aktivität, c) Entspannung, d) Herausgehen aus der Situation.

Diese Ergebnisse von Shiffman legen das Erlernen von Bewältigungsstrategien zur Rückfallprävention nahe. Davis u. Glaros (1986) zeigen, daß Teilnehmer, die in einem Rückfallpräventionstraining ihre Problemlösefertigkeiten verbessern konnten, später rückfällig wurden und dann durchschnittlich weniger Zigaretten rauchten. Auch die Ergebnisse von Hall et al. (1984) belegen, daß das Üben von Bewältigungsfertigkeiten eine effektive Rückfallpräventionsstrategie ist. Während in einer Behandlungsgruppe (Kontrollbedingung) lediglich Gruppendiskussionen angeboten wurden, erhielt die Experimentalgruppe a) Entspannungsübungen, b) eine Festigung des Entschlusses durch das Besprechen der Vorteile des Nichtrauchens und der Nachteile des Rauchens und c) ein Training zum Umgang mit Versuchungssituationen. Ein Jahr nach der Behandlung waren noch 46 % der Teilnehmer aus der Experimentalgruppe und 30 % der Teilnehmer aus der Kontrollgruppe abstinent. In dieser Untersuchung scheinen die leichten Raucher (bis zu 20 Zigaretten pro Tag) stärker von dem Bewältigungstraining zu profitieren als die starken Raucher. Im Gegensatz dazu fanden Supnik u. Colletti (1984) einen negativen Zusammenhang zwischen der Steigerung der Bewältigungsfertigkeiten und der Abstinenzrate. Die Ergebnisse beziehen sich jedoch auf eine sehr kleine Stichprobe, so daß der aufgetretene Effekt nur schwer zu interpretieren ist.

Diese Untersuchungsergebnisse machen deutlich, daß das Erlernen von Bewältigungsstrategien eine wichtige Komponente bei der Rückfallprävention ist. Weitere Evaluationsstudien sind jedoch noch erforderlich.

Soziale Unterstützung

Ein sozialer Druck ist häufig Ursache für einen Rückfall. Deshalb sollten ehemalige Raucher in ihrem Vorsatz, „Nichtraucher zu bleiben", soziale Unterstützung erfahren. In den ersten 3 Monaten nach Erreichen der Abstinenz können die Partner eine große Stütze darstellen (Mermelstein et al. 1986). Aber auch die Anwesenheit anderer Raucher stellt eine häufige Rückfallursache dar. Daraus läßt sich als Präventionsstrategie ableiten: Das engere soziale Umfeld sollte von dem Vorsatz des ehemaligen Rauchers „nicht mehr rauchen zu wollen" informiert sein, so daß jeder einzelne in Versuchungssituationen positiven sozialen Druck (d. h. den „Raucher" vom Rauchen abzuhalten) ausübt. Wenn alle Freunde und Bekannten wissen, daß jemand nicht mehr raucht und auch fest entschlossen ist, nicht wieder anzufangen, werden sie seltener versuchen ihn zum Rauchen zu überreden. Aber auch die Entwöhnungswilligen selbst können während der Behandlung lernen, sozialem Druck zu widerstehen und somit sozialen Versuchungssituationen besser widerstehen.

Verlängerung der Behandlungsdauer

Da nicht die Entwöhnung, sondern die Aufrechterhaltung der Abstinenz das Hauptproblem in der Raucherentwöhnung ist, könnte eine Verlängerung der Abstinenzphase eine effiziente Rückfallpräventionsstrategie sein. Ein Mehrangebot an Entwöhnungsstrategien alleine reicht aber für die Rückfallverhütung nicht aus (Glasgow u. Lichtenstein 1987). In den ersten 6 Monaten nach der Entwöhnung ist die Rückfallgefahr besonders groß. Deshalb sollten dem Exraucher in dieser Zeit zusätzliche Rückfallpräventionsstrategien zur Verfügung stehen. Die Raucherentwöhnungsbehandlung würde somit aus 2 Abschnitten bestehen: a) der eigentlichen Entwöhnungsphase und b) der Aufrechterhaltung der Abstinenz (Erlernen von Bewältigungsstrategien).

Vertragsmanagement

Eine erfolgversprechende Behandlungskomponente in der Entwöhnungsphase ist das Abschließen von Verträgen oder Vereinbarungen. Hiermit verpflichtet sich der Raucher schriftlich, bestimmte Bedingungen einzuhalten, die an seine Zigarettenreduktion bzw. Abstinenz gekoppelt sind. Diese Technik kann auch in der Rückfallprävention eingesetzt werden. Zum einen können positive Konsequenzen für Abstinenz und negative Konsequenzen für den Rückfall vereinbart werden, auf der anderen Seite können Vereinbarungen darüber getroffen werden, welche Verhaltenskonsequenzen auf die erste gerauchte Zigarette folgen sollen.

Nikotinsubstitution

Nach Shiffman (1982) spielen in 50 % der Rückfallkrisen Entzugssymptome eine Rolle. Zudem sind Entzugssymptome oft an bestimmte Situationen konditioniert. In kritischen Versuchungssituationen könnte deshalb eine Nikotinsubstitution eine Unterstützung darstellen. Wichtig ist die Betonung des unterstützenden Effektes, da die Nikotinsubstitution zwar kurzzeitig die Entzugsymptome mildert, der Entwöhnungsprozeß aber vom nikotinabhängigen Raucher selbst zu leisten ist. Eine langfristige Nikotinsubstitution ist nicht zu empfehlen, da der Raucher ja unabhängig vom Nikotin werden soll. Eine Beschreibung der Vor- und Nachteile der Nikotinsubstitution durch Kaugummi geben Pomerleau u. Bell (1986). In einer eigenen Untersuchung wurden Erfolge mit einer Kombination von Verhaltenstherapie und transdermaler Nikotinsubstitution (gegenüber einer Placebogruppe) erzielt (Buchkremer et al., im Druck).

Zusammenfassung

Der langfristig Abstinente hat — idealtypisch gesehen — vorher nicht sehr viel geraucht, ist verheiratet, lebt eher in einem Milieu von Nichtrauchern, hat eine gute Entwöhnungsmotivation und Erfolgserwartung, verbunden mit der Überzeugung, sein Rauchverhalten selbst kontrollieren zu können. Er hat mit negativen Gefühlen, Ärger, Spannung und Streß umzugehen gelernt, ohne zur Zigarette greifen zu müssen, und verfügt über genügend soziale Autonomie, um auch in Situationen entspannter Geselligkeit, sozialem Druck zu rauchen, nicht nachgeben zu müssen. Die Rückfallprävention, die immer mehr als Kernpunkt der Raucherbehandlung erkannt wird, kann dem Abstinenzwilligen über die Antizipation von Versuchungssituationen, über die Vermittlung kognitiver und verhaltensmäßiger Bewältigungstechniken, über Formen der Selbstbindung (Verträge, Vereinbarungen) oder über Techniken der zeitweiligen Nikotinsubstitution sowie über Kombination dieser Methoden helfen, sein Ziel zu erreichen.

Die Bedingungen, die zum Rückfall führen, sind beim Rauchen schwer einzugrenzen und möglicherweise unspezifisch. Letztendlich bleibt deshalb die Frage beim gegenwärtigen Forschungsstand offen, ob eine Interaktion von Person, Situation und dem momentanen Rauchverlangen eine genauere Beschreibung des Rückfallgeschehens ermöglicht und damit als Grundlage für Präventionsstrategien dienen kann.

Literatur

Baer JS, Lichtenstein E (1988) Classification and prediction of smoking relapse episodes: An exploration of individual differences. J Consult Clin Psychol 56: 104–110

Baer JS, Holt CS, Lichtenstein E (1986) Self-efficacy and smoking reexamined: Construct validity and clinical utility. J Consult Clin Psychol 54: 846–852

Brownell KD, Glynn TJ (1986) Intervention to prevent relapse. Health Psychol 5: 53–68

Buchkremer G, Tölle R (1987) Nikotinabhängigkeit. In: Kisker KP, Lauter H, Meyer JE, Strömgren E (Hrsg.) Abhängigkeit und Sucht. Springer, Berlin Heidelberg New York Tokyo (Psychiatrie der Gegenwart, Bd 3, S 443–465)

Buchkremer G, Bents H, Minneker E, Opitz K (im Druck) Langfristige Effekte einer Kombination von transdermaler Nikotinzufuhr mit Verhaltenstherapie zur Raucherentwöhnung. Nervenarzt

Cummings C, Gordon JR, Marlatt GA (1980) Relapse: prevention and prediction. In: Miller WR (ed) The addictive behaviors: Treatment of alcoholism, drug abuse, smoking and obesity. Pergamon, Oxford, pp 291–321

Davis JR, Glaros AG (1986) Relapse prevention and smoking cessation. Addict Behav 11: 105–114

Eisinger RA (1971) Psychosocial predictors of smoking recidivsm. J Health Soc Behav 12: 355–362

Garvey AJ, Bosse R, Glynn RJ, Rosner B (1983) Smoking cessation in a prospective study of healthy adult males: effects of age, time period and amount smoked. Am J Publ Health 73: 446–450

Glasgow RE, Lichtenstein E (1987) Long-term effect of behavioral smoking cessation interventions. Behav Ther 18: 297–324

Glasgow RE, Klesges RC, Mizes JS, Pechacek TF (1985) Quitting smoking strategies used and variables associated with succes in a stop-smoking contest. J Consult Clin Psychol 53: 905–912

Godding PR, Glasgow RE (1985) Self-efficacy and outcome expectations as predictors of controlled smoking status. Cognitive Ther Res 9: 583–590

Gunn RC, Shapiro A (1985) Life stress, weight gain, and resuming smoking after success in a cessation clinic. Psychol Rep 57: 1035–1039

Hall SM, Rugg D, Tunstall C, Jones RT (1984) Preventing relapse to cigarette smoking by behavioral skill training. J Consult Clin Psychol 52: 372–382

Hill RD (1988) Prescribing aversive relapse to enhance nonsmoking treatment gains: A pilot study. Behav Ther 19: 35–43

Kamarck TW, Lichtenstein E (1985) Current trends in clinic based smoking control. Ann Behav Med 7: 19–23

Marlatt GA (1985) Relapse prevention: theoretical rationale and overview of the model, In: Marlatt GA, Gordon JR (eds) Relapse prevention: Maintenance strategies in the treatment of addictive behaviors. Guilford, New York London, pp 3–70

Marlatt GA, Gordon JR (1980) Determinants of relapse: Implications for the maintenance of behavior change. In: Davidson PO, Davidson SN (eds) Behavioral medicine: Changing health lifestyles. Brunner/Mazel, New York, pp 410–452

Mermelstein R, Lichtenstein E, McIntyre K (1983) Partner support and relapse in smoking cessation programms. J Consult Clin Psychol 51: 465–466

Mermelstein R, Cohen S, Lichtenstein E, Baer JS, Kamarck T (1986) Social support and smoking cessation and meintenance. J Consult Clin Psychol 54: 447–453

Mothersill KJ (1988) Subject characteristics and long term post-program smoking cessation. Adict Behav 13: 29–36

Ockene JK, Nutall R, Benfari RC, Hurwitz I, Ockene IS (1981) A psychological model of smoking cessation and maintenance of cessation. Prev Med 10: 623–638

Pommerleau OF, Bell CS (1986) Nicotine and smoking relapse. Health Psychol 5: 41–51

Pommerleau OF, Adkins D, Pertschuk M (1978) Predictors of outcome and recidivism in smoking cessation treatment. Addict Behav 3: 65–70

Raw M (1976) Persuading people to stop smoking. Behav Res Ther 14: 97–101

Revenstorf D, Henrich G, Schwarze-Bindhardt (1978) Linear models for the analysis of the relation between motivation and therapy outcome. Behav Anal Modif 2: 115–125

Shiffman S (1982) Relapse following smoking cessation: A situational analysis. J Consult Clin Psychol 50: 71–86

Shiffman S (1984) Coping with temptations to smoke. J Consult Clin Psychol 52: 261–267

Shiffman S (1986) A cluster-analytic classification of smoking relapse episodes. Addict Behav 11: 295–307

Shiffman S, Shumaker SA (1986) Task force 2: Models of smoking relapse. Health Psychol 5: 13–27

Shiffman S, Read M, Maltese J, Rapkin D, Jarvik ME (1985) Preventing relapse in ex-smokers: A self-management approach. In: Marlatt G, Gordon JE (eds) Relapse prevention. Guilford, New York

Stevens PA, Greissmann Greene J, Primavera LH (1982) Predicting successful smoking cessation. J Soc Psychol 118: 235–241

Supnick JA, Colletti G (1984) Relapse coping and problem solving training following treatment for smoking. Addict Behav 9: 401–404

West G, Swanson M, Wilkinson G (1977) Five-year follow up of smoking withdrawal clinic population. Am J Public Health 67: 536–554

Rückfallprophylaxe bei trunkenheitsauffälligen Kraftfahrern: Zur notwendigen Berücksichtigung der Alkoholismusforschung

E. Stephan

Vorbemerkung

Die folgenden Ausführungen stützen sich zwar zu einem erheblichen Teil auf eigene empirische Untersuchungen und persönliche Erfahrungen des Verfassers als Gutachter. Im Vordergrund stehen aber insbesondere im 1. Teil kriminalstatistische Zahlen und als gesichert geltende Erkenntnisse aus der Alkoholismusforschung.

Insoweit sind die hier referierten Daten großenteils nicht neu, neu ist allerdings der Versuch aufzuzeigen, daß sich aus den als gesichert geltenden Daten der Alkoholismusforschung zwingende Schlußfolgerungen für die Bewertung der Trunkenheitsdelikte im Verkehr und die klinische Bewertung der sogenannten „Alkoholsünder" im Verkehr ergeben.

Betrachtet man unser gesichertes Wissen über die Verbreitung von Alkoholmißbrauch und -abhängigkeit in der Bevölkerung, so imponiert u. E., mit welcher Konsequenz über die gegebenen engen statistischen und inhaltlichen Zusammenhänge zwischen der Verbreitung von Alkoholmißbrauch in der Bevölkerung und den Trunkenheitsdelikten im Verkehr hinweggesehen wird. Es scheinen ausgeprägte Denkbarrieren zu bestehen, die nicht nur bei den Betroffenen und in der öffentlichen Meinung, sondern auch bei den Fachleuten eine angemessene Problemsicht verhindern. Diese Aussage mag provozierend klingen, sie läßt sich aber, wie wir meinen, anhand der zugänglichen Daten und Fakten überzeugend belegen.

Problembeschreibung

Statistische Daten zu den Trunkenheitsdelikten

Den offiziellen Kriminalstatistiken zufolge verlieren jährlich ca. 120000 Personen wegen Alkohol am Steuer die Fahrerlaubnis; die Trunkenheitsdelikte im Verkehr werden zu 92,5 % von Männern und zu 7,5 % von Frauen begangen (vgl. Alkohol im Straßenverkehr 1987, S. 73 ff). Bezogen auf die Fahrerlaubniserwerber gilt als gesichert, daß im Schnitt 56 % innerhalb von 10 Jahren durch ein Trunkenheitsdelikt auffällig werden (vgl. Urteil des Bundesverwaltungsgerichts, veröffentlicht in: *Neue Juristische Wochenschrift* 1987, S. 2246 f). Dieser Wert ist über Männer und Frauen gemittelt, dies bedeutet, daß von den Männern, die die Fahrerlaubnis erwerben, innerhalb von 10 Jahren etwa 9 % und von den Frauen etwa 1 % durch ein Trunkenheitsdelikt auffällig werden. Die Rückfallquote liegt bei den sogenannten „Ersttätern" bezogen auf 5 Jahre bei 34,5 % (vgl. Stephan 1984) und bezogen auf 10 Jahre bei 44 % (Stephan 1987). Dabei handelt es sich nur um die offiziell registrierten „Rückfäller" ohne Dunkelfeld (vgl. hierzu S. 91). Rund 90 % der registrierten Trunkenheitstäter werden mit mehr als 1,3 Promille auffällig. Nach wissenschaftlich gut fundierten Daten sind 50 % der tödlichen Unfälle durch Alkohol verursacht oder zumindest wesentlich mitbedingt (vgl. Müller 1984).

Inhaltliche Problembeschreibung:
Trinkende Fahrer oder fahrende Trinker?

Bei der Suche nach einer effizienten Rückfallprophylaxe steht an erster Stelle die Frage, ob die Vermeidung von Rückfällen am ehesten zu erreichen ist, wenn den Betroffenen empfohlen wird, unzulässig starken Alkoholkonsum (gemessen an Gesetz und Rechtsprechung) und Führen eines Kraftfahrzeuges zu trennen, oder ob es um die generelle Veränderung des Trinkverhaltens (möglicherweise um generelle Alkoholabstinenz der Betroffenen) gehen sollte.

Bei einer Auseinandersetzung mit diesen alternativen Verhaltenszielen ist die Diskussion unausweichlich, ob es sich — verkürzt und überspitzt formuliert — bei den trunkenheitsauffälligen Kraftfahrern im Regelfall um „fahrende Trinker" oder „trinkende Fahrer" handelt.

Neben den mit dieser kontroversen Aussage verbundenen inhaltlichen Gegensätzen, sind hiermit auch terminologische Fragen der Definition des „Trinkers" bzw. des „Alkoholikers" und des „Alkoholismus" impliziert. Diese definitorischen Probleme sind sattsam bekannt und sollen an dieser Stelle nicht erneut diskutiert werden (vgl. anstelle vieler anderer Antons u. Schulz 1976/77, S. 183 ff). Auf unserem Erfahrungshintergrund erscheint es fruchtbarer aufzuzeigen, daß derjenige Bevölkerungsteil, der nach Auffassung der „Experten" behandlungsbedürftigen Alkoholkonsum aufweist, derjenige Bevölkerungsteil ist, aus dem sich die mit mehr als 1,3 Promille auffällig werdenden Kraftfahrer rekrutieren. In Anlehnung an Ziegler (1984) würde es sich auch anbieten, auf den Begriff des „Problemtrinkers" zurückzugreifen.

Die Bezugnahme auf die „Behandlungsbedürftigkeit" erscheint uns aber noch wichtiger, weil hieraus folgt, daß die sog. „Führerscheinleute" die „natürliche" Klientel der psychosozialen Beratungsstellen sowie der Fachkrankenhäuser für Suchtkranke und geeignete Aspiranten für Selbsthilfegruppen sind.

Die Vermutung — und der empirische Beweis dafür —, daß es sich bei trunkenheitsauffälligen Kraftfahrern z. T. um Alkoholiker handelt, wurde zwar in der Literatur immer wieder vorgetragen (vgl. in neuerer Zeit Müller u. Weiler 1987). Dabei stand aber immer die Annahme im Vordergrund, daß es sich hierbei um den Ausnahme- und nicht um den Regelfall handele. Bei einer unvoreingenommenen Analyse zeigt sich jedoch, daß eher das Gegenteil richtig ist. Der „soziale Trinker", der durch ein Trunkenheitsdelikt mit mehr als 1,3 Promille auffällig wird, muß — statistisch betrachtet — als extremer Ausnahmefall angesehen werden, der entsprechend selten anzutreffen ist. Ein gewisser „Streubereich" dürfte allenfalls zwischen 1,3 Promille und 1,6 Promille bestehen (vgl. Stephan 1986).

Im folgenden (s. S. 87f) soll zunächst diese Aussage anhand empirischer Daten erörtert werden, im zweiten Teil dieses Beitrags sollen dann Schlußfolgerungen aus den empirischen Daten für die Rückfallprophylaxe von Trunkenheitsdelikten abgeleitet werden (s. S. 95f).

Epidemiologische Daten zum Alkoholismus und Fragen, die sich hieraus für die Trunkenheitsdelikte im Verkehr ergeben

Epidemiologische Daten zum Alkoholismus

Nach der aktuellen Schätzung der Bundesregierung gibt es in der Bundesrepublik Deutschland 1,5 Mio. behandlungsbedürftige Alkoholkranke (vgl. *Bundesdrucksache* 10/5856 vom 16. 07. 1986). In einer Präzisierung führt die Bundesregierung aus, daß längst nicht alle dieser 1,5 Mio. Alkoholkranken auch alkoholabhängig sind (vgl. *Bundesdrucksache* 10/6546).

Die vorgenannten Zahlenangaben der Bundesregierung basieren auf allgemein in der Suchtforschung akzeptierten Daten (vgl. hierzu anstelle vieler anderer Brakhoff 1985).

Zur Bedeutung der Alkoholismusdaten für die Trunkenheitstäter

Hält man die vorgenannten Zahlenangaben für realistisch — seriöse Widersprüche hierzu sind uns nicht bekannt —, so stellt sich die Frage, inwieweit damit gerechnet werden muß, daß sich der exzessive Alkoholkonsum dieser doch recht beträchtlichen Bevölkerungsgruppe auf die Verkehrssicherheit auswirkt. Hieraus ergeben sich 2 Teilfragen:

a) In welchem Umfang ist damit zu rechnen, daß diese Personengruppe der behandlungsbedürftigen Alkoholkranken aktiv (insbesondere als Führer von Kraftfahrzeugen) am Straßenverkehr teilnimmt?

b) Ist damit zu rechnen, daß sie dies gelegentlich, häufig oder sogar regelmäßig unter (gemessen an Gesetz und Rechtsprechung) unzulässig starkem Alkoholeinfluß tut?

Zur Beantwortung dieser 2 Teilfragen erscheint zum einen bedeutsam,
— inwieweit davon ausgegangen werden kann, daß dieser Personenkreis häufiger oder seltener als die Durchschnittspopulation im Besitz der Fahrerlaubnis ist,
— ob bei dieser Personengruppe eine eher unter- oder überdurchschnittliche Fahrleistung anzunehmen ist,

— inwieweit aus den Trinkgewohnheiten dieser Personengruppe zwangsläufig auf eine häufige Verkehrsteilnahme unter unzulässig starker Alkoholbeeinflussung geschlossen werden muß.

Zur Beantwortung dieser Fragen liegt eine Fülle empirischer Daten vor. Hierauf wird auch eingegangen werden. Zunächst seien aber die Argumente und Daten genannt, die dafür sprechen bzw. zu sprechen scheinen, daß ein großer Teil der Alkoholdelikte im Verkehr — mit mehr als 1,3 Promille — von „sozialen Trinkern", also Personen ohne problematischen oder gar exzessiven Alkoholkonsum, begangen wird.

Argumente gegen die zentrale Bedeutung der Alkoholismusdaten für die Trunkenheitsdelikte im Verkehr

Die „Normalität" von Trunkenheitsdelikten aus der Sicht der Bevölkerung

Nach empirischen Untersuchungen geht die Mehrheit der männlichen Autofahrer davon aus, daß sie zumindest bereits einmal gegen die gesetzliche 0,8-Promille-Grenze verstoßen haben (vgl. Kretschner-Bäumel u. Karstedt-Henke 1986, Tabelle 25 d, S. 510); 20,5 % (a. a. O.) geben gelegentliche oder häufigere Verstöße gegen die gesetzliche Norm zu. Insoweit spricht zunächst vieles für die gesellschaftliche Wahrnehmung, daß gelegentliche — unentdeckte — Trunkenheitsdelikte zum „normalen Autofahrer" gehören und daß diejenigen, die wegen Trunkenheitsdelikten im Verkehr registriert und verurteilt werden, eine „Zufallsauslese" — eben eine kleine Zahl von „Pechvögeln" — aus der großen Gruppe der „sozialen Trinker" sind, die zumindest gelegentlich die einschlägigen gesetzlichen Bestimmungen brechen.

Gemessen an den Trinkmengen, die zum Überschreiten der 0,8-Promille- und entsprechend für die 1,3-Promille-Grenze für ausreichend gehalten werden, scheint es sich bei den Trunkenheitstätern tatsächlich um „soziale Trinker" zu handeln. Bei der von der Bundesanstalt für Straßenwesen durchgeführten repräsentativen Untersuchung bei Pkw-Fahrern (vgl. Kretschmer-Bäumel u. Karstedt-Henke 1986, Tabelle 27, S. 148) schätzten 7,3 % für eine

Trinkzeit von 2 Stunden, man dürfte nicht einmal ein ganzes Glas Bier (0,2 l) trinken, um bereits die 0,8-Promille-Grenze zu überschreiten; 8,6 % meinten, es reiche ein Glas Bier aus, 27,4 % waren der Meinung, es genügen 2 Glas Bier, und 40,8 % glaubten, 3 - 4 Glas Bier seien hinreichend, um die 0,8-Promille-Grenze zu überschreiten. Nur 2,9 % der Befragten glaubten, es seien 7 Glas Bier, also 1,4 l Bier oder mehr erforderlich, um die 0,8-Promille-Grenze zu überschreiten (zum Realitätsgehalt dieser Vermutungen s. S. 87).

Die Selbstwahrnehmung von Trunkenheitstätern

Die trunkenheitsauffälligen Kraftfahrer halten sich nach eigenen Angaben für durchschnittliche (50 %) oder sogar unterdurchschnittliche (24,4 %) Trinker (vgl. Stephan 1987, S. 57). Betrachtet man die für den Zeitpunkt des Delikts berichteten Trinkmengen der nach subjektiver Einschätzung nicht ertappten „Alkoholsünder" und der offiziell registrierten und verurteilten Personen, so sind die Zahlenangeben übereinstimmend niedrig. Sie erscheinen aus der Sicht der Alkoholismusforschung deshalb in der Tat irrelevant.

Die „erfolgreiche" Rückfallprophylaxe durch Strafen und Fahrerlaubnisentzug

Es wird gerne, gerade von juristischer Seite, darauf hingewiesen, daß durch die verhängten Strafen und insbesondere die Maßnahme des Fahrerlaubnisentzugs in erheblichem Maß general- und insbesondere spezialpräventive Wirkung erreicht werde (vgl. z. B. Middendorf 1978).

In der Tat sind die Rückfallquoten gemessen an den Wiederverurteilungen bei Trunkenheitstätern geringer als in der „klassischen Kriminalität", aber sie sind durchaus erheblich und betragen bezogen auf einen Bewährungszeitraum von 5 Jahren bei den sog. „Ersttätern", ohne die Täter, die im Dunkelfeld bleiben, 34,5 % (vgl. Stephan 1984). Bei der von uns zwischenzeitlich abgeschlossenen Analyse für die sog. Stichprobe D des Kraftfahrt-Bundesamtes ergibt sich für die Alkoholersttäter bezogen auf einen Bewährungszeitraum von 10 Jahren eine Rückfallquote von 44 % (vgl. Stephan 1987). Geht man davon aus, daß es sich auch bei den erstmals alkoholauffälligen Kraftfahrern um Personen mit behandlungsbedürftigem Alkoholkonsum handelt, so erstaunt, daß immerhin 56% nicht als Rückfalltäter registriert werden. Daß eine behandlungsbedürftige Alkoholproblematik in ihrer Auswirkung auf die Verkehrsteilnahme durch Strafe und Fahrerlaubnisentzug so weitgehend beeinflußt werden soll, scheint aus der Sicht der Alkoholismusbehandlung eher gegen eine Alkoholproblematik der Betroffenen zu sprechen. Dieses Argument bedarf daher besonderer Aufmerksamkeit (s. S. 90 und S. 95).

Argumente für die These: Trunkenheitstäter sind „fahrende Trinker"

„Soziale Trinker" und die 0,8- bzw. 1,3-Promille-Grenze auf dem Hintergrund von Trinkversuchen

Mehr als 97% der repräsentativen Stichprobe von Autofahrern in der Stichprobe von Kretschmer-Bäumel u. Karstedt-Henke (1986) täuschen sich hinsichtlich der Trinkmenge, die zum Überschreiten der 0,8-Promille-Grenze führt (s. S. 85). Im Gegensatz zur Vermutung der Autofahrer ist bei einem Mann mit durchschnittlicher Alkoholgewöhnung („sozialer Trinker"), ein Körpergewicht von 70 kg oder mehr vorausgesetzt, eine größere Trinkmenge als 1,4 l Bier in 2 Stunden erforderlich, um die 0,8-Promille-Grenze zu überschreiten. Die offizielle und offiziöse Propaganda: „Das zweite Glas kann schon zuviel sein", ist zwar im Hinblick auf die Verkehrssicherheit zutreffend, im Hinblick auf die 0,8-Promille-Grenze aber absolut irreführend. Dieser Sachverhalt ist unter Verkehrsmedizinern und Verkehrspsychologen längst bekannt. Dasselbe gilt für Polizeibeamte, Richter und Staatsanwälte, die selbst an Trinkversuchen teilgenommen haben (vgl. hierzu Kunkel 1985; Stephan 1986, 1987).

Folgende Gründe haben zu einer Falschbewertung der Häufigkeit und des Ausmaßes von Normverstößen geführt:
— Wohlmeinende „pädagogische Falschinformation", die Alarmrufe der Alkohollobby bei der Einführung der 0,8-Promille-Grenze, diese Grenze sei allzu niedrig angesetzt;
— die subjektive zutreffende Einsicht „sozialer Trinker", die

durchaus zu Recht feststellen, daß sie mit 1-2 Glas Bier (0,2 l) oder der entsprechenden Menge Wein nicht mehr so sicher wie sonst am Straßenverkehr teilnehmen.

Die Masse der Verkehrsteilnehmer ist weit rechtstreuer, als sie selbst weiß. Die tatsächlichen Normbrecher, fälschlich und verniedlichend „Alkoholsünder" genannt, sind hinsichtlich ihres allgemeinen Alkoholkonsums, auch unabhängig von der Verkehrsteilnahme und hinsichtlich der Häufigkeit ihrer Normverstöße im Verkehr, weit abweichender als ihnen selbst bewußt ist. Die von offiziell registrierten und verurteilten Trunkenheitstätern angegebenen Trinkmengen, wie beispielsweise bei 1,6 Promille 3-4 Flaschen Bier (0,5 l) und 1 Schnaps, müssen auf dem Hintergrund der wissenschaftlich gesicherten Fakten als Schutzbehauptungen gewertet werden.

Dies wird sowohl an Untersuchungen des Trinkverhaltens in der privaten Sphäre als auch bei wissenschaftlich kontrollierten Trinkversuchen deutlich (vgl. Kunkel 1985; Stephan 1986, 1987).

Ausgehend von der bei offiziell registrierten Trunkenheitsdelikten festgestellten Verteilung der Blutalkoholkonzentrationswerte ist die Annahme naheliegend, daß bei Trinkversuchen — sei dies im Rahmen gesellschaftlicher Anlässe oder im Laborexperiment — im Regelfall höhere Blutalkoholkonzentrationswerte als im Verkehr festgestellt werden (s. S. 89). Immerhin wollen die Teilnehmer an solchen Trinkversuchen ja anschließend nicht mehr am Straßenverkehr teilnehmen; sie brauchen sich also um ihre Leistungsfähigkeit keine Sorgen zu machen. Die tatsächlich erhobenen Daten im privaten Bereich und bei Trinkversuchen widersprechen aber in vollem Umfang dieser Erwartung.

Im Regelfall werden, wie entsprechende Untersuchungen zeigen, bei „geselligen Anlässen" nur selten Blutalkoholkonzentrationswerte von 1,0 Promille und mehr erreicht. Die Grenze liegt regelmäßig bei 1,3 Promille. Kunkel (1985) hat bei einer Übersicht über die internationale Literatur zeigen können, daß diese Erfahrungswerte überall in der westlichen Welt, sei dies in England, Kanada oder Australien, bestätigt werden (vgl. hierzu auch Stephan 1986, 1987).

Hierbei ist zu bedenken, daß zum Erreichen von 1,6 Promille, bei einem Gewicht von mehr als 70 kg und einer Trinkzeit von 4-5

Stunden, im Regelfall von einer Trinkmenge von mehr als 4 l Bier auszugehen ist (vgl. Stephan 1987). War der Betreffende zum Zeitpunkt des Delikts womöglich auf dem Weg in eine weitere Gastwirtschaft oder hatte er diese Blutalkoholkonzentration bereits am späten Nachmittag an einem gewöhnlichen Werktag erreicht und konnten die Polizeibeamten bzw. der die Blutentnahme vornehmende Arzt nur wenig alkoholbedingte Ausfallerscheinungen wahrnehmen, so mag der Verdacht auf Alkoholmißbrauch doch schon an Plausibilität gewinnen. Nun stellt sich freilich die Frage, ob es sich bei einem so charakterisierten Trunkenheitstäter eher um die Ausnahme oder die Regel handelt.

Durchschnittliche Blutalkoholkonzentrationswerte bei Trunkenheitstätern im Verkehr und Tatumstände

Durchweg liegen die Durchschnittswerte der BAK-Werte deutlich über 1,3 Promille. Der höchste registrierte Durchschnittswert (!) für eine größere Region wurde von Toffel-Nadolny (1980) für West-Berlin berichtet. Der dort festgestellte Blutalkoholkonzentrationsmittelwert lag bei 1,8 Promille; ein Wert also, der bedeutet, daß diese Fahrer im Schnitt (!) mehr als 4 1/2 l Bier oder 2 1/4 l Wein (bzw. eine entsprechende Menge Spirituosen) getrunken hatten und dennoch ein Kraftfahrzeug führten. Diese Zahlen mögen immerhin aus der Sicht der Alkoholismusforschung bedenkenswerte Indikatoren sein.

Zu bedenken ist, daß nach geltender Rechtsprechung absolute Fahrunsicherheit bei 1,3 Promille gegeben ist (vgl. Hentschel u. Born 1986, S. 45ff). Dieser Wert enthält einen „Sicherheitszuschlag" für mögliche Fehler bei der Bestimmung der Blutalkoholkonzentration von 0,2 Promille, d. h. gemessen an der Leistungsfähigkeit ist die Grenze absoluter Verkehrsunsicherheit bei 1,1 Promille gegeben. Der Durchschnitt der Blutalkoholkonzentrationswerte in Berlin lag bei 1,8 Promille, also um mehr als 50 % darüber. Ein so erfahrener Verkehrsmediziner wie Wagner wertet die 1,3-Promille-Grenze in der folgenden Weise:

Die Grenzwertregelung mit einer Blutalkoholkonzentration von 1,3 Promille stellt nur einen Freibrief für die zu Mißbrauch und Abhängigkeit neigenden Menschen und zudem eine der Allgemeinheit gegenüber nicht zu verantwortende Gefahr dar. Eine gewisse Einschränkung ist durch den zuvor erwähnten Gefährdungstatbestand (0,8 Promille) nunmehr gegeben (Wagner 1975, III/54).

Im selben Sinne äußert sich Gerchow (1971). In diesem Zusammenhang ist auch interessant, daß aus der Sicht der Verkehrssicherheit vom Bund gegen Alkohol im Straßenverkehr (1988) eine Absenkung der 0,8-Promille-Grenze für dringend erforderlich gehalten wird:

Unbestritten ist, daß von einem Promillewert von 0,5 an aufwärts für die Masse der gesetzestreuen Verkehrsteilnehmer durch einen alkoholisierten Kraftfahrer Gefahren ausgehen, die nicht mehr toleriert werden können.

Dieser Wert ist immerhin schon im Jahre 1973 von der Weltgesundheitsorganisation als sachentsprechend empfohlen worden (s. Biener 1976). Jede im Rahmen der Verhältnismäßigkeit noch vertretbare Senkung des Gefahrengrenzwertes führt zwangsläufig zu einem Mehr an Verkehrssicherheit (so schon Biener 1976).

Alkoholdelikte im Verkehr bei suchtkranken Patienten

Bei einer Befragung von mehr als 300 Patienten in der Fachklinik Bad Tönisstein wurde die Verkehrsvorgeschichte erfragt:

87,5 % der Patienten gaben an, die Fahrerlaubnis erworben zu haben. Dies bedeutet, daß die Quote der Fahrerlaubnisinhaber wesentlich höher als beim Durchschnitt der Bevölkerung ist. Von denjenigen, die die Fahrerlaubnis erworben hatten, berichteten 91 %, sie hätten nach ihrem Wissen mit unzulässig hohen Blutalkoholkonzentrationswerten am Straßenverkehr teilgenommen. Über die Hälfte der Befragten gab an, daß sie mehr als ein Viertel aller ihrer Fahrten seit Beginn ihrer Alkoholerkrankung unter Alkoholeinfluß unternommen hätten. Angesichts der Trink- und Lebensgewohnheiten, wie sie bei behandlungsbedürftigen Alkoholkranken gegeben sind, dürfte dies noch eine deutliche Unterschätzung sein. Weit überraschender ist angesichts dieser Feststellungen aber, daß nur 45 % der Personen, die über Jahre hinweg in erheblichem Umfang und mit erheblichen Blutalkoholkonzentrationen am Straßenverkehr teilgenommen hatten, deshalb die Fahrerlaubnis verloren. Bei einem Teil der Befragten wurde zusätzlich überprüft, ob sie auch in polizeiliche Kontrollen geraten waren, ohne daß die unzulässig starke alkoholische Beeinflussung bemerkt wurde; 32 % gaben an, sie seien solchen Kontrollen ausgesetzt gewesen, ohne aufzufallen!

Bezogen auf die Gesamtzahl der befragten Patienten (also unter Einbeziehung derjenigen, die keine Fahrerlaubnis hatten oder nach eigenen Angaben die Gesetze nicht brachen), ergeben sich 36 %, die die Fahrerlaubnis wegen Alkohol am Steuer verloren.

Um zu überprüfen, inwieweit die Daten aus der Fachklinik Bad Tönisstein Anspruch auf eine gewisse Repräsentativität haben, wurde auf Daten, die in dem Bericht des Verbandes der Fachkrankenhäuser für Suchtkranke (1987) enthalten sind, zurückgegriffen. In dieser Dokumentation sind auch die Angaben der rund 5 000 im Jahr 1985 behandelten männlichen Patienten enthalten. Bei Frage 48 („Strafbare Handlungen") wird auch nach „Verkehrsdelikt, Führerscheinentzug mit Suchtmittel" gefragt. Bei den Männern gaben 31,2 % an (vgl. Verband der Fachkrankenhäuser für Suchtkranke 1987, S. 87), wegen eines Delikts mit dem Suchtmittel im Straßenverkehr die Fahrerlaubnis verloren zu haben. Dieser Wert liegt zwar niedriger als der von uns festgestellte Wert von 36 %; die Übereinstimmung erscheint aber dennoch überraschend groß, da die Abweichung nach unten erhebungstechnisch zu erklären sein dürfte: Bei der allgemeinen Befragung des Verbandes der Fachkrankenhäuser wurde die genannte Frage als einzelne Teilfrage in einem umfangreichen Fragebogen mit 80 Fragen gestellt, während man sich bei der Untersuchung in Bad Tönisstein (für deren Durchführung dem leitenden Psychologen, Herrn Dipl.-Psych. Werner Simon an dieser Stelle sehr herzlich gedankt sei) ausschließlich mit dem Zusammenhang zwischen Alkoholmißbrauch und Verkehrsvorgeschichte beschäftigte. Es ist nicht überraschend, daß bei direkter Befragung — im persönlichen Gespräch — mehr Patienten zugestanden, die Fahrerlaubnis wegen Alkohol am Steuer verloren zu haben als bei einer allgemeinen Befragung, bei der diese „unangenehme" Frage nur eine unter vielen war.

Es verbleibt also eine relativ geringfügige, plausibel erklärbare Abweichung, so daß unsere Daten, die in der Fachklinik Bad Tönisstein erhoben wurden, eine Unterstützung durch Daten erfahren, die bei mehr als 5 000 männlichen Patienten in 50 Fachkrankenhäusern erhoben wurden.

Hohe Rückfallquoten und Dunkelfeld

Während zunächst die oben genannte (s. S. 86) — geringe — Rückfallquote von 44 % bei den „Trunkenheitsersttätern" als ein Argument imponierte, das gegen die Alkoholproblematik von trunkenheitsauffälligen Kraftfahrern zu sprechen scheint, so ergibt sich auf dem Hintergrund der Daten aus der Suchtklinik gerade die gegenteilige Schlußfolgerung.

Angesichts einer Auffallensquote von 45 % bei den Personen, die über Jahre hinweg das Gesetz verletzten (also bei den Suchtkranken), verkehrt sich dieses Argument der „geringen" Rückfallquote ins Gegenteil: Wenn die polizeilichen Kontrollen so wirkungslos sind, daß von denjenigen Personen, die als Suchtkranke über Jahre hinweg gegen die gesetzliche Norm verstoßen, nur 45 % als Trunkenheitstäter registriert werden und wenn andererseits die Quote der offiziell registrierten Rückfälle bei Alkoholersttätern 44 % beträgt, so muß daraus gefolgert werden, daß durch gerichtliche Strafen und den Fahrerlaubnisentzug nichts bewirkt wird. Unterstellen wir nämlich, daß 90-100 % der „Ersttäter" nach der Wiedererteilung der Fahrerlaubnis völlig unbeeindruckt über Jahre hinweg — ebenso wie die oben erwähnten Suchtkranken — „Trinken und Fahren" miteinander verbinden, ergibt sich angesichts eines Entdeckungsrisikos von 45 % (s. Bericht der Suchtkranken) auch eine offizielle Rückfallquote von 44 %, da ja nur jeder zweite „hartnäckige Normbrecher" irgendwann einmal auffällt! Es spricht also sehr viel dafür, daß trotz harter Strafen und Maßnahmen sehr wenig bzw. nichts erreicht wird. Dies ist auch ganz plausibel, da ja die verurteilten Trunkenheitstäter diese Verurteilung nicht etwa als Hinweis auf ihre Alkoholproblematik, sondern als „Pech" interpretieren und — gemessen an ihrer Alkoholproblematik — das falsche Verhaltensrezept ableiten, nicht etwa ihren Alkoholkonsum zu ändern, sondern lediglich „Trinken und Fahren" trennen zu wollen. Gerade dieser Vorsatz ist aber bei behandlungsbedürftigen Alkoholkonsumenten zum Scheitern verurteilt. Dies gilt um so mehr, als bereits die Trinkgewohnheiten bei Männern mit Alkoholmißbrauch dieser Verhaltensabsicht entgegenlaufen. Männer mit starkem Alkoholkonsum konsumieren diesen bevorzugt außerhalb der eigenen vier Wände (vgl. hierzu anstelle vieler anderer Schuster 1980). Hinzu kommt auch, daß gerade starke Alkoholkonsumenten die Gefahren, die vom Alkoholkonsum auf die Verkehrssicherheit ausgehen, eher gering veranschlagen (vgl. hierzu anstelle vieler anderer Kretschmer-Bäumel u. Karstedt-Henke 1986).

Eine „offizielle" Rückfallquote von 44 % läßt also darauf

schließen, daß 90 % der Alkoholersttäter völlig unbeeinflußt weiter Trinken und Fahren miteinander verbinden. Diese Werte sprechen für eine Alkoholproblematik bei den Betroffenen.

Bewertung epidemiologischer Daten der Alkoholismusforschung und der Kriminalstatistik

Im folgenden gehen wir davon aus, daß die genannten 1,5 Mio. behandlungsbedürftiger Alkoholkonsumenten, wie sie von der Bundesregierung genannt wurden, eine realistische Schätzung darstellen. Immerhin basieren diese Angaben unserer Regierung ja auf den von der Alkoholismusforschung und den speziell damit betrauten Institutionen (z. B. Deutsche Hauptstelle gegen Suchtgefahren) erhobenen Daten. Nehmen wir also diese Zahl ernst, so stellen sich die auf S. 84 formulierten Teilfragen. Zunächst ist hinsichtlich der Quote der Führerscheininhaber bei der Population der behandlungsbedürftigen Alkoholkonsumenten festzustellen, daß gerade die Personengruppe den größten Teil der behandlungsbedürftigen Personen ausmacht, bei denen auch die Quote der Fahrerlaubnisinhaber und das Ausmaß der Verkehrsbeteiligung am größten ist (Männer zwischen 20 und 50 Jahren).

Nach in der Literatur berichteten Schätzungen (Gebauer u. Büschges 1976; Ruster et al. 1980; Müller u. Weiler 1987) ist davon auszugehen, daß von den 1,5 Mio. Alkoholikern 1 Mio. die Fahrerlaubnis haben (vgl. Müller u. Weiler 1987 S. 109).

Im Vergleich dazu erscheinen 121 781 Fahrerlaubnisentzüge im Jahre 1985 geradezu bescheiden (vgl. Alkohol im Straßenverkehr 1987 zur Frage der Suchtgefahren, S. 74 f). Auch diese Relation von 120 000 Entzügen bei 1 Mio. alkoholkranker Fahrerlaubnisinhaber spricht dafür, daß nur ein geringer Prozentsatz der Normbrecher jeweils innerhalb von 12 Monaten offiziell registriert wird.

Nun mögen immer noch Bedenken hinsichtlich der von uns vorgetragenen Argumente bestehen, weil wir uns insbesondere auf die Daten einer Befragung in einer Suchtklinik bzw. Vergleichsdaten aus 50 weiteren Fachkrankenhäusern bezogen und so nur eine besondere Gruppe der behandlungsbedürftigen Alkoholkonsumenten, also besonders schwere Fälle, erfaßten. Deshalb soll an dieser Stelle auch noch auf weitere epidemiologische Daten zum

Alkoholmißbrauch zurückgegriffen und mit den Daten der offiziellen Kriminalstatistik zu den Trunkenheitsdelikten in Beziehung gesetzt werden:

In der umfangreichsten bundesrepublikanischen Längsschnittuntersuchung (im Rahmen des Bund-Länder-Programms zur Eindämmung und Verhütung des Alkoholmißbrauchs, vgl. Schreiber 1985, S. 28), ergibt sich ein geschätzter Anteil von 15,8 % alkoholgefährdeter Männer im Alter von 31-57 Jahren (für jüngere Männer können im übrigen ähnliche Zahlenrelationen angenommen werden, vgl. Schuster 1980).

Wie bereits eingangs erwähnt, werden von den männlichen Fahrerlaubniserwerbern im Verlauf von 10 Jahren etwa 9 % mit Trunkenheitsdelikten im Verkehr auffällig, etwa 90 % — dies entspricht etwa 8 % der Fahrerlaubniserwerber — werden mit mehr als 1,3 % auffällig.

Da, wie bereits oben mehrfach ausgeführt, davon auszugehen ist, daß von zwei hartnäckigen Normbrechern wegen der geringen polizeilichen Kontrolldichte jeweils nur einer erfaßt wird, ist der Zahlenwert von 8 % etwa mit 2 zu multiplizieren, wenn man die tatsächliche Quote der Normbrecher (registrierte Täter und Täter, die im Dunkelfeld bleiben) berechnen will. Es ergibt sich also aus den 8 % der offiziellen Kriminalstatistik ein zu errechnender Schätzwert an Normbrechern von 16 % einschließlich Dunkelfeld!

Stellt man diesen Wert von 16 %, der aus der Kriminalstatistik abgeleitet werden kann, den 15,8 % alkoholgefährdeter Männer, die sich aus der epidemiologischen Untersuchung zum Alkoholmißbrauch ergeben, (nach Schreiber 1985) gegenüber, so erscheint uns die Übereinstimmung doch recht beachtlich.

Auch hier zeigt sich also eine erstaunliche Bestätigung der These, daß die trunkenheitsauffälligen Kraftfahrer dem Bevölkerungsanteil mit problematischem bzw. behandlungsbedürftigem Alkoholkonsum entstammen dürften.

Ergänzend sei angemerkt, daß im übrigen auch die eingangs als dem widersprechendes Argument aufgeführte Einlassung der Betroffenen, sie selbst wiesen nur einen durchschnittlichen Alkoholkonsum auf, keineswegs als Widerspruch anzusehen ist. Auch die von Schreiber als alkoholgefährdet eingestuften Männer sind nicht etwa „direkt" aufgrund ihrer eigenen Beurteilung als alkoholgefährdet eingestuft, sondern „indirekt" auf der Basis von Selbstschilderungen über den eigenen Alkoholkonsum und dessen Auswirkungen, also auf der Basis von Belastungsindizes, die von Experten erstellt wurden (vgl. hierzu auch Korczak 1986).

Die Einlassungen der sog. Alkoholsünder, die sich selbst einen unauffälligen Alkoholkonsum zusprechen, gleichen also durchaus dem aus der Alkoholismusforschung bekannten Phänomen, daß die eigene Alkoholproblematik von den Betroffenen mit erheblicher Zähigkeit bestritten wird.

Rückfallprophylaxe bei „fahrenden Trinkern" und Behandlung unter Zwang

Strafe und Führerscheinentzug als erfolglose Rückfallprophylaxe

Bei einer offiziellen Rückfallquote von 43 % der Alkoholersttäter (Stephan 1988), die unter Berücksichtigung des Dunkelfeldes auf 90-100 % von Normbrechern bzw. Rückfalltätern hochzurechnen ist, muß ein weitgehendes Versagen von Strafen und Fahrerlaubnisentzug festgestellt werden. Angesichts der Alkoholprobleme der Betroffenen und der hieran gemessenen völlig unrealistischen gesellschaftlichen Forderung, doch in Zukunft „Trinken und Fahren" zu trennen, ist dies keineswegs erstaunlich.

Wiedererteilung der Fahrerlaubnis und Eignung

Nach Ablauf der von den Gerichten bei Entzug der Fahrerlaubnis verhängten Sperrfrist für die Wiedererteilung der Fahrerlaubnis ist es Aufgabe der Verkehrsbehörden zu prüfen, ob gegen die Wiedererteilung der Fahrerlaubnis Bedenken bestehen. Soweit die Fahrerlaubnis bereits zweimal entzogen wurde oder bei Begehung des ersten Alkoholdelikts eine Blutalkoholkonzentration von 2 Promille und mehr gegeben war, bestehen üblicherweise bei den Verkehrsbehörden Bedenken gegen die Wiedererteilung der Fahrerlaubnis. Diese Bedenken können durch die Vorlage eines positiven medizinisch-psychologischen Gutachtens ausgeräumt werden.

Durch die Gutachter ist die Frage zu beantworten, ob bei dem betreffenden Probanden damit zu rechnen ist, daß er wieder unter

Alkoholeinfluß am Straßenverkehr teilnehmen wird. Die „allgemeine" Rückfallwahrscheinlichkeit liegt bei Trunkenheitstätern (unter Einbeziehung des Dunkelfeldes) wie oben ausgeführt bei über 90 %. Wie dargestellt, ist bei den Personen, bei denen keine Einsicht in die eigene Alkoholproblematik und die Notwendigkeit der weitreichenden Reduktion des Alkoholkonsums (besser der Abstinenz) feststellbar ist, mit weit überwiegender Wahrscheinlichkeit, d. h. also mit mehr als 50 % Wahrscheinlichkeit, mit weiteren Trunkenheitsfahrten zu rechnen. Bei einer solchen „überwiegenden Wahrscheinlichkeit" erneuter Trunkenheitsfahrten ist ein Fahrer als ungeeignet anzusehen. Auf diesem Hintergrund stellt sich also die Frage, welche Empfehlungen den Betroffenen zur Wiederherstellung ihrer Eignung gegeben werden können, d. h. also zur Reduktion der Wahrscheinlichkeit, daß trotz guter Vorsätze erneut das Gesetz verletzt wird.

Möglichkeiten, die Eignung zu verbessern und damit verbundene Probleme

Im Mittelpunkt von Empfehlungen zur Verbesserung der Eignung sollte auf dem Hintergrund der regelmäßig zu unterstellenden Alkoholproblematik die Beratung bzw. Behandlung in einer psychosozialen Beratungsstelle oder aber bei einem niedergelassenen Psychologen mit Erfahrung in der Behandlung von Alkoholproblemen stehen. Hier kann auch abgeklärt werden, ob eine stationäre Behandlung erforderlich ist. In den Beratungsstellen sind verständlicherweise solche durch „gutachterlichen Zwang" zugewiesene Personen nicht gern gesehen. Zum einen, weil „die Motivation nicht stimmt", zum anderen, weil die bei dieser Klientel gegebene Alkoholproblematik auch von den Therapeuten häufig falsch eingeschätzt wird. Angesichts „des Kampfes um die Fahrerlaubnis" leugnen viele dieser Personen sehr überzeugend ihren exzessiven Alkoholkonsum, häufig sogar mit Unterstützung ihrer Partner, da der Führerschein für viele Familien die Existenzgrundlage darstellt.

Viele Suchttherapeuten und niedergelassene Psychologen teilen die gesellschaftlichen Fehleinschätzungen hinsichtlich der Alkoholmengen, die zum Erreichen der jeweiligen Blutalkoholkonzentrationswerte erforderlich sind, und glauben daher diesen Schutzbehauptungen. Ähnliches gilt für die Mitglieder von Selbsthilfegruppen.

Bis jetzt ist es noch nicht zu einer allgemein geteilten Erkenntnis geworden, daß der Fahrerlaubnisentzug ein in der Regel recht harter und zuverlässiger Indikator für eine ausgeprägte und bereits weit fortgeschrittene Alkoholkarriere ist.

Das gesellschaftliche Vorurteil, daß es „normal" ist, mit zuviel Alkohol zu fahren, führt auch dazu, daß weder in den Fachkliniken für Suchtkranke noch in den Selbsthilfegruppen oder in den psychosozialen Beratungsstellen die Bedeutung des Fahrerlaubnisentzugs als ein solcher Indikator für ein behandlungsbedürftiges Alkoholproblem erkannt wird.

Zur erzwungenen Behandlung bei trunkenheitsauffälligen Kraftfahrern

Hinsichtlich des Zwangs, unter dem die Klienten wegen des Wiedererwerbs der Fahrerlaubnis in die Beratungsstellen oder in die Selbsthilfegruppen kommen, ist anzumerken, daß ein Erlebnis der „inneren Umkehr" bei Alkoholmißbrauch ohne äußeren Druck zumindest äußerst selten sein dürfte, wenn es überhaupt vorkommt. In der Regel sind vielfältiger Druck von Ehepartnern, Kindern, Arbeitgebern, Freunden, Verwandten und Bekannten, häufig auch schwere gesundheitliche Einbußen erforderlich, ehe die Bereitschaft zu einem Verzicht auf den Alkoholkonsum entsteht. Insoweit ist hier bei den Personen mit Fahrerlaubnisentzug keine andere und keine schlechtere Motivation gegeben als bei Personen, die beispielsweise erst bei drohendem Arbeitsplatzverlust zu einer Therapie bereit sind. Der einzige Unterschied besteht darin, daß eben bei den Trunkenheitsdelikten im Verkehr sowohl bei den Betroffenen als auch bei der Umwelt das oben dargelegte grundsätzliche gesellschaftliche Mißverständnis besteht, daß Trunkenheitsdelikte im Verkehr „normal" seien.

Im folgenden soll in aller Kürze die Umsetzung dieser Überlegungen bei der Begutachtung eines Falles dargestellt werden.

Modell einer konkreten Umsetzung des medizinisch-psychologischen Erkenntnisstandes zur Rückfallprophylaxe bei Trunkenheitstätern

Am Beispiel der Begutachtung eines typischen Falles aus unserer Begutachtungspraxis soll im folgenden gezeigt werden, wie die konkrete Umsetzung des gesicherten Wissens im Rahmen des geltenden Rechts im Einzelfall möglich ist.

Herr X, 43 Jahre alt, vor 6 Jahren mit 1,8 Promille und vor 2 Jahren mit 2,1 Promille verurteilt, hat bei der Verkehrsbehörde die Wiedererteilung der Fahrerlaubnis beantragt, weil er als Versicherungsvertreter dringend auf die Fahrerlaubnis angewiesen ist. Die Verkehrsbehörde hat Bedenken gegen die Eignung und verlangt die Vorlage eines positiven medizinisch-psychologischen Gutachtens zur Ausräumung dieser Bedenken.

Angesichts der Höhe der festgestellten Blutalkoholkonzentrationen und nicht zuletzt angesichts der Tatsache, daß der Proband trotz seiner existenziellen Abhängigkeit von der Fahrerlaubnis diese bereits zweimal verloren hat, muß ein exzessiver, problematischer, d. h. behandlungsbedürftiger Alkoholkonsum vermutet werden. In der Exploration gibt der Proband an, seiner Auffassung nach sei sein Alkoholkonsum sowohl in der Vergangenheit wie auch in der Gegenwart durchschnittlich gewesen. Er habe nur zweimal einen Fehler gemacht und habe jeweils das „Pech" gehabt, in einen Unfall verwickelt zu werden. In beiden Fällen sei aber eigentlich der andere Fahrer schuld gewesen. Um ein weiteres Delikt zu vermeiden, werde er sein Auto stehenlassen, wenn er „etwas getrunken" habe.

Der Proband ist sich — vermutlich — seines problematischen Trinkverhaltens nicht bewußt, obgleich auch denkbar ist, daß die Aussage, nur „durchschnittlich" Alkohol zu konsumieren, als bewußte Schutzbehauptung zu werten ist. Unabhängig von dieser Unsicherheit ist jedenfalls konkret festzustellen, daß keine Anhaltspunkte dafür zu finden sind, daß der Proband Einstellung und Verhalten zum Alkoholkonsum seit dem letzten Delikt grundlegend geändert hat.

Die Wahrscheinlichkeit, daß er auch in Zukunft innerhalb kurzer Zeit erneut das Gesetz brechen wird, muß daher wie beim Durchschnitt der trunkenheitsauffälligen Kraftfahrer als sehr hoch — jedenfalls höher als 50 % — eingeschätzt werden. Den Vorsatz, in Zukunft nach Alkoholkonsum das Auto stehenzulassen, hatte er — wie die anderen Ersttäter — ja auch nach seinem ersten Delikt. Der Proband ist daher zu diesem Zeitpunkt nicht geeignet. Er erhält bereits innerhalb der Exploration Informationen über die bei ihm zu vermutende Alkoholproblematik.

Im Gutachten werden ihm folgende Empfehlungen zur Wiederherstellung der Eignung gegeben:

— Beginn mit völliger Alkoholabstinenz;
— Behandlung in einer psychosozialen Beratungsstelle;
— nach Abschluß der Behandlung Eintritt in eine Selbsthilfegruppe;
— regelmäßige Feststellung der Leberfunktionswerte durch den Hausarzt im Abstand von 4 Wochen;
— dem Probanden wird der Hinweis gegeben, daß dann, wenn er diesen Empfehlungen gefolgt ist und eine mindestens 6monatige Abstinenzzeit hinter sich hat, in einer Nachuntersuchung voraussichtlich seine Eignung festgestellt werden dürfte.

Der Proband stellt sich nach 6 Monaten erneut vor und gibt an, allen Empfehlungen gefolgt zu sein. In der psychologischen Exploration und anhand der medizinischen Laborbefunde finden sich Belege, die für konsequente Abstinenz des Probanden sprechen. Er äußert die Absicht, auch in Zukunft Abstinenz einzuhalten und auch weiterhin an einer Selbsthilfegruppe teilzunehmen, weil er erkannt habe, daß bei ihm in der Vergangenheit ein problematischer Alkoholkonsum vorlag. Die Glaubwürdigkeit dieser Aussagen scheint, gemessen an psychologischen Kriterien, gegeben und auch durch eine positive Veränderung der medizinischen Befunde unterstützt. Nun kann für einen überschaubaren Zeitraum von wenigstens 12 Monaten eine Wiederherstellung der Eignung angenommen werden, da zumindest für einen so überschaubaren Zeitraum mit überwiegender Wahrscheinlichkeit der vorgenannte Einstellungs- und Verhaltenswandel Bestand haben dürfte.

Es geht ein positives Gutachten an die Verkehrsbehörde, in dem empfohlen wird, die Wiedererteilung der Fahrerlaubnis mit folgenden Auflagen zu verbinden:
— regelmäßige Teilnahme an den Sitzungen einer Selbsthilfegruppe;
— regelmäßige Feststellung der Leberfunktionswerte im Abstand von 4 Wochen;
— Nachuntersuchung nach 12 Monaten.

Durch diese Auflagen soll auf Dauer die Eignung stabilisiert werden.

Bei der 3. Begutachtung zeigt sich eine Stabilisierung der selbstkritischen Beurteilung und des Abstinenzvorsatzes.

Es wird erneut ein positives Gutachten erstellt, mit dem Hinweis, daß bei einer Neuaufnahme des Alkoholkonsums, auch unabhängig von aktiver Verkehrsteilnahme, die Eignung in Frage gestellt und deshalb eine sofortige Nachuntersuchung erforderlich wäre.

In einer intensiven Diskussion mit den Mitarbeitern der Verkehrsbehörden mußte zunächst aufgezeigt werden, daß die geltenden Gesetze ein solches Vorgehen zulassen. Eine langfristige Evaluation ist in Vorbereitung. Inzwischen wurde bereits in rund 400 Fällen so verfahren. Die Ergebnisse scheinen für eine Bewährung dieses Vorgehens zu sprechen.

Die Erfolgsquote von dauerhafter und überzeugter Abstinenz
schätzen wir bei unserer Klientel auf etwa 30 % ein. Bei den anderen
dürfte die Alkoholikerkarriere nur vorübergehend oder gar nicht
aufgehalten worden sein bzw. werden.

Zusammenfassung und Diskussion

Nach allgemein akzeptierter Auffassung gibt es in der Bundesrepublik 1,5 Mio. behandlungsbedürftige Alkoholkonsumenten. Es
handelt sich überwiegend um Männer, die häufiger als der Bevölke-
rungsdurchschnitt im Besitz der Fahrerlaubnis sind, deren Trinkgewohnheiten es i. allg. auch erzwingen, daß sie häufig, nach
erheblichem Alkoholkonsum, der zu Blutalkoholkonzentrationen
führt, die jenseits der 1,3-Promille-Grenze liegen, am Straßenverkehr teilnehmen. „Soziale Trinker" erreichen, wie die Ergebnisse
sogenannter „Trinkversuche" belegen, in der Regel keine Blutalkoholkonzentrationen über 1,3 Promille. Wenn sie dies doch tun,
fühlen sie sich aber jedenfalls außerstande, noch ein Kraftfahrzeug
zu führen. Behandlungsbedürftige Alkoholkonsumenten erreichen
dagegen aufgrund ihres problematischen Trinkens häufig, z. T.
täglich Blutalkoholkonzentrationen über 1,3, z. T. über 2 Promille,
ohne dies selbst zu bemerken oder auch nur zu vermuten. Die
Masse der Verkehrsteilnehmer ist, gemessen an den Promillegrenzen, rechtstreuer als sie selbst weiß, da sie allzu geringe Alkoholmengen als ausreichend für das Erreichen bzw. Überschreiten von
0,8 bzw. 1,3 Promille Blutalkoholkonzentration vermutet.

Da es sich also bei den mit mehr als 1,3 Promille Blutalkoholkonzentration, zumindest aber bei den mit 1,6 Promille und mehr (vgl.
Stephan 1986) trunkenheitsauffälligen Kraftfahrern um Personen
aus dem Bevölkerungsteil der behandlungsbedürftigen Alkoholkonsumenten handelt, scheitert das von der Gesellschaft — dem
Gesetzgeber, der Rechtsprechung, den Massenmedien — nahege-
legte Verhaltensrezept, „Trinken und Fahren zu trennen". Diese
Verhaltensempfehlung muß scheitern, weil problematischer Alkoholkonsum zwangsläufig bei den Betroffenen häufig zu Blutalkoholkonzentrationswerten führen muß, die jenseits der gesetzlichen
Promillegrenzen liegen; beispielsweise wenn sie — trotz Restalko-

hol — ihre Arbeit tun wollen (z. B. Kraftfahrer), zur Arbeit kommen oder nach dem Alkoholkonsum nach Hause wollen und dafür das Kraftfahrzeug benützen müssen. Insoweit kann bei diesen Personen nur die Änderung des allgemeinen Alkoholkonsums, im Regelfall völlige Alkoholabstinenz, tatsächlich die Chance zu einem legalen Verkehrsverhalten eröffnen.

Eine angemessene Rückfallprophylaxe muß dem Rechnung tragen: Da die meisten Betroffenen keine Problemeinsicht zeigen — was ja allgemein für die Masse der behandlungsbedürftigen Alkoholkonsumenten kennzeichnend ist — bedarf es des äußeren Drucks, um die Betroffenen zu ambulanter oder stationärer Therapie und Abstinenz zu veranlassen. Ein solcher Druck kann im Rahmen des geltenden Rechts erzeugt werden, wenn den Betroffenen die Teilnahme an Beratung/Therapie und danach die Teilnahme an den Sitzungen einer Selbsthilfegruppe zur Vorbedingung für die Wiedererteilung und später zur Bedingung für die weitere Belassung der Fahrerlaubnis gemacht werden.

Literatur

Alkohol im Straßenverkehr 1985: Zahlen aus der amtlichen Statistik (1987) In: Deutsche Hauptstelle gegen die Suchtgefahren (Hrsg) Jahrbuch '87 zur Frage der Suchtgefahren. Neuland, Hamburg

Antons K, Schulz W (1976/77) Normales Trinken und Suchtentwicklung, 2 Bde Hogrefe, Göttingen

Berger H, Legnaro A, Reuband KH (1980) Alkoholkonsum und Alkoholabhängigkeit. Kohlhammer, Stuttgart

Biener K (1976) Die Einschätzung der 0,8-Promille-Blutalkohol-Toleranzgrenze in der Bevölkerung. Blutalkohol 13: 7–14

Brakhoff J (1985) Ambulante Behandlung Alkoholabhängiger in der Bundesrepublik. In: Deutscher Caritasverband e. V. (Hrsg) Caritas '85. Jahrbuch des Deutschen Caritasverbandes. Freiburg

Bundeszentrale für gesundheitliche Aufklärung (1984) Aktionsgrundlagen der BZgA. Ergebnisse einer Repräsentativerhebung (1984) der Bevölkerung ab 14 Jahren der Bundesrepublik Deutschland einschließlich Berlin (West). Bundeszentrale für gesundheitliche Aufklärung, Köln

Bund gegen Alkohol im Straßenverkehr (1988) Das ist unsere Meinung. Blutalkohol 25: 1–5

Feuerlein W (1986) Langzeitverläufe des Alkoholismus (mit Literaturübersicht aus dem europäischen Raum). In: Kleiner D (Hrsg) Langzeitverläufe bei Suchtkrankheiten. Springer, Berlin Heidelberg New York Tokyo, S 40–54

Gebauer W, Büschges G (1976) Trinkgewohnheiten und Verkehrsbeteiligung von Alkoholkranken. Bundesanstalt für Straßenwesen, Bielefeld (Vervielfältigter Bericht zum Forschungsprojekt 7245/2 der Bundesanstalt für Straßenwesen)

Gerchow J (1971) Zum 0,8-Promille-Gefahrengrenzwert. Suchtgefahren 17/4: 1–5

Hentschel P, Born R (1986) Trunkenheit im Straßenverkehr: mit Haftungs- und Versicherungsrecht, 4. Aufl. Werner, Düsseldorf

Korczak D (1986) Methodik und Ergebnisse einer Longitudinalstudie bei Abstinenten, Mäßigtrinkern und Alkoholgefährdeten. In: Kleiner D (Hrsg) Langzeitverläufe bei Suchtkrankheiten. Springer, Berlin Heidelberg New York Tokyo, S 115–133

Kretschmer-Bäumel E, Karstedt-Henke S (1986) Orientierungs- und Verhaltensmuster der Kraftfahrer. Ergebnisse einer Befragung. Bundesanstalt für Straßenwesen, Bergisch Gladbach (Untersuchungen zu „Alkohol und Fahren", Bd 13. Bericht zum Forschungsprojekt 7609/4 der Bundesanstalt für Straßenwesen Bereich Unfallforschung)

Kunkel E (1985) Angaben zum Trinkverhalten, soziales Trinken und Blutalkoholkonzentration. Blutalkohol 22: 341–356

Middendorf W (1978) Alkohol und Rechtsordnung. Blutalkohol 15: 95–114

Müller A (1984) Bei wieviel Prozent der Straßenverkehrsunfälle in der Bundesrepublik Deutschland ist Alkoholeinfluß ursächlich beteiligt? Blutalkohol 21: 501–528

Müller A, Weiler C (1987) Ergebnisse einer Untersuchung über Alkoholiker als Kraftfahrer. Zugleich ein Beitrag zum Problem der Dunkelziffer bei Trunkenheitsfahrten. Blutalkohol 24: 109–125

Roizen R, Cahalan D, Shanks P (1978) Spontaneous remission among untreated problem trinkers. In: Kandel DB (ed) Longitudinal research on drug use. Wiley, New York

Ruster W, Berghaus G, Dotzauer G (1980) Der Alkoholkranke im Straßenverkehr. Dtsch Ärztebl 8: 451–456

Schreiber M (1985) Längsschnittuntersuchung zum Alkoholkonsum. In: Ziegler H (Hrsg) Jahrbuch '85 zur Frage der Suchtgefahren. Neuland, Hamburg, S 22–31

Schuster E (1980) Fakten zum Alkoholmißbrauch. Öff Gesundheitswes 42: 31–56 [Sonderheft 1]

Stephan E (1984) Die Rückfallwahrscheinlichkeit bei alkoholauffälligen Kraftfahrern in der Bundesrepublik Deutschland. Verkehrssicherheit 30: 28–30

Stephan E (1985) Einige psychologische Überlegungen zur Normtreue des „mündigen" Bürgers im Straßenverkehr. In: Deutsche Akademie für Verkehrswissenschaft (Hrsg) 23. Deutscher Verkehrsgerichtstag 1985, S 48–59

Stephan E (1986) Die Legalbewährung von nachgeschulten Alkoholersttätern in den ersten zwei Jahren unter Berücksichtigung ihrer BAK-Werte. Z Verkehrssicherheit 32: 2–9

Stephan E (1987) Die bedingte Eignung von Trunkenheitstätern: Problemanalyse und Lösungen. Protokolldienst Pressestelle Evangelische Akademie Bad Boll 13/87: 50–64 (Verkehrssicherheit Aktuell, Tagung für Verkehrsrichter und Verkehrsstaatsanwälte aus dem OLG-Bezirk Stuttgart sowie für Polizeibeamte vom 8.–10. Dezember 1986 in der Evangelischen Akademie Bad Boll, Bund gegen Alkohol im Straßenverkehr Landessektion Württemberg)

Stephan E (1988) Trunkenheitsdelikte im Verkehr und Alkoholmißbrauch. Blutalkohol 25: 201–227

Toffel-Nadolny P (1981) Zur alkoholischen Beeinflussung der Verkehrsteilnehmer in West-Berlin 1980. Blutalkohol 18: 253–260

Tuchfeld BS (1981) Spontaneous remission in alcoholics. Empirical observation and theoretical implications. J Stud Alcohol 42: 626–641

Undeutsch U, Pfeiffer G, Welzel G, Friedeler A (1976) Leitlinien für Aufklärungs- und Werbeaktionen zur Vermeidung des Führens von Kraftfahrzeugen in alkoholbeeinflußtem Zustand. In: Forschungsgemeinschaft „Der Mensch im Verkehr" e V, Köln (Hrsg) Im Spannungsfeld von Trinken und Fahren. Tetzlaff, Darmstadt (Faktor Mensch im Verkehr, Bd 23)

Verband der Fachkrankenhäuser für Suchtkranke e. V. (Hrsg) (1987) DOSY '85. Dokumentations-System mit Vergleichs-Daten 1982–1985. Kassel (Therapie-Daten der stationären Behandlung für Suchtkranke. Auswertung der Daten-Erhebungsbogen 1985)

Wagner HJ (1975) Mißbrauch und Sucht im Hinblick auf die Arbeits- und Verkehrssicherheit. In: Steinbrecher W, Solms H (Hrsg) Sucht und Mißbrauch. Thieme, Stuttgart (S III/50–III/62)

Ziegler H (1984) Alkohol am Arbeitsplatz — ein Führungsproblem. In: Wilke KH, Ziegler H (Hrsg) Probleme mit dem Alkohol. Eine Fibel für den Betrieb. Deutscher Institutsverlag, Köln, S 5–28

Ziegler H (1986) Jahrbuch '86 zur Frage der Suchtgefahren. Neuland, Hamburg

Kognitive Bedingungen des Wandels zu Abstinenz bei Alkoholabhängigen*

U. John

Einleitung

Das darzustellende Modell des Wandels zu Abstinenz beruht auf einer sozialpsychologischen Theorie zu Einstellung und Verhalten (Ajzen u. Fishbein 1980; Cooper u. Croyle 1984). Vergleichbare Ansätze zeigen, daß den Änderungen im Alkoholmißbrauch kognitive Änderungen vorausgehen (Tuchfeld u. Marcus 1984; Hays 1985; Orford 1985). Marlatt (1985) greift das Gedankengut für die Untersuchung von Rückfällen auf. Es läßt sich folgendes sagen: 1) Einstellungsänderungen gehen den Verhaltensänderungen voraus. 2) Wandel zu Abstinenz ist als Entscheidungsprozeß verstehbar (vgl. Janis u. Mann 1968).

Das Modell umfaßt als erste Ebene Personenmerkmale. Das sind Prognosefaktoren wie z. B. soziale Unterstützung oder Selbstwert. Sie bilden eine Reihe von Voraussetzungen für die Abstinenz. Auf einer zweiten Ebene wirken normative Annahmen. Sie beschreiben, in welcher Weise wichtige Personen aus dem sozialen Netzwerk des Alkoholikers in seiner Wahrnehmung über Alkoholabhängige denken. Einstellungen sind Meinungen der Person zum in Frage stehenden Verhalten, z. B. ob Alkoholiker generell Chancen zur Abstinenz haben.

Psychische Abwehr ist ein Variablenkonstrukt, das im Modell die 3. Ebene bildet. Sie ist als Resultat der Verarbeitung bedrohlicher Informationen verstehbar. Die Verarbeitung bedrohlicher Informationen läßt sich durch 2 miteinander konkurrierende theoretische Ansätze erklären: 1) Vermeidung und Lösung von Dissonanz, 2) Erhöhung von Selbstwert. Die Person kann ihren Selbstwert erhöhen, sich nicht als schwach, süchtig wahrnehmen (Stahlberg et al.1985). Dies ist ein besonders stark emotional

---

* Gefördert durch die Deutsche Forschungsgemeinschaft.

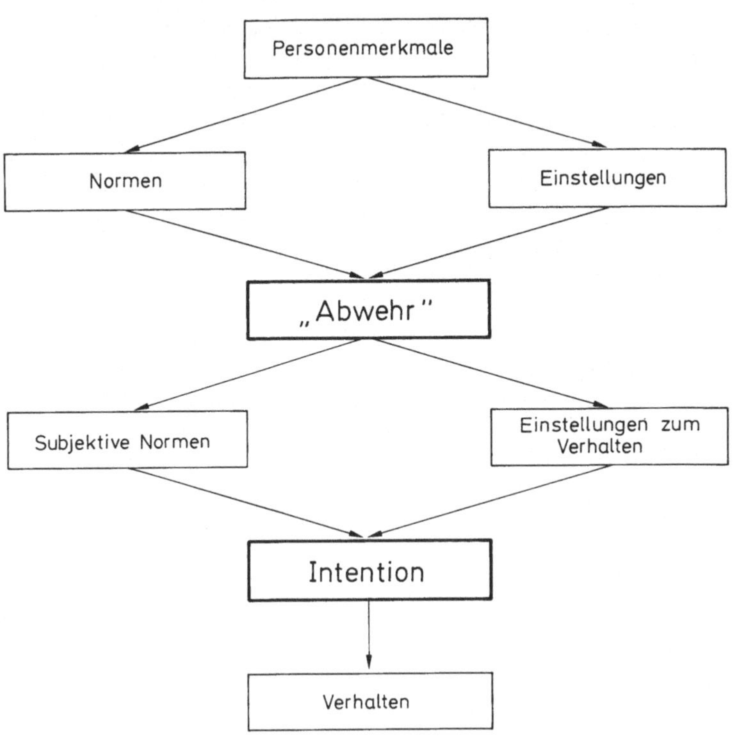

Abb. 1. Faktoren des Wandels zu Abstinenz

beeinflußter Weg. Dissonanz entsteht durch 2 unverträgliche Informationen, z. B. abhängig zu sein einerseits und „Alkoholiker werden verachtet" andererseits. Die Person kann Dissonanz vermeiden, indem sie bestimmte Informationen, z. B. die Einsicht, abhängig zu sein, nicht über eine kognitive Schwelle läßt, scheinbar nicht wahrhaben will (vgl. Israel 1976).

Die subjektive Norm (4. Ebene) bezeichnet die Meinung des engsten sozialen Netzwerkes zum Verhalten der bestimmten Person in ihrer Wahrnehmung (was die Person meint, was die ihr wichtigsten Menschen meinen, welches Verhalten sie ausüben sollte). Einstellungen zum Verhalten beziehen sich auf die Person und eigenes Verhalten. Sie unterscheiden sich von den Einstellungen (2. Ebene) in der Weise, daß Einstellungen zwar eine Meinung der Person bezeichnen, diese jedoch keinen hohen Verpflichtungsgrad für sie hat. Es geht z. B. um die Alkoholiker insgesamt, nicht um die eigene Person als Alkoholiker. Dagegen kann eine Einstellung zum Verhalten „Teilnahme an einer Therapie" z. B. darin bestehen, daß die Person eine Therapie für sich persönlich ablehnt. Die Intention (5. Ebene) ist vorstellbar als abstufbare Absicht, ein bestimmtes Verhalten auszuüben (z. B.: „Ich habe mich entschieden, an einer Selbsthilfegruppe teilzunehmen.").

Ziel dieser Darstellung ist es, rückfallrelevante Zusammenhänge mit einzelnen Ebenen des Modells aufzuzeigen: 1) Zusammenhänge zwischen der Phase der Alkoholabhängigkeit und einzelnen Ebenen, 2) Zusammenhänge zwischen der Zahl bisheriger Versuche zur Abstinenz und einzelnen Ebenen des Modells.

Methoden

Stichprobe

104 konsekutiv zur Entzugsbehandlung aufgenommene Alkoholiker aus 2 psychiatrischen Krankenhäusern (Landeskrankenhaus Neustadt, Klinik für Psychiatrie der Medizinischen Universität zu Lübeck) bilden die Stichprobe. Sie ist folgendermaßen zu charakterisieren:

Ablehner der Befragung, innerhalb 4 Tagen entlassen:	49
Teilnehmer an Befragung:	104
Durchschnittsalter:	42 Jahre
Frauen:	39 %
Zahl vorangegangener Versuche zur Abstinenz bei 50 % der Stichprobe:	4
Zahl vorangegangener stationärer Entzugsbehandlungen bei 50 % der Stichprobe:	1
Alleinlebend:	48 %
Arbeitslos gemeldet:	46 %

Erhebungsinstrumente und Vorgehen

Ein Frageboden (Likert-skaliert), der die Elemente des vorgestellten Modells umfaßt, wurde in Einzel- oder Gruppenbefragungen von den Alkoholikern mindestens 5 Tage nach Absetzen des Alkohols ausgefüllt. Es handelt sich um eine Querschnittstudie. Das Verhalten, etwa Abstinenz, läßt sich erst in einem Längsschnittansatz untersuchen.

Ergebnisse

Beziehungen zwischen benachbarten Ebenen des Modells

Einige der überprüften Merkmale weisen Zusammenhänge zwischen den Ebenen auf. Die Zusammenhänge zwischen der 4. und 5. Ebene sind am höchsten. Hinzu kommen Zusammenhänge zwischen nicht benachbarten Ebenen. Sie sind jedoch schwächer als die dargestellten. Die Abwehr zeigt einen engen negativen Zusammenhang mit der Intention zur Abstinenz (r = 0,60).

Rückfall

Phase der Abhängigkeit

Für die Untersuchung der Rückfallthematik wurden 4 Phasen definiert anhand der Merkmale „schon einmal in einem Krankenhaus wegen Folgeerkrankungen des Alkoholtrinkens stationär behandelt", „Wahrnehmung als alkoholabhängig" sowie „Teilnahme an einer Entwöhnungsbehandlung". In Phase 1 sind die Patienten, die weder in einer stationären Entzugsbehandlung noch einer Entwöhnungsbehandlung waren und sich nicht als abhängig sehen. In dieser Phase sind Versuche zur Abstinenz selten. In Phase 2 befinden sich Befragte, die stationär entzugsbehandelt wurden, sich jedoch nicht als abhängig sehen und noch nicht an einer Entwöhnungsbehandlung teilgenommen haben. In Phase 3 sind Befragte, die entzugs- oder entwöhnungsbehandelt wurden und sich als abhängig sehen, in Phase 4 Befragte, die entzugsbehandelt wurden, sich als abhängig definieren und bereits an einer Entwöhnungsbehandlung teilgenommen haben. In Phase 4 ist die Zahl bisheriger ernstgemeinter Versuche zur Abstinenz am höchsten (X^2 signifikant). Obwohl diese Phasenvorstellung sehr vereinfacht erscheint, sind einige Zusammenhänge aufschlußreich.

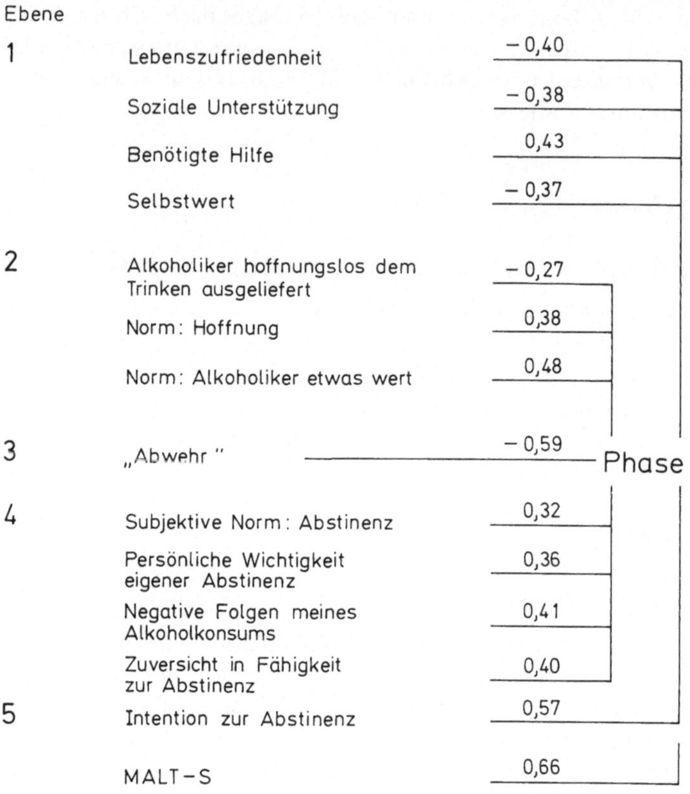

Ebene

1   Lebenszufriedenheit — 0,40

    Soziale Unterstützung — 0,38

    Benötigte Hilfe 0,43

    Selbstwert — 0,37

2   Alkoholiker hoffnungslos dem Trinken ausgeliefert — 0,27

    Norm: Hoffnung 0,38

    Norm: Alkoholiker etwas wert 0,48

3   „Abwehr" — 0,59 Phase

4   Subjektive Norm: Abstinenz 0,32

    Persönliche Wichtigkeit eigener Abstinenz 0,36

    Negative Folgen meines Alkoholkonsums 0,41

    Zuversicht in Fähigkeit zur Abstinenz 0,40

5   Intention zur Abstinenz 0,57

    MALT–S 0,66

Abb. 2. Phase der Abhängigkeit (Spearman-Korrelationen)

Von der 1. Ebene korrelieren mit der Phase die Merkmale Lebenszufriedenheit, soziale Unterstützung, Wunsch nach Hilfe sowie Selbstwert. Lebenszufriedenheit, soziale Unterstützung und Selbstwert nehmen im Verlauf der Abhängigkeitsphasen ab. Die Überzeugung, zur Bewältigung der Alkoholprobleme Hilfe zu benötigen, nimmt zu. Bei der 2. Ebene zeigt sich: Mit zunehmender Phase nimmt die Einstellung ab, Alkoholiker seien hoffnungslos dem Trinken ausgeliefert. Von den Normen, d. h. Einstellungen aus dem sozialen Netzwerk, wie der Befragte sie berichtet, nehmen mit zunehmender Phase folgende Einstellungen zu: Der Mensch, der dem Befragten persönlich am nächsten stehe, meine, daß Alkoholiker generell auf Besserung hoffen könnten und auch Alkoholiker als Menschen etwas wert seien. Die psychische Abwehr (3. Ebene) zeigt einen prägnanten negativen Zusammenhang: Mit fortschreitender Phase der Abhängigkeit verringert sich die Abwehr. Von der 4. Ebene korrelieren mehrere Merkmale mit der Phase. So waren sich die Alkoholiker mit zunehmender Phase auch zunehmend sicher, ihr Ehepartner meine, daß sie abstinent leben sollten (subjektive Norm). Die Wichtigkeit der eigenen Abstinenz nimmt zu. Mit fortschreitender Phase gaben die Alkoholiker mehr negative Folgen ihres Alkoholkonsums an, aber auch mehr Zuversicht in die eigene Fähigkeit, abstinent zu leben. Die Intention zur Abstinenz (5. Ebene) wächst deutlich mit der Phase. Dies trifft auch — so lautet ein Nebenergebnis — für die Zahl der vom Alkoholiker angegebenen Abhängigkeitssymptome zu.

Zahl der Versuche zur Abstinenz

Die Zahl der Versuche zur Abstinenz bzw. der Rückfälle basiert auf der Frage: „Wie oft haben Sie insgesamt ernstgemeinte Versuche zur Abstinenz unternommen?" Die daraufhin genannte Zahl (Spanne: 0-50; 50 % der Befragten: 4 Versuche; 21 % der Befragten: „noch nie") wurde an der Zeit seit der ersten Entzugsbehandlung relativiert.
Die Ergebnisse zeigen mäßige Zusammenhänge mit Merkmalen aller 5 Ebenen. Es handelt sich z. T. um die gleichen Variablen wie bei der Betrachtung der Phase. Von der 1. Ebene korreliert lediglich das Merkmal, zur Bewältigung der Alkoholprobleme Hilfe zu benötigen, mit der Zahl der Versuche zur Abstinenz, von der 2. Ebene die Einstellung, Alkoholiker seien hoffnungslos dem Trinken ausgeliefert. Je weniger diese Einstellung zutraf, desto größer die Zahl der Versuche zur Abstinenz. Die 3. Ebene, psychische Abwehr, ist negativ mit der Zahl der Versuche zur Abstinenz korreliert: je mehr Versuche, desto weniger Abwehr. Von der 4. Ebene korrelieren mehrere Merkmale mäßig mit der Zahl der Versuche: die Überzeugung, daß der Mensch, der dem Befragten persönlich am nächsten steht, meine, daß er, der Befragte, abstinent leben sollte (subjektive Norm); die Wichtigkeit eigener Abstinenz;

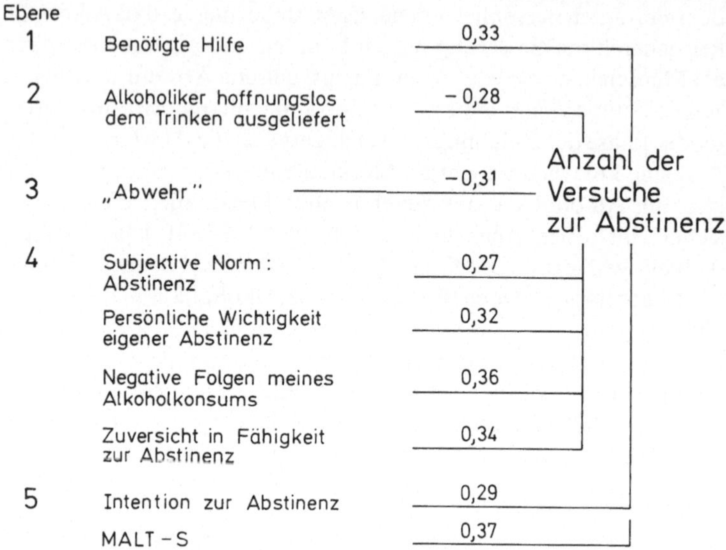

Abb. 3. Zahl der Versuche zur Abstinenz (Spearman-Korrelationen)

die Wahrnehmung negativer Folgen des Alkoholkonsums; die Zuversicht in die Fähigkeit, abstinent zu leben. Die Intention zur Abstinenz korreliert ebenfalls mäßig mit der Zahl der Versuche. Insgesamt zeigt sich: Je mehr Versuche zur Abstinenz unternommen wurden, desto stärker ausgeprägt die Intention sowie die Einstellungen und subjektiven Normen in Richtung Abstinenz, desto geringer die Abwehr, desto stärker ausgeprägt die Haltung, Hilfe zur Bewältigung der Alkoholprobleme zu benötigen. Auch die Zahl angegebener Abhängigkeitssymptome (MALT-S) korreliert mit der Zahl der Versuche zur Abstinenz, nicht jedoch der klinische Befund (MALT-F).

Diskussion

Es gibt Zusammenhänge zwischen den Ebenen des Modells. Die zwischen der 4. und 5. Ebene sind besonders hoch. Allerdings gibt es auch Korrelationen zwischen nicht unmittelbar angrenzenden

110

Ebenen. Gemessen an dem Problem chronisch schwacher Zusammenhänge in der Einstellungs-Verhaltens-Forschung sind diese Ergebnisse befriedigend. Mit dem groben Instrument des Fragebogens lassen sich Zusammenhänge gemäß dem Modell abbilden. Allerdings handelt es sich um den simplen Fall der Querschnittbetrachtung. Für die Längsschnittuntersuchung wird es ungleich schwieriger, bestimmte Einstellungen als Voraussetzung der Abstinenz oder des abstinenzbezogenen Verhaltens nachzuweisen. Der Versuch erscheint dennoch lohnend, um die Bedeutung einzelner Merkmale für die Rehabilitation zu zeigen.

Unter den Variablen Häufigkeit von Abstinenzversuchen und Phase der Abhängigkeitskarriere weist die Phase die engeren Zusammenhänge mit einzelnen Merkmalen des Modells auf. Die Resultate zeigen bei einem Schwinden des Wohlbefindens und der zunehmenden Wahrnehmung negativer Konsequenzen des Alkoholmißbrauchs eine Abnahme der Abwehr, wachsende Zuversicht in die Fähigkeit zur Abstinenz und wachsende Intention zur Abstinenz. Damit lautet ein Fazit: Das Geflecht kognitiver Merkmale im Verlauf der Phasen läßt sich als Entscheidung einer Person betrachten. Mit der Phasenvorstellung liegt ein lohnender Versuch vor, zu einer für die Rehabilitation nutzbringenden Einschätzung von Rückfällen im Zusammenhang mit Abstinenzmotivation und Abstinenzfähigkeit zu gelangen.

Mit der Zahl der Versuche zur Abstinenz wächst der Wunsch nach Hilfe, aber auch das Selbstvertrauen, abstinent leben zu können. Dieses Ergebnis läßt sich im bekannten Sinne der Abhängigkeitsentwicklung und zunehmenden Einsicht in die Notwendigkeit der Abstinenz interpretieren und steht damit in Beziehung zu den Resultaten bezüglich der Phasen. Es handelt sich bei der Stichprobe um Alkoholiker, die im Durchschnitt mindestens eine vorangegangene Entzugsbehandlung hinter sich haben sowie durchschnittlich 4 vorausgegangene ernstgemeinte Versuche zur Abstinenz. Lediglich 22 der 104 Personen gaben an, vorher keine Versuche zur Abstinenz unternommen zu haben. Deshalb ist aus dem Ergebnis das Fazit zu ziehen, daß wir den plausiblen Satz relativieren müssen, zu Beginn der Abhängigkeitskarriere führten Rückfälle zur Einsicht, abhängig zu sein sowie zur Therapiemotivation, später führten Rückfälle zu Hoffnungslosigkeit. Die Zahl der

ernstgemeinten Versuche zur Abstinenz ebenso wie die Zahl der
Entzugsbehandlungen kann unterschiedlich hoch sein, um zu einer
Identifikation als Alkoholabhängiger, zu einer Wahrnehmung der
Wichtigkeit von Abstinenz sowie Abstinenzmotivation zu führen.

Ein aufschlußreiches Ergebnis ist, daß die Zahl der von den
Alkoholikern angegebene Abhängigkeitssymptome (MALT-S) mit
der Phase sowie mit der Zahl der Versuche zur Abstinenz korreliert.
Hier könnte ein Effekt der Dauer bisheriger Abhängigkeit vorliegen. Eine Überprüfung ergab, daß zwar die Dauer des Alkoholmißbrauchs mit der Zahl der selbstangegebenen Abhängigkeitssymptome korreliert (r = 0,36), nicht jedoch die Dauer seit den ersten
Entzugserscheinungen oder die Dauer seit selbst wahrgenomme-
nem Beginn der Alkoholabhängigkeit. Am plausibelsten sind die
Zusammenhänge bei der Abnahme von Abwehr zu erklären: Mit
abnehmender Abwehr geben Alkoholiker zunehmend Abhängigkeitssymptome an.

Literatur

Ajzen I, Fishbein M (1980) Understanding attitudes and predicting
    behavior. Prentice-Hall, Englewood Cliffs
Cooper I, Croyle RT (1984) Attitudes and attitude change. Ann Rev
    Psychol 35: 395–426
Hays R (1985) An integrated value-expectancy theory of alcohol and other
    drug use. Br J Addict 80: 379–384
Israel I (1976) Sozialpsychologie. Hippokrates, Stuttgart
Janis I, Mann L (1968) A conflict theory approach to attitude change and
    decision making. In: Greenwald A, Brock T, Ostrom T (eds) Psychologi-
    cal foundations of attitudes. Academic Press, New York
Marlatt G (1985) Cognitive factors in the relapse process. In: Marlatt G,
    Gordon RJ (eds) Relapse prevention. Guilford, New York, pp 128–200
Orford J (1985) Excessive appetites: A psychological view of addictions.
    Wiley, New York
Stahlberg D, Osnabrügge G, Frey D (1985) Die Theorie des Selbstwert-
    schutzes und der Selbstwerterhöhung. In: Frey D, Irle M (Hrsg)
    Theorien der Sozialpsychologie, Bd 3. Huber, Bern, 79–124
Tuchfeld BS, Marcus SH (1984) The resolution of alcoholrelated problems:
    In search of a model. J Drug Issues 14: 151–159

Differentialdiagnostische Aspekte des Rückfallgeschehens bei Alkohol- und Medikamentenabhängigkeit

M. Klein, R. Scheller

Problem und Zielsetzung

Erst in den letzten Jahren führte die systematische Erforschung des Rückfallgeschehens bei Alkohol- und Medikamentenabhängigkeit zu wirklichen Fortschritten. Als zentral sind dabei u. a. die differentialdiagnostischen Überlegungen von Litman (1986) anzusehen. Sie geht davon aus, daß der Abhängige im Verlauf seines Lebens unterschiedliche Rückfallvermeidungs- und Lebensbewältigungsstrategien benötigt. Auch Donovan u. Chaney (1985) verfolgen einen differentialdiagnostischen Ansatz, wenn sie den Rückfall des Alkoholikers mit Hilfe eines 2stufigen Prozesses beschreiben. Eine Kette von Ereignissen führt ihrer Meinung nach zu einem Fehltritt („lapse"), der wiederum eine Sequenz von Ereignissen auslösen kann. Diese lassen dann einen anfänglichen Fehltritt zu einem voll ausgeprägten Rückfall („relapse") eskalieren. Marlatt u. George (1984) haben ein ausführliches kognitiv-behaviorales Programm zur Rückfallprävention und -intervention vorgelegt. Unter Berücksichtigung differentialdiagnostischer Aspekte kommen sie zu dem Schluß, daß für Personen mit internaler bzw. externaler Kontrollüberzeugung die einzelnen Elemente dieses Programms mit unterschiedlichem Gewicht in die Behandlung eingehen sollten. Als besonders bedeutsam stellen u. a. Marlatt (1985) und Brownell et al. (1986) den Einfluß von Hochrisikosituationen auf das Rückfallgeschehen heraus. Bei einem Mangel an alkoholfreien Bewältigungskompetenzen erhöhen solche Situationen die Rückfallwahrscheinlichkeit. Hochrisikosituationen für Abhängige sind nach Litman et al. (1983) negative Gefühlszustände, externe alkoholbezogene Stimuli, soziale Ängste und verminderte Wachsamkeit. Zahlreiche Autoren betonen schließlich die Relevanz von Selbstwirksamkeitserwartungen für den Alkoholiker. So vermutet Annis (1986), daß geringe Selbstwirksamkeitserwartung hinsichtlich der Bewältigung von Hochrisikosituationen der beste Prädiktor für künftige Rückfälligkeit ist.

Trotz aller Fortschritte in der Konzeptentwicklung liegen bislang nicht genügend empirisch gewonnene Erkenntnisse zum Rückfallgeschehen behandelter bzw. unbehandelter Abhängigkeitskranker vor. Angesichts dieser Tatsache will die vorliegende Studie in Ausschnitten eine Antwort auf die Frage geben, ob sich aus den eingangs erwähnten Konzepten der situativ orientierten Rückfallforschung Variablen ableiten lassen, die unter Einbeziehung wichtiger Personenmerkmale zu einer differenzierten Betrachtung des Phänomens „Rückfall" beitragen können. Ein Abhängiger gilt dabei als rückfällig, wenn er nach einer Zeit der Abstinenz erneut suchterzeugende Substanzen (Alkohol, Medikamente, illegale Drogen) einnimmt.

Im einzelnen sind 2 Untersuchungsschritte als zentral anzusehen. In einem ersten Schritt steht der Versuch einer plausiblen Gruppierung der Rückfälligen anhand von Daten, die das Rückfallgeschehen im engeren Sinne beschreiben, im Vordergrund. Zu diesem Zweck werden Selbstauskünfte in bezug auf den Rückfallzeitpunkt und die Rückfallhäufigkeit einer Clusteranalyse unterzogen. Ein zweiter Schritt dient dem Ziel, die ermittelten Cluster zu einer Reihe von Referenzvariablen, die mit dem Rückfallgeschehen im weiteren Sinne in Verbindung stehen, in Beziehung zu setzen. In diesem auf eine Clustervalidierung hinauslaufenden Prozeß werden sowohl situative als auch soziodemographische, persönlichkeitspsychologische und suchtspezifische Referenzvariablen berücksichtigt.

Beschreibung der Untersuchungsgruppe

1451 ehemalige Patienten der Fachklinik „Thommener Höhe" (Darscheid) wurden 1 Jahr nach Beendigung ihrer Entwöhnungsbehandlung katamnestisch untersucht. 606 (41,8 %) der 1451 Patienten mußten als rückfällig eingestuft werden. 394 (65 %) der 606 Rückfälligen waren aufgrund von Fremdinformationen oder wegen Nichtbeantwortung des Katamnesefragebogens der Rubrik

„vermutlich rückfällig" zuzuordnen (vgl. Koester et al. 1982). Die über ihre Rückfälligkeit berichtenden 212 (35%) verbleibenden Patienten bildeten die Untersuchungsgruppe. Die Validität schriftlicher Auskünfte in bezug auf die eigene Rückfälligkeit wird von zahlreichen Autoren als gegeben angesehen (vgl. z. B. Polich 1982).

152 (71,7%) Patienten der Untersuchungsgruppe waren männlich, 163 (76,9%) beendeten die Therapie regulär und nur 88 (41,5%) hatten zu Beginn der Entwöhnungsbehandlung einen Arbeitsplatz. Zum gleichen Zeitpunkt waren 68 (32,1%) der 212 Patienten ledig, 85 (40,1%) verheiratet und 59 (27,8%) zählten zur Rubrik „geschieden, verwitwet oder getrennt lebend". Zum Zeitpunkt der Entlassung ließen sich 126 (59,4%) der Patienten als Alkoholiker und die restlichen 86 (40,6%) als Alkohol- und Medikamentenabhängige klassifizieren. Ein Jahr nach Behandlungsende lebten den Selbstauskünften der Untersuchungsgruppe zufolge 71 (33,5%) der ehemaligen Patienten allein, nur noch 69 (32,5%) waren verheiratet und 75 (35,4%) hatten die näheren Bezugspersonen gewechselt. 57 (26,9%) Männer und Frauen gaben an, im Katamnesezeitraum zeitweise arbeitslos gewesen zu sein, 56 (26,4%) verwiesen auf ständige Arbeitslosigkeit.

Datenerhebung und -auswertung

Mit der Beantwortung der folgenden 4 Items aus dem Katamnesefragebogen lieferten die 212 Personen der Untersuchungsgruppe eine Situationsbeschreibung ihrer Rückfälligkeit: 1) Wann haben Sie überhaupt das letzte Mal Rauschmittel (Alkohol, Medikamente, illegale Drogen) zu sich genommen? 2) Wie oft hatten Sie seit Therapieende einen Rückfall? 3) An wie vielen Tagen des letzten Monats haben Sie Alkohol getrunken oder Medikamente zu sich genommen? 4) Wieviele Wochen nach Abschluß Ihrer Behandlung ist der erste Rückfall eingetreten? Die erhaltenen Informationen wurden einer hierarchischen Clusteranalyse nach Ward unterzogen (vgl. Wishart 1984). Den Berechnungen lagen die standardisierten Itemrohwerte zugrunde. Die ausgewählte Clusterlösung wurde anschließend mit Hilfe eines Relokationsverfahrens auf ihre Stabilität hin überprüft und verbessert (vgl. Funke 1987).

Die zusätzliche Einbeziehung von Variablen, die nicht an der Clusterbildung beteiligt waren, soll das Bemühen um eine weiterreichende Validitätsbestimmung der ermittelten Cluster verdeutlichen. So fand eine statistische Überprüfung von Mittelwerts- und Häufigkeitsunterschieden zwischen den Clustern in bezug auf Daten statt, deren Erfassung zu Beginn der Entwöhnungsbehandlung, am Ende der Therapie und im Rahmen der katamnestischen Untersuchung erfolgte. Zu Therapiebeginn wurden soziodemographische, persönlichkeitspsychologische (FPI-A; Fahrenberg et al. 1978) und suchtspezifische (TAI; Funke et al. 1987) Daten erhoben. Zum Zeitpunkt der Entlassung waren z. B. Angaben über eine reguläre bzw. irreguläre Beendigung der Therapie möglich. Die Einjahreskatamnese vermittelte neben den bereits erwähnten Informationen weitere Auskünfte, die v. a. für eine situativ orientierte Rückfallforschung von Interessse sind (z. B. Hinweise auf den intrapersonalen Zustand vor dem Rückfall). Darüber hinaus wurden insbesondere Angaben über den Beschäftigungsstatus während des Katamnesezeitraums als wichtig erachtet.

Tabelle 1. Mittelwerte, Standardabweichungen (in Klammern) und t-Tests in bezug auf die 4 Gruppierungsvariablen

Frage	Cluster 1 (n = 142)	Cluster 2 (n = 70)	t-Wert	df
Letzter Rauschmittelkonsum vor ... Monaten	6,97 (8,56)	1,23 (1,96)	7,60[a]*	169
Zahl der Rückfälle seit Therapieende	1,35 (1,17)	4,49 (3,15)	8,07[a]*	78
Rauschmittelkonsum an ... Tagen des letzten Monats	2,20 (4,51)	18,06 (11,13)	11,47[a]*	80
Erster Rückfall ... Wochen nach Therapieende	16,42 (15,62)	13,00 (14,61)	1,53[b]	210

* $p < 0,01$
[a] t-Test bei heterogenen Varianzen.
[b] t-Test bei homogenen Varianzen.

Darstellung der Ergebnisse

Die Clusteranalyse bringt aufgrund der Überprüfung des Fehler-wertverlaufs eine klare Zweiclusterlösung. Eine annähernde Gleichverteilung der Personen in den 2 Clustern lassen die eindeutig strukturierenden Antworten der Rückfälligen auf die 4 Ausgangs-items nicht zu (vgl. Eckes u. Roßbach 1980). Tabelle 1 zeigt die Mittelwerte und Standardabweichungen für die in die Clusterana-lyse eingehenden Variablen. Außerdem werden die Ergebnisse der Mittelwertsvergleiche zwischen den beiden Clustern mitgeteilt.

Drei der 4 Mittelwertsdifferenzen erweisen sich als statistisch signifikant. Eine Beschreibung der Cluster auf der Basis von Durchschnittswerten hat folgendes Aussehen: *Cluster 1* (n = 142) umfaßt Personen, die zum Zeitpunkt der Befragung ungefähr 7 Monate abstinent lebten, im 1. Jahr nach Behandlungsende kaum mehr als einen Rückfall erlitten, während des letzten Monats vor der Befragung an etwa 2 Tagen Rauschmittel konsumierten und rund 4 Monate nach Beendigung der Therapie rückfällig wurden.

Tabelle 2. Häufigkeiten, Prozentanteile (in Klammern) und χ^2-Werte in bezug auf ausgewählte Basisvariablen

Variable	Cluster 1 (n=142)	Cluster 2 (n=70)	χ^2-Wert	df
Geschlecht			8,16**	1
männlich	93 (65,5)	59 (84,3)		
weiblich	49 (34,5)	11 (15,7)		
Therapiebeendigung			4,07*	1
regulär	115 (81,0)	48 (68,6)		
irregulär	27 (19,0)	22 (31,4)		
Familienstand			16,30**	2
ledig	33 (23,2)	35 (50,0)		
verheiratet	67 (47,2)	18 (25,7)		
getrennt lebend/geschieden/ verwitwet	42 (29,6)	17 (24,3)		

** p<0,01; * p<0,05

In *Cluster 2* (n = 70) befinden sich Personen, die zum Zeitpunkt der Befragung kaum mehr als einen Monat abstinent lebten, im 1. Jahr nach Behandlungsende zwischen 4 und 5 Rückfälle erlitten, während des letzten Monats vor der Befragung an etwa 18 Tagen Rauschmittel konsumierten und gut 3 Monate nach Beendigung der Therapie erstmals rückfällig wurden.

Die im folgenden aufgezeigten Beziehungen zwischen den ermittelten Clustern und einer Reihe von Referenzvariablen bieten u. a. die Möglichkeit zur Überprüfung der Clustervalidität (vgl. Morey u. Blashfield 1981). Tabelle 2 beinhaltet die Ergebnisse der nonparametrischen Auswertung einiger zu Beginn und am Ende der Entwöhnungsbehandlung erhobener Basisdaten.

Zunächst einmal zählen vergleichsweise viele Frauen zu Cluster 1, darüber hinaus sind die Hinweise auf relativ stabile Partnerbeziehungen und die eher hohe Zahl an regulären Therapiebeendigungen zu beachten. Umgekehrt läßt sich das für Cluster 2 gezeichnete Bild akuter und stärkerer Rückfälligkeit insofern komplettieren bzw. validieren, als die Personen dieses Clusters häufiger männlich sind, öfter allein leben und immerhin zu fast einem Drittel die Therapie irregulär beenden.

In Tabelle 3 finden sich die Ergebnisse der parametrischen Auswertung relevanter soziodemographischer, persönlichkeitspsychologischer und suchtspezifischer Daten, die zu Therapiebeginn erhoben wurden.

Während sich für die Variablen Therapiedauer, Zahl früherer Entwöhnungsbehandlungen und Dauer der Abhängigkeit keine signifikanten Mittelwertsunterschiede ermitteln ließen, differenzieren die in Tabelle 3 aufgelisteten Befunde klar zwischen den beiden Gruppen. Im Vergleich zu Cluster 1 besteht Cluster 2 aus jüngeren, psychosomatisch gestörteren, spontan aggressiveren und emotional labileren Personen, die häufiger in Gesellschaft trinken und sich durch die physiologischen Konsequenzen ihrer Abhängigkeit (z. B. Krampfanfälle, Delire) deutlich stärker schädigen. Über die in Tabelle 3 wiedergegebene Information hinaus sei noch hinzugefügt, daß sich die ungünstige soziale Situation für die Personen aus Cluster 2 ein Jahr nach Behandlungsende weiter verschlechtert hat: Inzwischen sind nur noch 22 (31,4 %) der ehemaligen Patienten erwerbstätig (zu Therapiebeginn 26, also 37,1 %), und immerhin 58

Tabelle 3. Mittelwerte, Standardabweichungen (in Klammern) und t-Tests in bezug auf ausgewählte soziodemographische, persönlichkeitspsychologische und suchtspezifische Variablen

Variable	Cluster 1 (n = 142)	Cluster 2 (n = 70)	t-Wert[a]
Alter	39,21 (9,64)	36,21 (9,64)	2,13*
FPI 1 (Nervosität)	8,52 (3,93)	10,13 (3,97)	2,79**
FPI 2 (spontane Aggressivität)	3,79 (2,42)	4,79 (2,70)	2,72**
TAI 2 (soziales Trinken)	32,15 (8,80)	35,24 (8,16)	2,47*
TAI 5 (Schädigung)	16,38 (5,57)	18,29 (6,02)	2,28*

[a] t-Test bei homogenen Varianzen (df = 210).
** p < 0,01; * p < 0,05

(82,9%) von ihnen haben keinen festen Partner (zu Therapiebeginn 52, also 74,3%).

Tabelle 4 vermittelt Häufigkeitsverteilungen und X^2-Werte in bezug auf rückfallrelevante Daten, die sich aus der Einjahreskatamnese gewinnen ließen.

Eine nähere Betrachtung der in Tabelle 4 dargestellten Ergebnisse verdeutlicht, daß die Personen des Clusters 1 nach Beendigung ihrer Therapie prozentual gesehen weitaus seltener ständig arbeitslos waren als die Personen des Clusters 2. Trat ein Rückfall bei den zu Cluster 1 zählenden ehemaligen Patienten auf, so beschränkten sich diese fast ausschließlich auf den Konsum von Alkohol. Auch die Bewältigung eines Rückfalls gelang ihnen offensichtlich besser. Verglichen mit den Personen des Clusters 2 schafften sie es doppelt so oft aus eigener Kraft und 6mal häufiger mit Unterstützung von Selbsthilfegruppen, nach einem Rückfall dauerhaft abstinent zu leben. Überraschend erlaubten Auskünfte, die sich auf die An- bzw. Abwesenheit von Personen zum Zeitpunkt des Rückfalls und auf den intrapersonalen Zustand kurz vor dem Rückfall bezogen, keine

Tabelle 4. Häufigkeiten, Prozentanteile (in Klammern) und χ^2-Werte in bezug auf ausgewählte Variablen der Einjahreskatamnese

Variable	Cluster 1 (n = 142)	Cluster 2 (n = 70)	χ^2-Wert	df
Dauer der Arbeitslosigkeit seit Therapieende			7,95*	2
ständig	28 (19,7)	28 (40,0)		
zeitweise	41 (28,9)	16 (22,9)		
gar nicht	60 (42,3)	25 (35,7)		
fehlende Angaben	13 (9,1)	1 (1,4)		
Bewältigung(sversuche) des Rückfalls			55,35**	1
nicht dauerhaft bewältigt	12 (8,4)	42 (60,0)		
dauerhaft bewältigt	110 (77,5)	28 (40,0)		
aus eigener Kraft	32 (22,5)	8 (11,4)		
mit Hilfe der Familie/ des Partners	8 (5,6)	2 (2,9)		
mit stationärer Therapie	16 (11,3)	7 (10,0)		
mit ambulanter Therapie	8 (5,6)	6 (8,6)		
mit der Hilfe anderer Personen	7 (4,9)	2 (2,9)		
mit Selbsthilfegruppen	39 (27,5)	3 (4,3)		
fehlende Angaben	20 (14,1)	0 (0,0)		
Rückfall und konsumierte(s) Suchtmittel			5,43*	1
Alkohol	119 (83,8)	49 (70,0)		
Alkohol und Medikamente	23 (16,2)	21 (30,0)		
Situation des Rückfalls			7,05	3
allein	87 (61,3)	41 (58,6)		
mit Partner	10 (7,0)	5 (7,1)		
mit Freunden	8 (5,6)	13 (18,6)		
mit anderen Personen	13 (9,2)	7 (10,0)		
fehlende Angaben	24 (16,9)	4 (5,7)		
Intrapersonaler Zustand kurz vor dem Rückfall			4,63	5
Versuch kontrollierten Suchtmittelkonsums	19 (13,4)	13 (18,6)		
Übermut, Leichtsinn	19 (13,4)	9 (12,8)		
Gleichgültigkeit	8 (5,6)	10 (14,3)		
Angst, Unsicherheit	22 (15,5)	10 (14,3)		
Hemmungen, Minderwertig- keitsgefühle	8 (5,6)	6 (8,6)		
Ärger, Wut	20 (14,1)	8 (11,4)		
fehlende Angaben	46 (32,4)	14 (20,0)		

** p < 0,01; * p < 0,05

Differenzierungen zwischen den beiden Clustern. Ergänzend sei erwähnt, daß ein Jahr nach Therapieende 106 (74,6%) der 142 ehemaligen Patienten aus Cluster 1 und nur 15 (21,4%) der 70 ehemaligen Patienten aus Cluster 2 Alkoholabstinenz angaben. Außerdem berichteten lediglich 3 (2,1%) Personen aus Cluster 1, dagegen aber 9 (12,9%) Personen aus Cluster 2, über starken Medikamentenkonsum ohne ärztliche Verordnung.

In Tabelle 5 sind statistische Kennwerte parametrisch ausgewerteter Daten, die ebenfalls der Einjahreskatamnese entstammen, wiedergegeben.

Die Ergebnisse verdeutlichen, daß die Personen des Clusters 2 sowohl vor als auch nach der Entwöhnungsbehandlung signifikant länger arbeitslos waren als die Personen des Clusters 1. Außerdem schätzen die zu Cluster 2 zählenden ehemaligen Patienten ihr

Tabelle 5. Mittelwerte, Standardabweichungen (in Klammern) und t-Tests in bezug auf ausgewählte Variablen der Einjahreskatamnese

Frage	Cluster 1 (n = 142)	Cluster 2 (n = 70)	t-Wert	df
Arbeitslosigkeit im Jahr vor der Therapie in Wochen	18,68 (27,69)	27,50) (31,05)	2,09[a]*	210
Arbeitslosigkeit im Jahr nach der Therapie in Wochen	20,40 (26,94)	29,61 (30,24)	2,25[a]*	210
Ernsthaftigkeit des Alkohol- und/ oder Medikamentenproblems[c]	1,56 (1,43)	3,17 (1,02)	9,41[b]**	183
Sicherheit, auf Dauer ohne Suchtmittel leben zu können[d]	2,58 (1,41)	4,53 (1,81)	7,89[b]**	112
Zufriedenheit mit dem jetzigen Leben[d]	2,61 (1,29)	4,44 (1,90)	7,28[b]**	101

** $p < 0,01$; * $p < 0,05$

[a] t-Test bei homogenen Varianzen.

[b] t-Test bei heterogenen Varianzen.

[c] Vierstufige Skala: Höhere Werte verweisen auf ernsthafteres Suchtproblem.

[d] Sechsstufige Skala: Höhere Werte verweisen auf mehr Unsicherheit bzw. Unzufriedenheit.

Alkohol- bzw. Medikamentenproblem wesentlich ernster ein. Sie fühlen sich darüber hinaus weitaus weniger sicher, auf Dauer ohne Suchtmittel leben zu können. Schließlich sind sie im Vergleich zu den Personen des Clusters 2 mit ihrem jetzigen Leben deutlich unzufriedener.

Diskussion der Ergebnisse

Die dargestellten Ergebnisse zeigen, daß die clusteranalytische Gruppierung katamnestisch gewonnener Rückfallbeschreibungen zur Ermittlung unterschiedlich schwerer Rückfallverläufe führt. Die eruierte Zweiclusterlösung spiegelt durch die Differenzierung des Rückfallgeschehens in „lapse" und „relapse" eine Sichtweise wider, die besonders in der situativ orientierten Rückfallforschung als bedeutsam erachtet wird (vgl. Donovan u. Chaney 1985). Von den 4 Gruppierungsvariablen diskriminiert allein die Variable „Erster Rückfall ... Wochen nach Therapieende" nicht zwischen den beiden Clustern (Tabelle 1). Dieser Befund steht in Einklang mit der von Litman et al. (1979) vertretenen Auffassung, daß für das künftige Trinkverhalten der Rückfallzeitpunkt am wenigsten informativ ist. Erstaunlicherweise differenzieren die Variablen „Situation des Rückfalls" und „intrapersonaler Zustand kurz vor dem Rückfall" nicht zwischen den beiden Gruppen (Tabelle 4). Dagegen berichten die Personen des Clusters 2 über vergleichsweise geringe Lebenszufriedenheit und relativ wenig Vertrauen in die eigene Abstinenzfähigkeit (Tabelle 5). Somit wird die von Annis (1986) geäußerte Hypothese, daß geringe Selbstwirksamkeitserwartung dauerhafte Rückfälligkeit begünstigt, deutlich bestätigt.

Durch die Einbeziehung überwiegend personbezogener Referenzvariablen lassen sich die zwischen den 2 Clustern beobachteten Unterschiede validieren. So kann für Cluster 2 ein spezifisches Risikoprofil, das schwere Rückfallverläufe kennzeichnet, erstellt werden. Im Unterschied zu den Personen des Clusters 1 ergibt sich für die ehemaligen Patienten des Clusters 2 das Bild einer autodestruktiven, nervösen Persönlichkeit, die unter psychosomatischen Beschwerden sowie mangelnder Impulskontrolle leidet und bevorzugt in Gesellschaft trinkt (Tabelle 3). Sie ist außerdem meist männlich, häufig ledig (Tabelle 2), relativ jung (Tabelle 3) und vergleichsweise oft arbeitslos (Tabelle 4). Vor dem Hintergrund möglicher Beziehungs- und Bindungsprobleme (Tabelle 2) sowie beruflicher Schwierigkeiten (Tabelle 4) erlebten die Personen des Clusters 2 nicht nur wesentlich häufiger Rückfälle (Tabelle 1), sondern sie bewältigten diese auch weitaus weniger erfolgreich (Tabelle 4). Daraus läßt sich ableiten, daß Mißerfolgserwartungen und internale Schuldattributionen die „Relapseprozesse" dieser Personengruppe förderten. Nicht zuletzt könnten fehlende soziale Stützsysteme (Tabelle 2 und 5) die schweren Rückfälle der Personen aus Cluster 2 mitverursacht haben. Da Litman (1986) erst kürzlich die Bedeutung solcher Systeme für das Rückfallgeschehen hervorhob, gewinnt diese Interpretation zusätzlich an Bedeutung.

Interessant erscheint, daß sich die Personen des Clusters 2 von den 507 Abstinenten einer Vergleichsgruppe hinsichtlich aller in den Tabellen 2 und 3 berücksichtigten Variablen signifikant unterscheiden. Da sich für diese Variablen hingegen keine statistisch bedeutsamen Differenzen zwischen den 507 Abstinenten und den 142 Rückfälligen des Clusters 1 feststellen ließen, werden letztere — fehlt ihnen doch ein personspezifisches Risikoprofil — als Rückfällige angesehen, deren „lapse" offensichtlich situativ motiviert war. Zur dauerhaften Bewältigung des „lapse" (Tabelle 4) dürfte die Einbettung in einen Hilfe bietenden sozialen Kontext (Tabelle 2) und die relativ „stabile" Persönlichkeit der Rückfälligen des Clusters 1 (Tabelle 3) beigetragen haben.

In therapeutischer Hinsicht sollten für die wesentlich tiefer in das Rückfallgeschehen verstrickten Patienten des Clusters 2 im Rahmen stationärer Behandlung einerseits soziotherapeutische Maßnahmen ergriffen und andererseits auf emotionale Nachreifung abzielende psychotherapeutische Prozesse in Gang gesetzt werden. Zusätzlich könnte sich ein spezifisches Bewältigungstraining für intrapsychisch belastende Hochrisikosituationen im Bereich der Arbeits- und Partnersuche als vorteilhaft erweisen. Schließlich gilt es, die Personen des Clusters 2 in Fortführung der stationären Bemühungen bestimmten Nachsorgeangeboten zuzuführen. Dabei sollten soziotherapeutische Maßnahmen (z. B. Trainieren von Vorstellungsgesprächen; Erprobung der Belastbarkeit am Arbeitsplatz) im Vordergrund stehen. Solche Angebote tragen zur Realisierung positiver Selbstwirksamkeitserwartungen und somit zur Verminderung des Rückfallrisikos bei.

Obwohl eine Reihe von Befunden die Brauchbarkeit der ermittelten Zweiclusterlösung bestätigten, bedarf es weiterer einschlägiger Validierungsbelege. Vor allem sollte eine Kreuzvalidierungsstudie mit Personen aus anderen Behandlungseinrichtungen durchgeführt werden. Von Interesse wäre sicherlich auch die Überprüfung der Stabilität von internalen und externalen Attributionsstilen in Rückfallsituationen (vgl. Marlatt u. George 1984). Eine derartige Untersuchung würde Informationen liefern, die nicht nur den Übergang zwischen Abstinenz und Rückfall, sondern auch zwischen „lapse" und „relapse" weiter erhellen könnten.

Literatur

Annis HM (1986) A relapse prevention model for treatment of alcoholics. In: Miller WR, Heather N (eds) Treating addictive behaviors. Processes of change. Plenum, New York, pp 407–421

Brownell KD, Marlatt GA, Lichtenstein E, Wilson GT (1986) Understanding and preventing relapse. Am Psychol 41: 765–782

Donovan DM, Chaney EF (1985) Alcoholic relapse prevention and intervention: Models and methods. In: Marlatt GA, Gordon JR (eds) Relapse prevention. Maintenance strategies in the treatment of addictive behaviors. Guilford, New York, pp 351–416

Eckes T, Roßbach H (1980) Clusteranalysen. Kohlhammer, Stuttgart

Fahrenberg J, Selg H, Hampel R (1978) Das Freiburger Persönlichkeitsinventar (FPI). Handanweisung, 3. Aufl. Hogrefe, Göttingen

Funke W (1987) Hat der typologische Ansatz im Alkoholismusbereich eine Zukunft? Ernähr Umsch 34: 303–307

Funke W, Funke J, Klein M, Scheller R (1987) Trierer Alkoholismusinventar (TAI). Handanweisung. Hogrefe, Göttingen

Koester W, Schneider R, Hachmann E, Mai N (1982) Ergebnisse des stationären verhaltenstherapeutischen Programms zur Behandlung von Alkohol- und Medikamentenabhängigen: Katamnesen nach einem Jahr. In: Schneider R (Hrsg) Stationäre Behandlung von Alkoholabhängigen. Beschreibung und Ergebnisse des verhaltenstherapeutischen Programms der Fachklinik Furth im Wald. Röttger, München, S 215–243

Litman GK (1986) Alcoholism survival. The prevention of relapse. In: Miller WR, Heather N (eds) Treating addictive behaviors. Processes of change. Plenum, New York, pp 391–405

Litman GK, Eiser JR, Taylor C (1979) Dependence, relapse and extinction: A theoretical critique and a behavioral examination. J Clin Psychol 35: 192–199

Litman GK, Stapleton J, Oppenheim AN, Peleg M, Jackson P (1983) Situations related to alcoholism relapse. Br J Addict 78: 381–389

Marlatt GA (1985) Relapse prevention: Theoretical rationale and overview of the model. In: Marlatt GA, Gordon JR (eds) Relapse prevention. Maintenance strategies in the treatment of addictive behaviors. Guilford, New York, pp 3–70

Marlatt GA, George WH (1984) Relapse prevention: Introduction and overview of the model. Br J Addict 79: 261–273

Morey LC, Blashfield RK (1981) Empirical classifications of alcoholism. A review. J Stud Alcohol 42: 925–937

Polish JM (1982) The validity of self-reports in alcoholism research. Addict Behav 7: 123–132

Wishart D (1984) Clustan. Benutzerhandbuch, 3. Ausg. Fischer, Stuttgart

Versuche zur Erfassung von Rückfallbedingungen bei Alkoholkranken

F. Rist, H. Watzl, R. Cohen

Eine Besonderheit der Behandlung von Suchtpatienten ist, daß das eigentliche Problemverhalten, der Suchtmittelkonsum, während der Behandlung kaum auftritt. Zwar geschehen in Behandlungseinrichtungen für Alkoholkranke immer wieder Rückfälle, die Patienten wie Therapeuten nachhaltig beeindrucken, aber solche Rückfälle sind vergleichsweise selten. Anders als etwa bei Patienten mit Neurosen oder psychosomatischen Störungen, wo Dermatosen, Phobien, oder Zwänge ständig vorhanden sind und Besserungen wie auch Rückschläge zeigen, können bei Suchtpatienten Änderungen des Problemverhaltens während der Therapie kaum beurteilt werden. Weder Patienten noch Therapeuten können daher einen unmittelbaren Eindruck davon erhalten, ob die therapeutische Strategie einen günstigen, keinen, oder einen ungünstigen Einfluß auf das Suchtverhalten hat. Die Therapie muß ihre Bewährungsprobe erst nach Ende der stationären Behandlung ablegen, wenn Rückfallsituationen zu meistern sind.

Wäre besser bekannt, wann und wo mit solchen Rückfallsituationen zu rechnen ist, so könnte die Rückfallprophylaxe in zweierlei Hinsicht verbessert werden. Patienten könnten darauf vorbereitet werden, bestimmte Merkmale ihrer inneren und äußeren Situation als Alarmsignale aufzufassen, um Bewältigungsstrategien einzuleiten. Darüber hinaus könnte bereits in der Therapie durch die Vorwegnahme kritischer Aspekte der Rückfallsituation die Möglichkeit geschaffen werden, adäquate Reaktionsweisen zu entwickeln und einzuüben.

Im folgenden berichten wir über unsere Versuche a) die inneren und äußeren Umstände von Rückfällen in Erfahrung zu bringen und abzuschätzen, wie spezifisch diese Bedingungen für Rückfallsituationen sind, sowie b) bestimmte Merkmale der Rückfallsituation während der stationären Behandlung herbeizuführen.

Probanden waren durchweg alkoholkranke Frauen, die sich einer 3monatigen Entwöhnungsbehandlung im PLK Reichenau unterzogen. Das Forschungsprojekt, in dessen Rahmen die Behandlung und die Teiluntersuchungen durchgeführt wurden, ist seit mehreren Jahren abgeschlossen. Eine detaillierte Darstellung der Behandlungsprinzipien, der Patienten und der Katamnesen ist bei Watzl (1986) zu finden. Für 189 konsekutiv aufgenommene Patientinnen, aus deren Reihen die Probanden für die meisten der zu berichtenden Untersuchungen kamen, gelten folgende Angaben: Die Patientinnen waren zwischen 20 und 55 Jahren alt (M = 36,4 Jahre, SD = 8,5), 44 % waren verheiratet, 56 % geschieden oder ledig. Nur 24 % hatten eine weiterführende Schule besucht, weniger als 50 % hatten eine Berufsausbildung abgeschlossen. Über 2/3 der Patientinnen hatten sich früher schon alkoholbedingten stationären Behandlungen unterzogen. Die Untergruppen, die an einzelnen Untersuchungen teilgenommen haben, weichen in diesen Angaben nur geringfügig voneinander ab.

Zur allgemeinen Charakterisierung von Rückfallbedingungen

Um etwas über die äußere und innere Situation von Alkoholkranken bei Rückfällen zu erfahren, wurden die Patientinnen nach den Umständen von Rückfällen befragt, und zwar sowohl bei Rückfällen nach einer selbstgewählten Abstinenzzeit von mindestens 6 Wochen im Jahr vor der stationären Behandlung (bei 59 von 189 Patienten), wie auch bei Rückfällen im Jahr nach der Behandlung (bei 75 von 189 Patienten). Bei Behandlungsbeginn, oder im anderen Fall bei einem ambulanten Nachsorgetermin (meist in monatlichen Abständen) fragten wir a) nach dem *Getränk,* mit dem der Rückfall erfolgte, b) ob dieser Rückfall *allein* oder *in Gesellschaft* stattfand, c) welche Gründe es dafür gab, d) welche Stimmung dem Rückfall vorausging und e) ob und wie lange vor dem Rückfall *Verlangen* nach Alkohol auftrat. Zwar ist es recht zweifelhaft, ob verschiedene Alkoholkranke in verschiedenen Situationen mit „Verlangen" dasselbe meinen (vgl. Watzl u. Gutbrod 1983), aber zur Beschreibung und Erklärung von Rückfallsituationen wird dieser Begriff von Alkoholkranken häufig gebraucht. Als eine der wenigen möglichen Vorstufen eines Rückfalls schien er uns trotz aller Unklarheiten besonderer Beachtung wert.

Ein *typisches Getränk* für den Rückfall war in den Berichten nicht festzustellen; die Patienten nannten Bier, Wein und harte Getränke annähernd gleich häufig. Typisch für den Rückfall ist jedoch, daß er nicht unter dem sozialen Druck einer alkoholfrohen Geselligkeit, sondern *allein* erfolgt. Dabei spielt es keine Rolle, ob wir Rückfälle vor der Behandlung oder danach betrachten: Jedesmal geben mehr als 80 % der Patienten an, daß sie beim Rückfall allein waren. Über 90 % der Patienten nannten *mindestens einen Grund,* warum sie rückfällig wurden. Diese Gründe sind jedoch so vielfältig, daß keiner davon als besonders typisch für die Rückfallsituation herausgestellt werden kann. (Eine eingehende Untersuchung der Ursachenzuschreibung von Abstinenz und Rückfälligkeit wurde im Konstanzer Forschungsprojekt von Entringer [1978] durchgeführt.)

Eine weitere Charakterisierung der Rückfallsituation lieferte die Erfassung von *Stimmung* und *Verlangen* unmittelbar vor dem Rückfall. Die *Stimmung* erfragten wir mit der Kurzform einer Stimmungsskala von Hampel (1971).

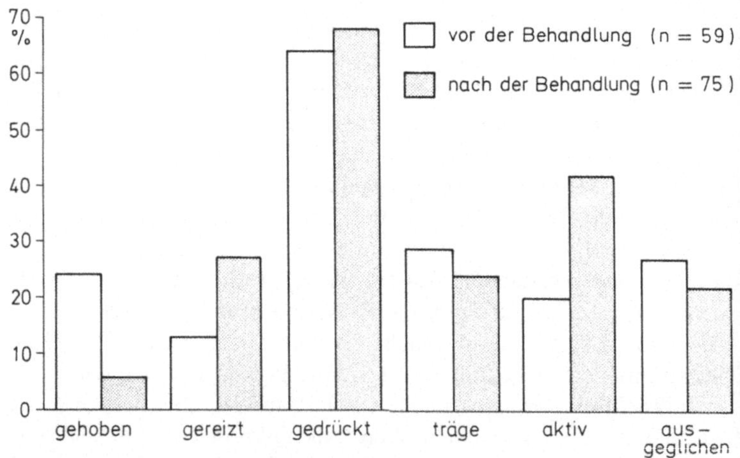

Abb. 1. Angaben zur Stimmung in Rückfallsituationen vor oder nach der Behandlung. Für jeden Stimmungsaspekt ist der Anteil der Patientinnen angegeben, für den der jeweilige Stimmungsaspekt zutraf

Darin werden mit 6 Adjektiven die Stimmungsaspekte „gehoben“, „gereizt“, „gedrückt“, „träge“, „ausgeglichen“ und „aktiv“ unterschieden. Bei jedem dieser Adjektive war anzugeben, ob es auf die Stimmung unmittelbar vor dem Rückfall zutraf oder nicht. Sowohl vor wie nach der Behandlung zeigt sich eine Häufung der Angaben von „gedrückter Stimmung“. Diese Stimmung gaben jeweils 2/3 der Patienten an.

Nach *Verlangen* unmittelbar vor dem Rückfall befragt, gab übereinstimmend etwa die Hälfte der Patienten (52 %) an, Verlangen mindestens einige Minuten davor gespürt zu haben. Ein Drittel der Patienten (30 %) berichtete darüber hinaus, schon an den Tagen davor Verlangen gespürt zu haben.

Bei diesen retrospektiven Befragungen erfolgt der Rückfall typischerweise einsam, in gedrückter Stimmung, und — aus der Sicht des Patienten — begründet durch Schwierigkeiten mit sich, anderen und der Welt. Bei etwa der Hälfte der Patienten geht dem Griff zum Alkohol Verlangen voraus. Folgt daraus bereits, daß Vorsicht immer dann geboten ist, wenn die Patienten — aus welchen Gründen auch immer — in eine gedrückt-depressive Stimmung geraten, allein sind, und Verlangen nach Alkohol spüren? Nicht notwendig. Vielleicht entsprechen diese retrospektiven Darstellungen der Patienten nur wenig den tatsächlichen Verhältnissen beim Rückfall und sind mehr von ihren eigenen Erklärungsversuchen geprägt. Vielleicht gehen Verlangen und gedrückte Stimmung auch nur deshalb einem Rückfall voraus, weil sie oft auftreten oder auch permanent vorhanden sind, also auch beim Entschluß, den Fernsehapparat einzuschalten, beim Zeitunglesen oder vor dem Zubettgehen. Was spricht dafür, daß diese Merkmale — gedrückte Stimmung, Alleinsein, Verlangen nach Alkohol — spezifisch für Rückfallsituationen sind?

Zur Spezifität von Stimmung und Verlangen als Rückfallbedingungen

In einer weiteren Untersuchung sollte geklärt werden, ob die *gedrückte Stimmung* besonders unmittelbar vor Rückfällen auftritt und von der vorherrschenden Stimmung in der Zeit davor abweicht

(Pfäfflin 1976). Dazu wurden 43 Alkoholkranke (darunter diesmal auch Männer) mit einem Rückfall nach mindestens 3wöchiger Abstinenz in den letzten 18 Monaten vor Behandlung befragt. Sie sollten angeben, ob und wie ihre Stimmung unmittelbar vor dem Rückfall von der Hintergrundstimmung in den Wochen der Abstinenz abwich. Diese Befragung geschah mit einer ausführlichen Version des Stimmungsfragebogens, dessen Kurzform oben dargestellt wurde. Zu jeder Rückfallsituation wurde eine systematische Exploration durchgeführt, um dem Patienten zu helfen, sich die fragliche Stimmung so genau wie möglich zu vergegenwärtigen.

Die Patienten schildern ihre Stimmung unmittelbar vor dem Rückfall als erheblich gereizter, gedrückter, träger und weniger gehoben, aktiv und ausgeglichen als ihre übliche Stimmung in den vorangegangenen Wochen der Abstinenz [$3,42 \leq t(41) \leq 5,25$; $p < 0,01$]. Handelt es sich hierbei vielleicht nur um eine therapeutisch erwünschte Erinnerungsverzerrung, nach der eben Abstinenz in einem besseren, Rückfall in einem schlechteren Licht gesehen wird? Dagegen spricht, daß bei einer weiteren Gruppe von Alkoholkranken, deren Rückfall länger als 2 Jahre zurückliegt, kein Unterschied zwischen der Stimmung vor dem Rückfall und der Stimmung in den abstinenten Wochen gefunden wurde. Der Unterschied wird also nicht etwa mit zunehmendem Abstand größer, wie man es bei einer wehmütigen Erinnerungstäuschung vermuten würde.

Eine andere Vorgehensweise wählten wir, um den Aspekt des *Verlangens* zeitlich näher am Rückfall zu erfassen, und um die Spezifität solcher Angaben für die Rückfallsituation zu ermitteln: Alle Patienten bekamen bei der Entlassung Formblätter mit, auf denen sie über 8 Wochen täglich das durchschnittliche Verlangen nach Alkohol einzuschätzen hatten. Dazu wurde eine 10-Punkte-Skala vorgegeben mit den Polen „0: kein Verlangen" und 10: starkes Verlangen". Außerdem sollten sie jeweils angeben, ob sie an diesem Tag getrunken hatten. Jeden Montag war der Bogen für die vergangene Woche an die Station zu schicken. Das Einschätzen des Verlangens auf der Skala und das Eintragen in die Formblätter wurde in der letzten Woche der Behandlung geübt.

Von den 189 Patienten schickten immerhin 118 mindestens 7 der 8 Bögen zurück. 27 Patienten wurden im Berichtszeitraum rückfällig. Den Angaben jeder rückfälligen Patientin wurden nach Zufall

die Angaben einer Vergleichsperson zugeordnet, die nach Möglichkeit in derselben Behandlungsgruppe war, aber im Berichtszeitraum keinen Rückfall hatte.

Abbildung 2 zeigt deutlich stärkeres Verlangen in den Tagen
unmittelbar vor einem Rückfall als an weiter zurückliegenden
Tagen und durchweg stärkeres Verlangen der Rückfälligen als der
Vergleichspersonen. Dabei nimmt das Verlangen stetig zu. Nach
dem Rückfall nimmt das Verlangen langsam ab und ist auch 10
Tage später noch erhöht, sowohl gegenüber dem Niveau der
Vergleichsprobanden wie auch gegenüber dem Ausgangsniveau 10
Tage vor dem Rückfall. Das vergleichsweise hohe Verlangen nach
dem Rückfall besteht nicht nur bei Patienten, die in den nächsten
Tagen weitertrinken: Ganz ähnlich ist der Verlauf für jene Patien-
ten, bei denen der Rückfall auf einen Tag beschränkt blieb.

Könnte das erhöhte Verlangen vor dem Rückfall lediglich
Ergebnis einer Rekonstruktion der Patientinnen sein, die Verlan-
gensschätzungen für zurückliegende Tage in das Formblatt eintragen, *nachdem* sie einen Rückfall erlitten haben? Dagegen spricht,

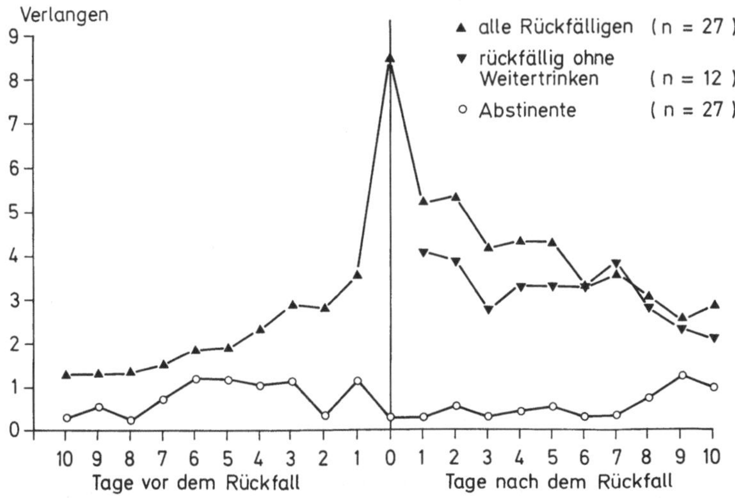

Abb. 2. Angaben zum Verlangen (*0* kein Verlangen, *10* starkes Verlangen) in
den 10 Tagen vor und nach einem Rückfall (Tag 0) bei Rückfälligen, und
einem Vergleichszeitraum abstinenter Patientinnen

daß der Unterschied zu den Vergleichspersonen bereits 10 Tage vor dem Rückfall besteht, also in einem Formblatt angegeben wurde, das zum Zeitpunkt des Rückfalls schon abgeschickt worden war. Dagegen spricht auch, daß wir einen Zusammenhang zwischen diesen Verlangensangaben mit der katamnestischen Einteilung in abstinent, gebessert und ungebessert 1 1/2 Jahre nach der Entlassung finden. Auch wenn wir uns auf jene Patienten beschränken, die im Berichtszeitraum nicht rückfällig wurden (n = 91), finden wir dennoch mehr Tage mit Verlangensangaben bei den Ungebesserten (22 %) als bei den Abstinenten (17 %) und den Gebesserten (11 %).

Das Auftreten von gedrückter Stimmung und Verlangen scheint also bei zahlreichen Patienten spezifisch für Rückfallkrisen zu sein. In den nächsten Versuchen geht es darum, Bedingungen zu realisieren, in denen ein Suchtpatient während der Behandlung solche kritischen Aspekte von Rückfallsituationen selbst erfahren kann.

Zur Induktion unterschiedlicher Stimmungen

Damit die *gedrückte Stimmung* als Merkmal von Rückfallsituationen therapeutisch genutzt werden kann, muß sie wenigstens ansatzweise induziert werden können. Weiter muß gezeigt werden, daß die kritische Stimmung auch dann noch vermehrt mit einem Bedürfnis nach Alkohol einhergeht, wenn sie artifiziell ausgelöst wird. Dies wurde in einer psychologischen Untersuchung geprüft, in der die Stimmung durch die Vorstellung unterschiedlicher Situationen verändert werden sollte (Linder 1976).

Zunächst wurde eine Reihe von Alltagssituationen von einer großen Gruppe von Probanden danach beurteilt, in welchem Ausmaß die Vorstellung dieser Situationen angenehme bzw. unangenehme Stimmungen auslöse und in welchem Maß diese Vorstellung mit Aktivität bzw. Inaktivität verbunden sei. Für den Versuch wurden dann jeweils 2 Situationen ausgewählt, die übereinstimmend als a) angenehm und inaktiv, b) angenehm und aktiv, c) unangenehm und inaktiv, d) unangenehm und aktiv beurteilt wurden.

16 Alkoholikerinnen und 16 starke Raucherinnen wurden instruiert, sich diese Situationen intensiv vorzustellen. Gleichzeitig wurden die elektrodermale Aktivität und die Herzfrequenz als Maß der autonomen körperlichen Aktivierung erfaßt. Die Probanden gaben bei jeder Situation an, wie gut sie sich diese vorstellen konnten und wie stark ihr Verlangen nach Alkohol bzw. Zigaretten dabei gewesen sei.

Die Gruppen unterschieden sich nicht darin, wie gut sie sich die Situationen vorstellen konnten. Aber eine Varianzanalyse über die Angaben zum Verlangen mit den Faktoren Gruppe (Alkoholkranke, Raucher), Valenz (angenehm, unangenehm) und Aktivität (aktiv, inaktiv) ergab eine signifikante Interaktion Gruppe — Valenz — [$F(1,30) = 14{,}02$; $p < 0{,}01$]: Nur Alkoholkranke gaben bei der Vorstellung von unangenehmen Situationen signifikant mehr Verlangen nach Alkohol an als bei der Vorstellung von angenehmen Situationen. Eine ähnliche Interaktion fanden wir für die Pulsfrequenz während der Vorstellungen [$F(1,30) = 2{,}92$; $p < 0{,}10$]: Nur bei Alkoholkranken und hier nur bei unangenehmen Situationen führte die Vorstellung zu einer signifikanten Pulserhö-

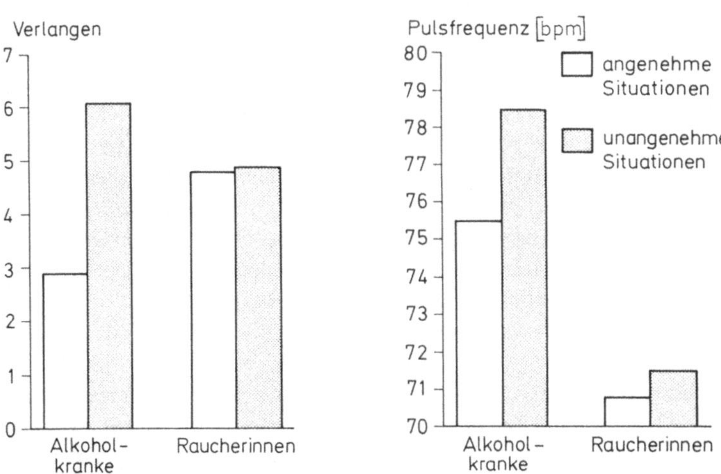

Abb. 3. Angaben zu Verlangen und Pulsfrequenz von Alkoholikerinnen und Raucherinnen während der Vorstellung angenehmer und unangenehmer Situationen

hung. Die Alkoholkranken hatten zwar generell einen schnelleren Puls, was aber nicht die spezifischen Unterschiede zwischen angenehmen und unangenehmen Situationen erklären kann. Keinen Einfluß auf Puls oder Verlangensangaben hatte die Dimension aktiv-inaktiv der vorgestellten Situationen. Damit ist ausgeschlossen, daß der Einfluß angenehmer im Vergleich zu unangenehmen Situationen auf eine Konfundierung mit der Aktivitätsdimension zurückgeht. Auch unter künstlichen Bedingungen herbeigeführte Stimmungsänderungen scheinen also bei Alkoholikerinnen stärkere oder andersartige Reaktionen als bei Raucherinnen auszulösen.

Zur Induktion von Verlangen durch Konfrontation mit dem Alkohol

Der nächste Versuch illustriert die Erfolgsaussichten, Verlangen bei den Patienten durch die *direkte Konfrontation* mit Alkohol auszulösen. Wie in allen ähnlichen Einrichtungen war auch in unserem Behandlungsprogramm Alkohol für die Patienten normalerweise nicht zugänglich. Uns fiel auf, daß die Patienten in den Gruppengesprächen häufig geradezu phobische Ängste vor dem Kontakt mit Alkohol äußerten, als gehe von der Anwesenheit von Alkohol eine magnetische Kraft aus, der man mit menschlichen Kräften kaum widerstehen könne. Die Patienten sollten deshalb Gelegenheit erhalten, die Gefahren dieses Kontakts, die Attraktivität des Getränks und die eigene Reaktion darauf einschätzen zu lernen. Dabei sollten sie sich Tätigkeiten suchen, die als individuelle Bewältigungsstrategien dienen konnten, etwa Briefeschreiben, Kosmetik, oder Hausarbeit. In den folgenden Gruppengesprächen wurden die Eindrücke und Erfahrungen besprochen.

Ab der Mitte unserer 3monatigen Behandlung sollte jede Patientin an mehreren Abenden eine Stunde lang allein mit ihrem früheren Lieblingsgetränk auf ihrem Zimmer bleiben. Viertelstündlich war das Verlangen nach Alkohol auf einer Skala von „0" bis „10" einzutragen. Wir beschränken uns in der folgenden Auswertung darauf, ob irgendwann im Verlauf der Übung Verlangen angegeben wurde, und ignorieren dabei die Intensität dieser Einschätzung.

134

Tabelle 1. Zusammenhang zwischen Angaben zum Verlangen bei den Konfrontationsübungen und dem katamnestischen Ergebnis nach 1½ Jahren. Anteil der abstinenten, gebesserten und ungebesserten Patientinnen in jeder der 3 Verlangenskategorien als absolute Häufigkeiten und bezogen auf jede dieser Kategorien (Prozentangaben in Klammern).

Katamnese	Positive Angaben zu Verlangen		
	nie	≤ 1 Abend	jeden Abend
Abstinent	12 (23)	16 (35)	4 (15)
Gebessert	15 (28)	6 (13)	3 (10)
Ungebessert	27 (50)	23 (51)	18 (75)
Gesamt	54 (100)	45 (100)	25 (100)

125 Patienten nahmen an dieser Übung teil, 25 davon gaben an jedem der Abende an, Verlangen gespürt zu haben, und 45 weitere Patienten wenigstens an einem der Abende. Wir waren erstaunt, daß diese artifizielle Situation überhaupt Verlangensangaben zustande kommen ließ. Für die Patienten dagegen war überraschend, daß sie durchaus nicht jedesmal, und wenn, dann praktisch nie über die ganze Stunde hinweg, Verlangen und den Wunsch zu trinken verspürten. Dennoch haben diese Angaben zumindest als Trend prognostische Bedeutung für die Katamnese nach 1 ½ Jahren (χ^2 = 8,07; p < 0,10).

Von jenen Patienten, die jeden Abend Verlangen angaben, finden sich mehr in der Kategorie „ungebessert" wieder als von Patienten, die nie oder nur an einem Abend Verlangen angaben. Dieser Befund stimmt gut überein mit den erwähnten täglichen Berichten über Verlangen nach Behandlungsende, wo ebenfalls später als ungebessert eingestufte Patientinnen an mehr Tagen Verlangen äußerten als langfristig abstinente und gebesserte.

Zu dieser Studie ist anzumerken, daß mittlerweile eine erhöhte Reaktivität von Alkoholkranken in der Konfrontation mit Alkohol recht gut belegt ist. So fanden wir in einer anderen Untersuchung, daß nur alkoholabhängige Frauen, nicht aber Gesunde mit stärkerer Pulsbeschleunigung auf den Geruch von Cognac als auf den Geruch von Zitrone reagierten (Hermanutz u. Thurm 1977). Pomerleau et al. (1983) und Monti et al. (1987) berichten ebenfalls stärkere physiologische Reaktionen Alkoholkranker bei der Konfrontation mit alkoholischen Geruchsreizen, und Cooney et al. (1987) berichten eine Zunahme des Verlangens.

Zum Zusammenhang zwischen Übungs- und Rückfallsituationen

Die beschriebenen Versuche, Stimmungen, bzw. die Konfrontation mit dem Alkohol vorwegzunehmen, orientierten sich an der allgemeinen Charakterisierung der Rückfallsituation. Der letzte Versuch weicht von dieser Regel ab; hier wurde eine Situation realisiert, die gänzlich untypisch für Rückfälle unserer Patientengruppe ist. Auch in diesem Versuch wurden die Patienten mit Alkohol konfrontiert, diesmal jedoch im Rahmen einer *geselligen Situation* (Rist u. Davies-Osterkamp 1977). In 4 Sitzungen sollten die Patienten im Rollenspiel lernen, was man tun kann, wenn man etwa in einer geselligen Runde plötzlich ein Glas Wein hingestellt bekommt und aufgefordert wird, anzustoßen und zu trinken. Das Zielverhalten war, Alkohol abzulehnen, ein alternatives Getränk zu verlangen, langwierige und emotionsgeladene Diskussionen über den Grund der Abstinenz abzubrechen und schließlich das Gespräch auf unverfängliche Themen zu lenken. 145 Patientinnen absolvierten diese Übungen. Vor der 1. und nach der letzten Übungsstunde legten wir den Patienten eine Liste mit ähnlichen Situationen vor, und ließen sie einschätzen, wie leicht es ihnen in der jeweiligen Situation fiele, Alkohol abzulehnen (Rist u. Watzl 1983).

Wie passen diese Übungen zu den eingangs genannten Merkmalen von Rückfallsituationen? Dort hatten wir ja ermittelt, daß mehr als 80% der Rückfälle allein erfolgen. Können dann diese Übungen einer geselligen Situation oder die Einschätzungen der Sicherheit, mit der man Alkohol ablehnt, irgendeine Relevanz für spätere Rückfallsituationen haben? Zu unserer Überraschung standen diese Einschätzungen in deutlichem Zusammenhang zum katamnestischen Status 3 Monate nach der Entlassung: Sowohl vor wie nach dem Training fiel es später Abstinenten leichter, Alkohol abzulehnen, als später Rückfälligen ($F(1,143) = 18,85$; $p < 0,001$). Obwohl die zur Einschätzung vorgelegten Situationen mit den

Rückfallumständen so wenig gemeinsam haben, ist dies einer der besten Prädiktoren des späteren Rückfalls, die wir gefunden haben.

Wir interpretieren diesen Zusammenhang zwischen der Erfolgseinschätzung in sehr spezifischen Situationen und dem tatsächlichen Erfolg in völlig andersartigen Situationen als Hinweis auf einen übergreifenden Faktor, wie er von Bandura (1977) mit dem Konzept der „self efficacy" beschrieben wird: Zu einem gewissen Grad erfassen diese sehr spezifischen Einschätzungen einen „sense of mastery", d.h. die Zuversicht der Patienten, daß sie mit einer potentiellen Rückfallsituation schon fertig werden, ganz gleich was die näheren Umstände sind. Für die Realisierung von kritischen Aspekten der Rückfallsituation ergibt sich daraus ein wichtiger Hinweis. Wir gingen bei der gedanklichen und übenden Vorwegnahme von Rückfallbedingungen zwar von allgemeinen Beschreibungen der Rückfallsituation aus, um schließlich den Patienten Gelegenheit zu geben, spezifische Aspekte der Rückfallsituation zu erfahren und spezialisierte Strategien zu deren Bewältigung zu entwickeln. In welchem Maß solche Versuche für die Prognose und Prophylaxe hilfreich sind, hängt jedoch möglicherweise nicht nur davon ab, wie spezifisch sie an der Rückfallsituation orientiert sind und wie genau sie deren Umstände nachbilden. Ähnlich wichtig könnte sein, daß die Patienten dabei die Zuversicht erwerben können, auch völlig andersgeartete, vielleicht niemals auftretende, Rückfallsituationen zu bewältigen.

Literatur

Bandura A (1977) Self-efficacy: Toward a unifying theory of behavioral change. Psychol Rev 84: 191–215

Cooney JL, Gillespie RA, Baker LH, Kaplan RF (1987) Cognitive changes after alcohol cue exposure. J Consult Clin Psychol 55: 150–155

Entringer T (1978) Eine Erkundungsstudie zur Ursachenzuschreibung von Abstinenz und Rückfälligkeit bei behandelten Alkoholikerinnen und deren Angehörigen. Unveröffentl. Diplomarbeit, Universität Konstanz

Hampel R (1971) Entwicklung einer Skala zur Selbsteinschätzung der aktuellen Stimmung. Dissertation, Universität Freiburg

Hermanutz M, Thurm I (1977) Physiologische Reaktionen auf Geruchsreize bei Alkoholikerinnen und Gesunden. Unveröffentl. Praktikumsbericht, Universität Konstanz

Linder MA (1976) Zur Beziehung zwischen Stimmung, Aktivation und Bedürfnis nach einem Suchtmittel bei Alkoholikerinnen und Raucherinnen. Unveröffentl. Diplomarbeit, Universität Konstanz

Marlatt GA, Gordon JR (1985) Relapse prevention: Maintenance strategies in treatment of addictive behaviors. Guilford, New York

Monti PM, Binkoff J, Abrams DB, Zwick W, Nirenberg T, Liepman M (1987) Reactivity of alcoholics and non-alcoholics to drinking cues. J Abnorm Psychol 96: 122–126

Pfäfflin J (1976) Determinanten des Rückfalls bei Alkoholikern. Unveröffentl. Diplomarbeit, Universität Konstanz

Pomerleau OF, Fertig J, Baker L, Cooney N (1983) Reactivity to alcohol cues in alcoholics and non-alcoholics: Implications for a stimulus control analysis of drinking. Addict Behav 8; 1–10

Rist F, Davies-Osterkamp S (1977) Das Alkoholkontaktprogramm: Ein Training zur Erhöhung der Sicherheit Alkoholkranker in Versuchssituationen. Drug Alcohol Depend 2: 163–173

Rist F, Watzl H (1983) Self assessment of relapse risk and assertiveness in relation to treatment outcome of female alcoholics. Addict Behav 8: 121–127

Watzl H (1986) Die Vorhersage des Behandlungserfolges bei alkoholkranken Frauen — eine empirische Untersuchung. Röttger, München

Watzl H, Gutbrod K (1983) Verlangen nach Alkohol — Begriffsbestimmung, empirische Befunde und Erklärungsansätze. Suchtgefahren 20: 19–27

Rückfallgeschehen bei stationär behandelten Drogenabhängigen

K. Herbst, E. Hanel, B. Haderstorfer

Fragestellung

Bisherige Forschungsergebnisse zeigen, daß Drogenabhängige auch nach einer stationären Entwöhnungsbehandlung ein hohes Rückfallrisiko haben (Klett et al. 1984). Wann und unter welchen Bedingungen es zum Rückfall kommt, wird in ersten Ansätzen untersucht (Vollmer et al. in diesem Band).

Wir sind folgenden Fragen nachgegangen:
— Welchen Einfluß hat der Verlauf der Entwöhnungsbehandlung auf den Rückfall? Insbesondere: Wie wirken sich ein Behandlungsabbruch, die Therapiedauer und eine direkt folgende Weiterbehandlung aus?
— Welcher Zusammenhang besteht zwischen dem Drogenkonsum und anderen Variablen wie den Sozialkontakten, dem Justizdruck sowie der beruflichen Integration der Klientinnen und Klienten nach Ende der Behandlung?

Stichprobe

Seit November 1985 führen wir eine prospektive Studie bei 13 Entwöhnungseinrichtungen im gesamten Bundesgebiet durch (Hanel u. Herbst 1988; Herbst u. Hanel 1989, in Vorbereitung). An ihr nehmen 302 Klientinnen und Klienten teil. Das sind etwa 90% aller bis Ende 1986 dort Aufgenommenen. Die Basisstichprobe umfaßt 272 Personen, die bis zum 1. März 1988 die Behandlung beendet hatten (Abb. 1).

Die erste von 3 geplanten Katamnesen konnte als Interview durch Diplom-Psychologen bei 163 Personen, das sind 60% der Basisstichprobe, durchgeführt werden. Bei den übrigen 40% war

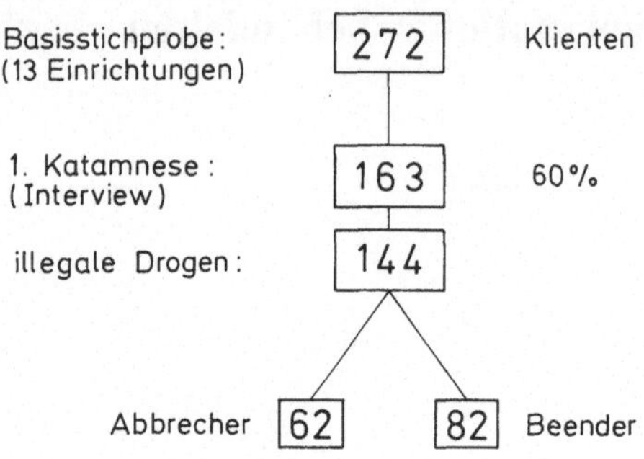

Abb. 1. Stichprobengröße

meistens die Adresse nicht feststellbar, ein Teil antwortete trotz mehrfacher Aufforderung nicht. Von den 163 Erreichten sind 144 als Abhängige von illegalen Drogen zu bezeichnen. Sie bilden im folgenden die Analysestichprobe. Die übrigen 19 Klienten sind Alkoholabhängige und werden bei dieser Untersuchung ausgeschlossen.

62 Personen (43% der Analysestichprobe) haben die Entwöhnungsbehandlung abgebrochen, 82 Personen (57%) haben sie planmäßig beendet. Obwohl der Anteil der Abbrecher in der Basisstichprobe um 10% höher ist, ist die Analysestichprobe statistisch repräsentativ in bezug auf die Verweildauerverteilung. Gleiches gilt, soweit wir bisher festgestellt haben, für andere Variablen, z. B. für das Verhältnis der Geschlechter. Etwa 25% sind Frauen.

Rückfallmuster

Die Analysestichprobe kann grob in 3 Klassen unterteilt werden (Abb. 2):
1) Klienten, die angeben, im Untersuchungszeitraum „drogenfrei" geblieben zu sein: 27,8%;
2) solche, denen ein „kurzzeitiger", in der Regel nur einmaliger Rückfall unterlief: 8,3%;
3) Personen mit „fortgesetztem" Drogengebrauch nach dem ersten Rückfall: 63,9%.

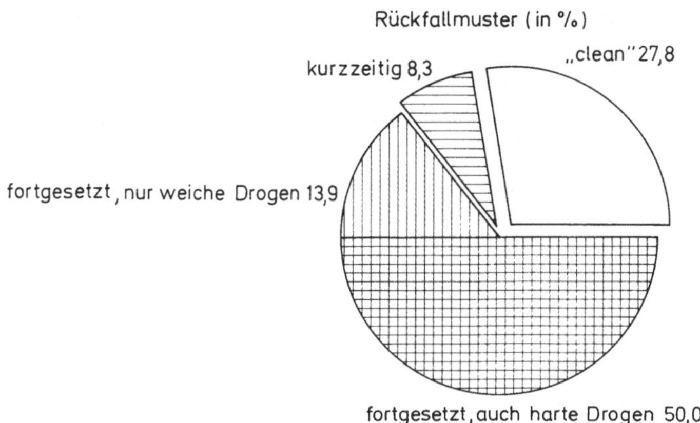

Abb. 2. Verteilung der Rückfallmuster

Die fast bei allen Befragten durchgeführten Urinkontrollen bestätigen weitgehend deren Angaben. Nur 5 Untersuchte, die sich als „drogenfrei" bezeichneten, weisen positive Befunde auf; 3 weitere verweigerten die Probe.

Die Personen mit fortgesetztem Drogengebrauch nach dem Rückfall lassen sich gliedern in solche, die nur „weiche" Drogen (d. h. Cannabis) nehmen (13,9 %), und andere, die auch „harte" Drogen (wie Kokain, Heroin oder Ersatzstoffe, d. h. vor allem codeinhaltige Präparate) konsumieren (50 %).

Diese Einteilung ist nur eine von vielen möglichen. Ein Großteil der Abhängigen nimmt mehrere Stoffe und viele Medikamente mit Suchtpotential. Eines ist den beiden letztgenannten Mustern gemeinsam: Nach dem 1. Rückfall wird der Drogengebrauch im Katamnesezeitraum mehr oder weniger regelmäßig fortgesetzt. Dieser Personenkreis, d. h. etwa ⅔ der Analysestichprobe, gilt im folgenden als rückfällig.

Ereignisanalyse

Für eine genauere Analyse ergibt sich ein Problem: Wir haben versucht, mit allen Klienten kurz nach Behandlungsende Kontakt aufzunehmen, um eine Dreimonatskatamnese, bei einem Teil eine

Einmonatskatamnese durchführen zu können. Das war aber in den meisten Fällen nicht möglich. Bis der Aufenthalt festgestellt und das Interview durchgeführt werden konnte, verging häufig eine längere Zeit. Der Katamnesezeitraum variiert daher tatsächlich zwischen 1 und 10 Monaten. Ein Viertel der Klienten wurde spätestens im 4. Monat, ein Viertel frühestens im 7. Monat befragt. Der Median liegt bei 5 Monaten.

Für dieses Problem gibt es eine statistische Lösung: Wir betrachten die Zeit bis zum Rückfall in einer Ereignisanalyse („survival analysis"). Hierbei treten 2 Komponenten auf: die nach dem Behandlungsende vergangene Zeit bis zum Rückfall (t) und die Zeit bis zum Interview (z).

Wird der Klient nach t Tagen rückfällig, geht die Wahrscheinlichkeitsdichte dieses Ereignisses f (t) in die Rechnung ein. Ist das bis zum Interviewtag z nicht der Fall, wird die „survival function" [S (z)] bei der Schätzung der Parameter verwendet. Auf diese Weise wird berücksichtigt, daß die Information: „Ein Klient ist nicht rückfällig" nur für den Zeitraum bis zum Interview gilt, der hier für alle Personen unterschiedlich ist. Stichproben, bei denen im Beobachtungszeitraum das kritische Ereignis (hier Rückfall) nicht eintritt, nennt man „zensiert".

Als statistisches Regressionsmodell wurde die verallgemeinerte Gammaverteilung zugrunde gelegt. Sie umfaßt als Grenzfall die Log-Normalverteilung, die in dieser Studie die beste Approximation der Zeitdaten darstellt (Lawless 1982; Herbst 1986, 1987). Die Parameterschätzung erfolgte nach der Maximum-likelihood-Methode, die Inferenzstatistik basiert auf Likelihood-ratio-Tests.

Ergebnisse

Rückfallfunktion und Therapieabbruch

Abbildung 3 zeigt die Rückfallfunktionen für planmäßige Beender der stationären Entwöhnungsbehandlung, Therapieabbrecher und alle Klienten zusammengenommen als „survival functions". Sie geben an, wie wahrscheinlich es ist, daß eine Person nach t Tagen noch nicht rückfällig wurde. Diese Kurven sind die besten Schät-

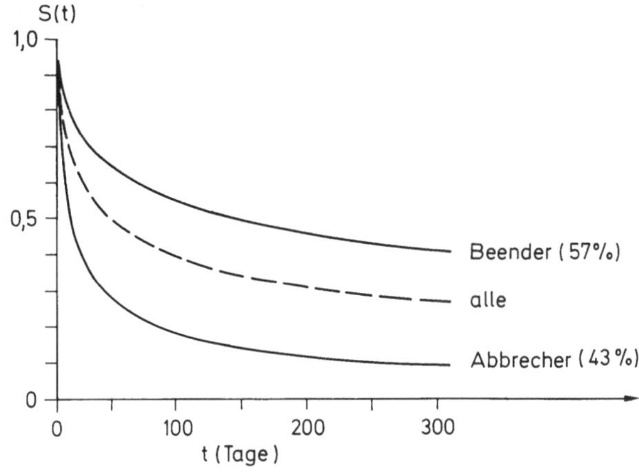

Abb. 3. Rückfallfunktion („survival function" S) für Abbrecher und planmäßige Beender der stationären Behandlung

zungen nach dem oben genannten Modell. Die Daten weichen statistisch gesehen nur geringfügig von ihnen ab. Die Unterschiede zwischen den Kurven sind hochsignifikant ($p < 0{,}001$). Es ist davon auszugehen, daß z. B. nach 300 Tagen zwar mehr als die Hälfte der Beender, aber 90 % der Abbrecher als rückfällig zu bezeichnen sind. Mit dem Therapieabbruch ist eine sehr hohe Rückfallwahrscheinlichkeit verbunden.

Rückfallrisiko

Wann findet der Rückfall statt? Die Antwort auf diese Frage läßt sich an der „survival function" nicht unmittelbar ablesen, da diese von Natur aus fallend ist. Mit der Zeit stehen immer weniger Personen unter Risiko, sind also noch nicht rückfällig. Die „hazard function" gibt jedoch klare Auskunft (Abb. 4). Sie zeigt das Rückfallrisiko für noch nicht rückfällige Klienten am Tag t nach Behandlungsende. Es wird deutlich, daß das Risiko in den allererssten Tagen allgemein sehr hoch ist und dann schnell abnimmt. Für Abbrecher ist es auf Dauer wesentlich größer. Die ersten Tage nach dem Verlassen der Einrichtung sind also in der Regel für den weiteren Verlauf entscheidend.

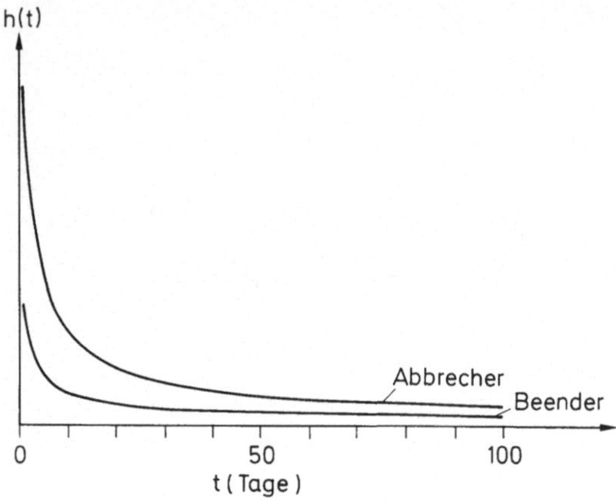

Abb. 4. Rückfallrisiko („hazard function" *h*) für Abbrecher und Beender

Verweildauer in stationärer Behandlung

Welchen Einfluß hat die Verweildauer in der Einrichtung auf den Rückfallprozeß? Bei den planmäßigen Beendern gibt es sehr signifikante Unterschiede ($p < 0,01$). Die Therapiedauer betrug bei

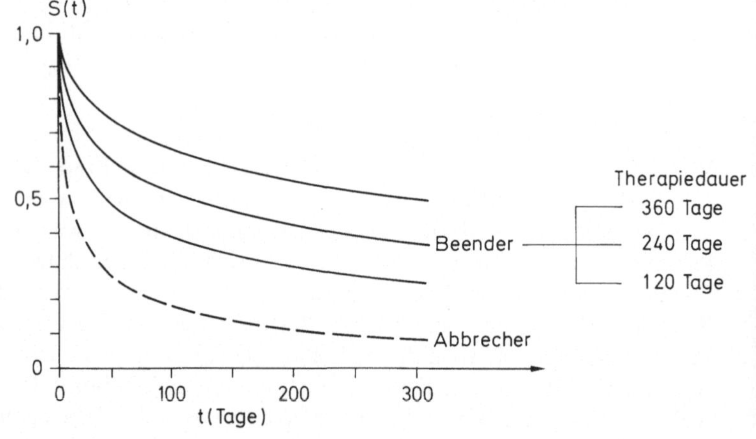

Abb. 5. Rückfallfunktion („survival function" *S*) in Abhängigkeit von der Dauer der stationären Behandlung

144

¼ dieser Klienten etwa 4 Monate, bei einem weiteren Viertel mindestens 12 Monate. Der Median liegt bei 8 Monaten.

Abbildung 5 zeigt an 3 Beispielen: Je länger die Entwöhnungsbehandlung dauert, um so größer ist die Chance des Klienten, im Katamnesezeitraum drogenfrei zu bleiben. Bei Abbrechern hat die Verweildauer keinen signifikanten Effekt. Das Ereignis des Therapieabbruchs „löscht" gewissermaßen den positiven Einfluß der Behandlungszeit.

Weiterbehandlung

Welche Bedeutung kommt einer Weiterbehandlung direkt im Anschluß an die stationäre Therapie zu? Nicht nur planmäßige Beender, auch Abbrecher suchen und erhalten häufig sofort nach Ende der stationären Entwöhnungsbehandlung eine längerdauernde professionelle Betreuung. Planmäßige Beender gehen in eine teilstationäre Einrichtung, in eine betreute Wohngemeinschaft oder erhalten ambulante Behandlung. Auch nach einem Abbruch findet ein Teil der Klienten Hilfe, z.B. bei Beratungsstellen. Diese verschiedenen Modi der Weiterbehandlung sind nicht in einen Topf zu werfen. Wir fassen den Begriff an dieser Stelle aber relativ weit, so daß in beiden Gruppen etwa 50% der Klienten nach unserer Definition weiterbehandelt wurden.

Die Daten lassen jedoch einen wesentlichen Unterschied erkennen (Abb. 6): Während Beender mit Weiterbehandlung hochsignifikant (p < 0,001) seltener rückfällig werden als solche ohne Weiterbehandlung, gibt es bei den Abbrechern keinen signifikanten Unterschied. Bei ihnen liegt der Rückfallzeitpunkt in den meisten Fällen sogar schon vor der Kontaktaufnahme mit einer Stelle. Dieses Ergebnis muß noch genauer analysiert werden. Vor allem ist der Einfluß verschiedener Behandlungsarten und -intensitäten zu untersuchen.

Kontakte zu Drogenkonsumenten

Die 2. anfangs aufgeworfene Frage zielt auf die Lebensbedingungen der Klienten nach dem Aufenthalt in der Einrichtung. Welche Kovariaten oder Begleiterscheinungen hat der Rückfallprozeß? Die Mehrzahl der Klienten nimmt nach Ende der Behandlung

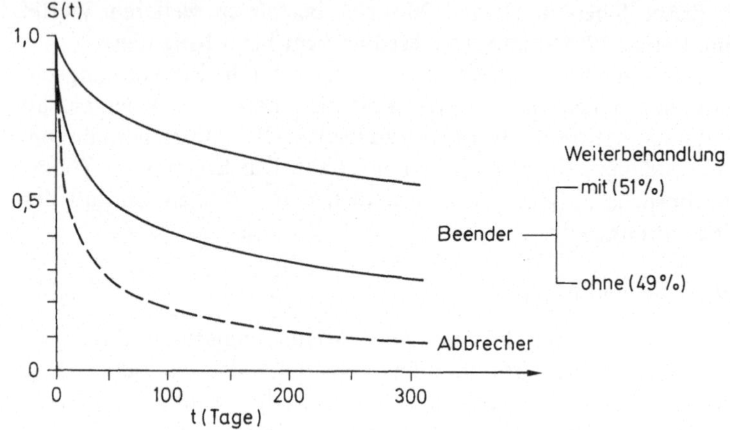

Abb. 6. Rückfallfunktion („survival function" *S*) in Abhängigkeit von der Weiterbehandlung nach Ende der stationären Therapie

wieder Kontakt zu Drogenabhängigen auf, seien es alte oder neue Bekannte. Viele kehren zu ihren Partnern zurück, die z. T. ebenfalls mindestens suchtgefährdet sind.

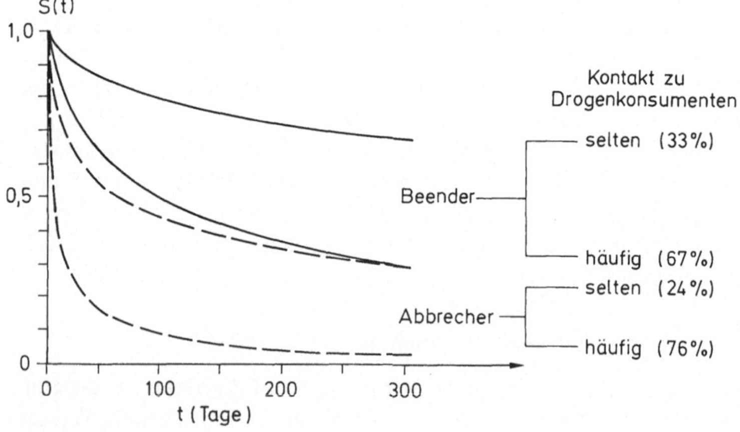

Abb. 7. Rückfallfunktion („survival function" *S*) und Kontakt zu Drogen-konsumenten

146

Die Analyse der Daten ergibt einen deutlichen Zusammenhang zwischen Rückfallwahrscheinlichkeit und Häufigkeit der Kontakte zu Drogenkonsumenten (p < 0,001). Das gilt, wie die Abbildung der Rückfallfunktionen zeigt, nicht nur für Beender, sondern auch für Abbrecher der stationären Behandlung (Abb. 7). Der statistische Zusammenhang läßt keinen kausalen Schluß zu. Über die Frage: „Wer war eher da, die Henne oder das Ei?" läßt sich nicht sinnvoll streiten. Festzustellen ist, daß ein Großteil der Kontakte schon vor der Behandlung bestand. Aus den Berichten der Interviewten wird klar, daß die Meidung der „Drogenszene" ein Eckpfeiler beim Aufbau eines drogenfreien Lebens ist. Das Drogenangebot durch Freunde und Bekannte ist häufig Auslöser für den Rückfall.

Justizdruck und berufliche Integration

Fast 80 % aller Klienten stehen nach Ende der stationären Behandlung unter gerichtlichem Druck: Ihre Strafe ist zur Bewährung ausgesetzt, noch laufende Verfahren sind nicht selten. Zwischen Abbrechern und Beendern gibt es dabei kaum einen Unterschied.

Anders sieht es mit der beruflichen Integration aus: Während zum Interviewzeitpunkt 57 % der Beender einen Arbeits- oder Ausbildungsplatz haben, sind das bei den Abbrechern nur 29 %. Dennoch ist folgendes festzustellen: Keine der beiden Größen, weder Justizdruck noch berufliche Integration, zeigt nach bisheriger Auswertung der Daten einen direkten signifikanten Zusammenhang mit dem Rückfallgeschehen.

Zusammenfassung

Allgemein ist festzustellen, daß sehr viele Klienten nach der stationären Entwöhnungsbehandlung rückfällig werden. Das Rückfallrisiko ist in den ersten Tagen nach Ende der Behandlung extrem hoch und nimmt dann schnell ab. Einige Einflußfaktoren auf den Rückfallprozeß und ihre Bedeutung werden im folgenden aufgeführt:
1) Die Art der Therapiebeendigung. Ein Behandlungsabbruch erhöht die Rückfallwahrscheinlichkeit erheblich.
2) Die Therapie-Dauer hat bei planmäßiger Beendigung einen positiven Effekt.

3) Gleiches gilt für eine nahtlos anschließende Weiterbehandlung.
4) Seltener Kontakt zu anderen Drogenabhängigen ist ein Indiz für
   Drogenfreiheit.

Kein Zusammenhang besteht nach unseren Daten mit dem Justizdruck und der beruflichen Integration.

Alle hier gemachten Aussagen gelten nur für den bisher untersuchten Zeitraum und unter den durch die Stichprobengröße bedingten Einschränkungen. Zwei weitere Katamnesestudien werden zeigen,
— ob das Rückfallrisiko in der Folgezeit weiter sinkt oder wieder ansteigt,
— wie lange die Rückfallphase anhält,
— ob es mehrere unterscheidbare Rückfallperioden gibt.

Die Wirkung der stationären Entwöhnungsbehandlung auf das Rückfallgeschehen kann erst später abschließend beurteilt werden.

Literatur

Hanel E, Herbst K (1988) Beschreibung und erste Ergebnisse einer prospektiven Studie zur stationären Behandlung von Drogenabhängigen. Suchtgefahren 34: 1–21

Herbst K (1986) Verweildauer von Drogenabhängigen in stationärer Entwöhnungsbehandlung: Analyse eines stochastischen Prozesses. In: Amelang M (Hrsg) Bericht über den 35. Kongreß der Deutschen Gesellschaft für Psychologie in Heidelberg 1986, Bd. 1. Hogrefe, Göttingen

Herbst K (1987) Modelling retention of drug addicts in in-patient programs as a stochastic process. (Symposion des Max-Plank-Instituts für Psychiatrie, München 1987, unveröffentlicht)

Herbst, K, Hanel E (1989) Meßbare Größen des Therapieprozesses bei Drogenabhängigen in stationärer Entwöhnungsbehandlung. In: Feuerlein W, Bühringer G, Wille R (Hrsg) Therapieverläufe bei Drogenabhängigen. Kann es eine Lehrmeinung geben? Springer, Berlin Heidelberg New York Tokyo

Herbst, K, Hanel E (in Vorbereitung) Verlauf der stationären Entwöhnungsbehandlung bei Drogenabhängigen. Suchtgefahren

Klett F, Hanel E, Bühringer G (1984) Sekundäranalyse deutschsprachiger Katamnesen bei Drogenabhängigen. Suchtgefahren 4: 245–265

Lawless JF (1982) Statistical models und methods for lifetime data. Wiley, New York

Kaffee- und Nikotinkonsum während der stationären Alkoholismusbehandlung und ihr Zusammenhang mit alkoholischen Rückfällen*

R. Olbrich

Die Frage, wie Nikotin- und Kaffeekonsum bei Alkoholkranken für die Rehabilitation zu bewerten sei, wird in der Bundesrepublik Deutschland seit langem sehr kontrovers diskutiert. Es gibt dabei ganz pointierte Haltungen. Uns sind renommierte Behandlungseinrichtungen bekannt, die ihren Patienten Kaffeegenuß nur an Wochenenden gewähren und das Rauchen einer Zigarette hätte ein vorzeitiges Ende der Therapie zur Folge. Andere Behandlungseinrichtungen nehmen hier eine gelassenere Position ein. Das bestehende breite Spektrum an Meinungen wird nachdrücklich durch eine Untersuchung von Küfner et al. (1986) illustriert. Im Rahmen ihrer im Bundesgebiet durchgeführten Multizenterstudie „Indikationskriterien und Therapieerfolge bei der stationären Behandlung von Alkoholabhängigen" erfragten die Autoren auch die Vorgehensweise einer Klinik gegenüber Nikotingenuß. Von den 21 am Projekt beteiligten Einrichtungen ergriffen 10 Sanktionen, 3 Kliniken verneinten dies, und 8 entschieden aufgrund der jeweiligen Situation.

Die hier vorgelegte Untersuchung verfolgte das Ziel, sich an der skizzierten Diskussion zur Relevanz von Genußmitteln im Rehabilitationsprozeß mit einem empirischen Beitrag zu beteiligen. Soweit uns aus der Literatur bekannt, gibt es bislang nur eine Untersuchung, die sich der Fragestellung zumindest näherungsweise annahm. Klein (1981) hatte bei einer größeren Gruppe männlicher

---

* Diese Untersuchung entstand in der Forschungsstation, die die Arbeitsgruppe Klinische Psychologie der Universität Konstanz im Psychiatrischen Landeskrankenhaus Reichenau unterhält. Der Verfasser dankt sehr herzlich Prof. Dr. R. Cohen, dem Leiter der Arbeitsgruppe, sowie Prof. Dr. F. Rist und Dr. H. Watzl, die mir beide in wichtigen Bereichen dieser Arbeit wertvolle Hilfe gaben.

Alkoholkranker einer Fachklinik für Entwöhnungsbehandlungen mögliche Zusammenhänge zwischen anamnestischen Merkmalen der Patienten und ihren Suchtkatamnesen untersucht. Zu einer größeren Zahl berücksichtigter anamnestischer Variablen gehörte auch der Nikotinkonsum. Für ihn ergaben sich keine Zusammenhänge mit den Patientenkatamnesen im Sinne von Abstinenz vs. Alkoholrückfälligkeit.

Die Daten, die für unsere eigene Arbeit zur Verfügung standen, stammen aus einer Therapieeinrichtung, die weiblichen Alkoholkranken eine 3monatige stationäre Entwöhnungsbehandlung anbot. In Verfolgung des Ziels, den Stellenwert von Nikotin und Koffein bei der Behandlung von Alkoholismus genauer abzuschätzen, untersuchten wir die beiden folgenden Fragestellungen:

1) Zum einen ging es darum, wie sich bei den Patientinnen der Nikotin- und Kaffeekonsum während des (mit Alkoholabstinenz verbundenen) Klinikaufenthalts entwickelt hat. Dabei galt dem Vorliegen von Untergruppen mit eigenen Konsumprofilen unsere spezielle Aufmerksamkeit.

2) Ausgehend von diesen Analysen interessierte uns, wie weit Zusammenhänge zwischen Kaffee- und Nikotingewohnheiten einerseits und der Anamnese der Alkoholikerinnen, bestimmten Merkmalen während des stationären Aufenthalts und ihren Suchtkatamnesen bestanden. Hierbei war der Katamnesebereich für uns von besonderer Relevanz.

Methoden

Bei den Probandinnen (Pbn), auf deren Daten diese Untersuchung basiert, handelt es sich um alkoholkranke Frauen, die in den Jahren 1974-1979 im Psychiatrischen Landeskrankenhaus Reichenau behandelt wurden. In jenen Jahren wurde hier in der Forschungsstation der Universität Konstanz weiblichen Alkoholabhängigen eine stationäre Entwöhnungsbehandlung angeboten. Bei dem 3monatigen Therapieprogramm handelt es sich um einen Ansatz verhaltenstherapeutischer Provinienz (Cohen et al. 1976, 1979). Unsere hier dargestellte Untersuchung geht von allen zur Behandlung gekommenen Frauen (n = 239) aus.

150

Während des stationären Aufenthalts nahmen die in Form von geschlossenen Gruppen aufgenommenen Patientinnen an täglichen Protokollierungen ihres Nikotin- und Kaffeekonsums teil, indem sie Zigarettenzahl und Tassen Kaffee in Listen eintrugen. Die Protokolle von 32 der 239 Alkoholikerinnen fanden in unseren Auswertungen aus verschiedenen Gründen (Therapieabbrüche, Verlust von Protokollen, Fehler bei der programmgesteuerten Auswertung) keine Verwendung. Damit stützt sich diese Untersuchung in den Teilen, in denen über die Konsumvariablen unserer Alkoholikerinnenpopulation berichtet wird, auf ein Kollektiv von 207 Frauen. Von ihnen liegen uns Protokolle zum Nikotin- und Kaffeekonsum mindestens für die ersten 11 Wochen des stationären Aufenthalts vor.

Indizes des Nikotin- und Kaffeekonsums der Patientinnen wurden mit Daten aus ihrer Anamnese, dem stationären Aufenthalt sowie ihren Katamnesen in Beziehung gesetzt. Diese Kontextvariablen entnahmen wir einer umfangreichen Dokumentation, die für jede Patientin des Projekts angelegt wurde. Aus verschiedenen Gründen (Therapieabbrüche, Verzögerungen in der Aufbereitung des Materials) stand uns der komplette Datensatz nicht für jede Probandin zur Verfügung. Diese Fehlbestände betrafen 35 jener 207 Patientinnen, für die vollständige Protokolle zum Nikotin- und Kaffeekonsum vorlagen. Unsere Arbeit basiert mithin in den Teilen, in denen es um die Beziehung von Konsummustern (bezüglich Kaffee und Nikotin) zu Daten der Anamnese, des Klinikaufenthalts sowie der Katamnese geht, auf n = 172. (Für einzelne Variablen der Datei war die Stichprobengröße noch geringer.)

Hinsichtlich der Suchtanamnese der 172 alkoholkranken Frauen sei an dieser Stelle nur erwähnt, daß ihr Lebensalter zum Aufnahmezeitpunkt im Durchschnitt 35,7 Jahre (SD = 8,6 Jahre) betrug, die Dauer des Alkoholmißbrauchs 7,1 Jahre (SD = 4,5 Jahre). Die mittlere tägliche Trinkmenge lag nach Aussagen der Frauen bei 250 g Ethanol (SD = 117 g). 79 % der Patientinnen gaben an, daß sie jeden oder nahezu jeden Tag getrunken hätten.

Was das methodische Vorgehen bei der Auswertung der Daten anbelangt, so erscheint es uns sinnvoller, ihre Darstellung mit der Präsentation der Ergebnisse zu verbinden.

Ergebnisse und Diskussion

Nikotin- und Kaffeekonsum während der stationären Behandlung

Entsprechend der eingangs skizzierten Fragestellungen geht es im ersten Teil dieses Berichts darum, wie sich der Nikotin- und Kaffeekonsum der Patientinnen während des Klinikaufenthalts entwickelt hat. Dabei beschäftigen wir uns zunächst mit der Gesamtgruppe und danach mit dem Vorliegen von Untergruppen mit eigenen Konsumprofilen.

Die Gesamtgruppe

Zahlen zum Nikotin- und Kaffeeverbrauch des Gesamtkollektivs von 207 Frauen sind in Tabelle 1 zusammengestellt. Sie beziehen sich auf die 1.-11. Woche des stationären Aufenthalts. Für jede Woche geben wir, ausgehend von den Zigaretten bzw. Tassen Kaffee, die eine Pb im Durchschnitt pro Tag konsumierte, arithmetisches Mittel und Standardabweichung für die Gesamtgruppe an.

Tabelle 1. Der Nikotin- und Kaffeekonsum bei einer Gruppe von 207 Alkoholikerinnen. Ausgehend vom durchschnittlichen, täglichen Konsum eines Pbn. Zigaretten und Tassen Kaffee werden Gruppenmittelwerte (M) und Standardabweichungen (SD) für die 1.–11. Woche des Klinikaufenthalts angegeben

	Nikotin		Kaffee	
	M	SD	M	SD
Woche				
01	14,1	12,9	2,1	2,0
02	14,0	12,9	2,6	2,1
03	14,1	12,9	2,9	2,3
04	14,0	12,4	3,1	2,3
05	14,3	12,4	3,4	2,4
06	13,7	11,6	3,5	2,6
07	14,0	12,0	3,4	2,4
08	14,1	12,2	3,5	2,5
09	14,1	12,1	3,6	2,5
10	14,1	11,9	3,5	2,4
11	14,2	11,9	3,6	2,5

Wie aus der Tabelle ersichtlich, lag der mittlere tägliche Verbrauch an Nikotin über die gesamte Dauer des stationären Aufenthalts hinweg bei 14 Zigaretten. Beim Kaffee kam es zu einem Konsumanstieg. Der durchschnittliche Tagesverbrauch nahm hier von 2,1 auf 3,5 Tassen Kaffee zu, wobei dieses Niveau gegen Mitte der stationären Behandlung erreicht wurde. Varianzanalysen ergaben nur für den Kaffeekonsum statistisch bedeutsame Unterschiede zwischen den Mittelwerten der 1. und 11. Woche (F = 46,6, bei $df_{1,2}$ = 10,2060 : p < 0,001).

Ein Kommentar sei diesen Befunden angefügt. Er betrifft die sog. „Suchtverlagerung", ein Konzept, das in Fachkreisen, die mit der Behandlung von Alkoholkranken befaßt sind, eine breite Verwendung findet. Dabei geht man davon aus, daß der Abhängige aufgrund seiner oralen Fixierung beim Sistieren des Alkohols auf andere Suchtstoffe, insbesondere auf Zigarettenrauchen ausweicht.

Unterzieht man unsere Daten einer Suche nach Phänomenen der Suchtverlagerung, dann käme als Kandidat allenfalls der Koffeinbereich in Betracht. Allerdings meinen wir, daß hier noch andere Erklärungsansätze möglich sind. Der beobachtete Anstieg des Kaffeekonsums könnte etwa eine zunehmende Kontaktdichte zwischen den gruppenweise aufgenommenen Frauen widerspiegeln.

Die Bildung von Untergruppen (Clusterung)

Ein zentrales Anliegen unserer Arbeit betraf die Frage, ob sich innerhalb der untersuchten Alkoholikerinnenpopulation hinsichtlich ihrer Nikotin- und Kaffeegewohnheiten während des stationären Aufenthalts eine Mehrzahl von Konsumtypen ermitteln läßt. Bei dem Versuch, Pbn mit übereinstimmenden Verlaufsprofilen zu Untergruppen zusammenzufassen, haben wir uns des Instruments der Clusteranalysen bedient. Dieser Ansatz wurde getrennt für Kaffee und Nikotin praktiziert. Jede Patientin ging in die Analysen mit 2 Vektoren von je 11 Variablen ein, die ihrem mittleren Tageskonsum an Zigaretten bzw. Tassen Kaffee während der (ersten) 11 Wochen des stationären Aufenthalts entsprechen. Die Amalgamisierung bei den Clusterungsprozeduren erfolgte nach dem sog. „Single-linkage"-Algorithmus; als Distanzmaß wurden dabei χ^2-Statistiken benutzt (s. Dixon 1981).

An die Durchführung der einzelnen Clusteranalysen schlossen sich Clustervalidierungen an. Hierbei ging es um die Güte der ermittelten Clusterlösungen, und zwar im Sinne von Disparität und Stabilität. Disparität bezieht sich auf die Verschiedenheit der gewonnenen Untergruppen, Stabilität auf die Frage, wie weit dem Ergebnis eine über unsere Stichprobe hinausgehende Bedeutung zukommt. Wir können hier auf die Methodik unserer Clustervalidierungen nicht weiter eingehen. Sie wurden an anderer Stelle ausführlich dargestellt (Olbrich 1985).

Tabelle 2 enthält die Resultate unserer beiden Clusteranalysen für den Zigaretten- und den Kaffeekonsum während der 1.-11.

Tabelle 2. Clusteranalysen bei einer Gruppe von 207 Alkoholikerinnen. Clusterungsmerkmale sind der mittlere Tageskonsum an Zigaretten und Kaffee in der 1.–11. Woche des Klinikaufenthalts. Bei den Ergebnissen der 2 Analysen werden mitgeteilt: Die Fallzahl eines Clusters und sein Merkmalprofil (als Mittelwert der täglichen Zigarettenzahl bzw. Tassen Kaffee) sowie die Stufe des Amalgamierungsprozesses und die Übereinstimmung (χ^2) der beteiligten Kollektive beim Clusterzusammenschluß

Woche	Nikotin				Kaffee		
	CL-N11A (n=63)	CL-N11B (n=60)	CL-N11C (n=73)	CL-N11D (n=11)	CL-K11A (n=55)	CL-K11B (n=110)	CL-K11C (n=42)
01	0,0	14,2	24,0	29,1	0,5	2,7	2,6
02	0,0	15,6	22,4	30,3	0,8	3,4	2,8
03	0,0	16,7	21,8	29,6	1,0	3,8	3,0
04	0,1	17,2	21,5	27,7	1,6	3,9	3,0
05	0,2	18,2	22,2	21,2	2,0	4,3	2,8
06	0,2	17,6	21,3	19,9	2,2	4,5	2,6
07	0,3	18,9	21,7	15,0	2,3	4,3	2,6
08	0,5	19,2	21,4	15,6	2,5	4,5	2,3
09	0,5	19,3	21,1	16,4	2,8	4,5	2,1
10	0,6	19,5	21,1	14,8	2,7	4,4	2,0
11	0,7	19,6	21,3	16,0	2,9	4,5	2,2
Amalgierungsstufe	193	202	199	203	204	201	203
χ^2	10,6	19,6	13,7	20,6	17,5	13,2	14,6

Woche des Klinikaufenthalts. Hinsichtlich des Nikotinkonsums finden sich die Pbn zu 3 annähernd gleichgroßen und einem sehr kleinen Cluster zusammengefaßt. Die Patientinnen eines Clusters CLN11A praktizierten während des gesamten stationären Aufenthalts Nikotinabstinenz. Die Raucherinnen sind in den übrigen Clustern präsent. Bei CLN11B stieg dabei der Nikotinkonsum nahezu kontinuierlich an, von täglich durchschnittlich 14,2 Zigaretten während der 1. Woche bis auf 19,6 Zigaretten in der 11. Woche des Behandlungsprogramms. Eine etwa gegenläufige Entwicklung charakterisiert die Patientinnen des Clusters CLN11C. Hier fiel der mittlere Tageskonsum von anfangs 24,0 auf 21,3 Zigaretten in der 11. Woche ab. Schließlich enthält die Clusterlösung noch eine numerisch kleine Formation CLN11D, die in der Verlaufsrichtung CLN11C vergleichbar ein weitaus stärkeres Profilgefälle aufweist. (Im weiteren Verlauf unserer Analysen haben wir CLN11D dem Cluster CLN11C subsumiert.)

Bei unseren Gruppierungsversuchen anhand des Kaffeekonsums der 207 untersuchten Alkoholikerinnen haben sich 3 Cluster herausdifferenziert (Tabelle 2). Was die Merkmalsprofile anbelangt, so ist 2 der Cluster bei Unterschieden im Ausgangsniveau ein nahezu kontinuierlicher Anstieg der Werte im Zeitverlauf gemeinsam. Bei CLK11A wuchs die mittlere Zahl der Tassen Kaffee pro Tag zwischen der 1. und der 11. Woche des stationären Aufenthalts von 0,5 auf 2,9, für Cluster CLK11B von 2,7 auf 4,5 an. Die Patientinnen des Clusters CLK11C zeigten demgegenüber mit kleinen Schwankungen einen im wesentlichen gleichbleibenden Kaffeekonsum von etwa 2,5 Tassen pro Tag, vielleicht mit einem Kurvenabfall gegen Ende des Aufenthalts.

Was die Güte der erhaltenen Clusterlösungen anbelangt, so wiesen unsere Validierungsuntersuchungen darauf hin, daß beide Clusteransätze (d. h. anhand des Nikotin- wie des Kaffeekonsums) zu Untergruppen mit hinreichender Disparität führten. Hingegen schien eine Stichprobenunabhängigkeit (Stabilität) der Clusterlösung und damit eine über unsere Pbn-Gruppe hinausgehende Bedeutung nur für den Nikotinbereich gegeben.

Einige Worte der Kommentierung erscheinen auch hinsichtlich der Resultate der Clusteranalysen angezeigt. Wir erwähnten eingangs mancherorts bestehende Befürchtungen, Suchtkranke würden sich bei Alkoholabstinenz unterschieds- und zügellos dem Nikotinmißbrauch hingeben. Unsere Clusteruntersuchungen bieten hierfür schwerlich eine Bestätigung. Sie belegen eher das Gegenteil: Es waren immerhin mehr als 70 % der Patientinnen, die entweder nikotinfrei blieben oder in Laufe des Klinikaufenthalts das Zigarettenrauchen einschränkten. Dies erscheint um so bemerkenswerter, als von der Behandlungseinrichtung kein nennenswerter Druck in Richtung auf eine Konsumreduktion ausging.

Anders sind die Ergebnisse der Clusteranalysen für den Kaffeebereich zu bewerten. Die untersuchte Alkoholikerinnenpopulation entwickelte während der stationären Behandlungsphase offenbar eine (im Ausprägungsgrad allerdings moderate) Affinität gegenüber Koffein. Die Patientinnen fanden sich in Clustern zusammengefaßt, die allesamt sozusagen „Kaffee-positiv" sind. Darüber hinaus zeigten 2 der 3 Untergruppen einen Konsumanstieg im Behandlungsverlauf.

Konsum und Katamnesen

Ausgehend von den referierten Clusteranalysen ging es, wie in der Einführung dargestellt, im 2. Teil unserer Untersuchungen um die Fragestellung, wie weit Zusammenhänge zwischen Kaffee- und Nikotingewohnheiten und der Anamnese der Alkoholikerinnen, bestimmten Merkmalen während des stationären Aufenthalts und ihren Suchtkatamnesen bestanden. Bei der Darstellung dieses Kontextbereichs standen uns die Daten von 172 der Frauen zur Verfügung. Aus diesem Datensatz haben wir für die Behandlung unserer Fragestellung 5 Merkmale der Sozial- und 7 der Suchtanamnese, 5 Indizes des körperlichen und 13 für den psychometrischen Aufnahmestatus, 9 Charakteristika des stationären Verlaufs sowie 3 Katamnesemerkmale ausgewählt. Jede dieser Variablen wurde einzeln mit den Untergruppen unserer Clusterungsprozeduren in Beziehung gesetzt, dies getrennt für den Nikotin- und den Kaffeebereich. Dabei kamen abhängig von der Datenqualität χ^2-Verfahren, Varianzanalysen und HOTELLING-Tests zur Anwendung.

Hinsichtlich der Ergebnisse erwiesen sich die Vorgeschichten der Patientinnen sowie Charakteristika während des stationären Verlaufs, wenn man das Signifikanzniveau wegen der Vielzahl durchgeführter statistischer Tests korrigiert, nicht als erheblich. Eine relevante Kovariation zum Konsumbereich zeigten hingegen die Katamnesen. Hier ergab sich ein bedeutsamer Zusammenhang zwischen dem Zigarettenkonsum während des Klinikaufenthalts und dem Risiko alkoholischer Rückfälle.

Tabelle 3 bringt die Art der Beziehung zwischen der Clusterlösung für den Nikotinkonsum und den Alkoholkatamnesen der Patientinnen zur Darstellung. Dabei ist der Katamnesebereich in 3 Zeitabschnitte aufgeteilt und betrifft alkoholische Rückfälle während des Klinikaufenthalts in den ersten 3 und in den ersten 18 Monaten nach Ende der Behandlung. Während des stationären Aufenthalts blieben 81 % der Frauen mit Nikotinfreiheit (CL N 11 A) und 74 % mit der Reduktion ihres Zigarettenkonsums

Tabelle 3 a–c. Zigarettenkonsum während des Klinikaufenthalts und Suchtkatamnese in einer Alkoholikerinnenpopulation. Die Tabelle zeigt für die Clusterungen anhand des Nikotinkonsums (s. Tabelle 2) die Häufigkeitsverteilungen hinsichtlich des Trinkverhaltens während dreier Zeitabschnitte (a–c) der Katamnese. Zusätzlich sind χ^2-Werte und Kontigenzkoeffizienten (C) aufgeführt

---

a) Alkohol während der Behandlung

	Abstinenz	Rückfall		
CL N 11 A	38	9	47	
CL N 11 B	30	19	49	$\chi^2=4{,}76$, C=0,17
CL N 11 C	40	14	54	bei df=2: n.s.
	108	42	150	

b) Dreimonatskatamnese

	Abstinenz	Rückfall		
CL N 11 A	34	20	54	
CL N 11 B	17	29	46	$\chi^2=7{,}93$, C=0,22
CL N 11 C	37	25	62	bei df=2: p<0,05
	88	74	162	

c) Achtzehnmonatskatamnese

	Abstinenz	Gebessert	Rückfall		
CL N 11 A	20	6	29	55	
CL N 11 B	5	13	34	52	$\chi^2=14{,}38$, C=0,28
CL N 11 C	24	11	30	65	bei df=44: p<0,01
	49	30	93	172	

(CLN11C) ohne alkoholischen Rückfall. Bei den Pbn, deren Zigarettenverbrauch im Laufe des stationären Aufenthaltes zunahm (CLN11B), waren dies 61%. Die Abstinenzraten betrugen in den Dreimonatskatamnesen 63% für CLN11A und 60% bei CLN11C; für CLN11B belief sich der Wert auf 37%; 18 Monate nach Ende der klinischen Behandlung waren in den Clustern CLN11A und CLN11C noch 36% bzw. 37% der Frauen abstinent; bei CLN11B lag der entsprechende Anteil bei 10%.

Die den hier referierten Verteilungsmustern zugeordneten χ^2-Werte sind ebenfalls in Tabelle 3 aufgeführt. Sie zeigen, daß die Unterschiede hinsichtlich einer Fortsetzung des Alkoholmißbrauchs, die sich bei Nikotinfreiheit bzw. Reduktion einerseits und bei Patientinnen mit einer Zunahme ihres Zigarettenkonsums andererseits abzeichneten, für die Dreimonats- und die Achtzehnmonatskatamnesen als statistisch bedeutsam anzusehen sind.

Wie lassen sich diese Befunde bewerten? Wir haben eingangs über das breite Spektrum an Meinungen berichtet, das in den einschlägigen Fachkliniken der BRD bezüglich des Rauchens bei Alkoholkranken vorzufinden ist. Es ist kaum zu bestreiten, daß unsere Ergebnisse eher eine Position stützen, die im Nikotingenuß eine Gefährdung des Rehabilitationserfolges sieht. Jene Gruppe in unserer Studie, deren Zigarettenverbrauch während des Klinikaufenthalts zunahm, war es ja, die dann im Längsschnitt einen vergleichsweise hohen Anteil von Alkoholrückfällen aufwies. Unter diesem Aspekt ist es leicht vorstellbar, daß sich die mancherorts praktizierte Elimination nikotinaffiner Klienten aus dem Therapieprogramm günstig auf die Katamnesen einer Behandlungseinrichtung auswirkt.

Es fragt sich allerdings, ob sich aus unseren Daten nicht auch ein konstruktiverer Ansatz ableiten läßt. Eine günstige Prognose hinsichtlich eines künftigen Alkoholmißbrauchs zeigten in unserer Studie neben den Nikotinabstinenten jene Patientinnen, deren Zigarettenverbrauch im Behandlungsverlauf (spontan) abnahm. Man könnte darüber spekulieren, welche Art von Prozessen diesen Effekt vermittelt hat. Denkbar wären u.a. Copingverfahren, die, von der Probandin während der Klinikbehandlung bei der Reduktion ihrer Nikotinmengen akquiriert, auf die Zeit nach der Entlassung und den Alkoholkonsum generalisieren.

Ausgehend von derartigen Überlegungen erscheint die Annahme nicht unplausibel, daß auch ein Trainingsprogramm, das den Patienten gezielt anspricht und dazu beiträgt, daß er sein Rauchverhalten modifiziert, gleichfalls Suchtkatamnesen günstig beeinflussen kann. Zweifellos würde die Ergänzung der Alkoholismusbehandlung durch eine derartige Vorgehensweise ein Element der Neuartigkeit in einer Disziplin darstellen, der man gegenwärtig weder ein Übermaß innovativer Bemühungen noch restlos überzeugende Erfolge beim Einsatz ihrer Therapietechniken nachsagen kann. Wir würden uns freuen, wenn durch den hier vorgelegten Bericht Evaluationsstudien angeregt würden, die darauf abzielen, den Wert von Trainingsprogrammen zur Modifikation des Zigarettenrauchens innerhalb der Alkoholismustherapie zu klären.

Literatur

Cohen R, Davies-Osterkamp S, Koppenhöfer E, Müllner E, Olbrich R, Rist F, Watzl H (1976) Ein verhaltenstherapeutisches Behandlungsprogramm für alkoholkranke Frauen. Nervenarzt 47: 300–306

Cohen R, Appelt H, Olbrich R, Watzl H (1979) Alcoholic women treated by behaviorally oriented therapy: An 18-month follow-up study. Drug Alcohol Depend 4: 489–498

Dixon WJ (1981) BMDP-81. Biomedical computer programs, P-series. Univ of California Press, Berkeley

Klein KH (1981) Probleme bei Katamnesen von Alkohol-Therapien. Katamnestische Untersuchungen in einer Fachklinik für Alkoholabhängige. Diplomarbeit, Universität Freiburg

Küfner H, Feuerlein W, Flohrschütz T (1986) Die stationäre Behandlung von Alkoholabhängigen: Merkmale von Patienten und Behandlungseinrichtungen, katamnestische Ergebnisse. Suchtgefahren 32: 1–86

Olbrich R (1985) Zum Stellenwert des Nikotin- und Kaffeekonsums bei der Rehabilitation von Alkoholikern. Dissertation, Universität Freiburg

Rückfallzeichen und standardisierte Datenerhebung — die praktische Relevanz katamnestischer Untersuchungen in psychosozialen Beratungs- und Behandlungsstellen (PSBB)

G. Kettl, F. Dittmar

Vorbemerkung

Ein Rückfall läßt sich prinzipiell auf 2 Wegen erfassen: Einmal durch die Beobachtung und Dokumentation jenes(r) Prozesse(s), an dessen (deren) Ende ein Rückfall eintritt und/oder durch die Dokumentation des Ereignisses „Rückfall" selbst, üblicherweise erfaßt durch katamnestische Studien.

Hat man sich mit der Psychodynamik der Entwicklung eines Rückfalls in der Literatur bisher meist nur theoretisch befaßt, erfuhr letztere Verfahrensweise gerade in den vergangenen Jahren ihre besondere Ausweitung durch Suchtfachkliniken, die sich meist aus Konkurrenz- und Kosten-Nutzen-Gründen gezwungen sahen, die Effektivität ihrer therapeutischen Arbeit mit Hilfe von Katamnesen nachzuweisen.

Die Autoren bemühen sich seit vielen Jahren, Katamnesen auch im ambulanten Bereich durchzuführen (Kettl u. Dittmar 1986), primär mit der Zielsetzung, durch diese Studien die konkrete therapeutische Arbeit in den psychosozialen Beratungs- und Behandlungsstellen zu überprüfen und strukturell zu verbessern (Dittmar u. Kettl 1986). Diese Erfahrungen, wie auch die ambulante therapeutische Praxis, zeigen in vielen Bereichen eklatante Unterschiede zwischen den Voraussetzungen und Zielsetzungen von Fachkliniken und Ambulanzen. Daß dies bislang so wenig beachtet wurde, mag vornehmlich in der Tatsache begründet liegen, daß im Hinblick auf die Ambulanzen zwar von einem therapeutischen Auftrag geredet wurde, die „eigentliche" therapeutische Kompetenz aber unserer Meinung nach zu Unrecht fast ausschließlich den Fachkliniken zuerkannt wurde.

Ein Teil der angesprochenen Unterschiede wird deutlich, wenn wir im folgenden aus der Sicht der psychosozialen Beratungsstellen einige Problemfragen bei katamnestischen Studien beleuchten und eine standardisierte Datenerhebung vorstellen, die den Bedürfnissen der Ambulanzen auch hinsichtlich der Erfassung von „Rückfällen" entspricht.

Kritische Anmerkungen zu Katamnesen

Katamnesen im Bereich der Suchtforschung und Suchttherapie wurden bisher vorwiegend von stationären Einrichtungen durchgeführt, z.T. mit dem Ziel, die Effektivität der Einrichtungen nachzuweisen. Wie problematisch ein solches Vorgehen aber ist, läßt sich aus der Tatsache ersehen, daß stationär entwöhnte Patienten im Rahmen des Therapieverbundes sich oft schon über lange Zeit hinweg in ambulanter Beratung und Behandlung befanden und/oder nach ihrer stationären Entlassung in Fachambulanzen weiterbehandelt wurden oder sich Selbsthilfegruppen angeschlossen hatten. Der Therapieerfolg ist dann natürlich eine Funktion der *gesamten* Maßnahmen, nicht nur eine Funktion der stationären Behandlung. Noch fragwürdiger erscheint es, wenn gefordert wird, die Erfolge ambulanter Behandlungsmaßnahmen mit jenen der stationären zu vergleichen: Hier bestehen völlig unterschiedliche Ausgangsbedingungen hinsichtlich der Klientel, den Therapiezielen und dem therapeutischen Setting!

Um unsere Kritik an diesem Jonglieren mit Erfolgszahlen nochmals zu verdeutlichen, beschreiben wir die Klientenstruktur in den PSBB eingehender.

Im Unterschied zu den Fachkliniken, die zumindest hinsichtlich der Abhängigkeitsproblematik eine weitgehende Homogenität aufweisen, werden die Beratungsstellen von Klienten mit verschiedenen Problembereichen unterschiedlichster Ausprägung aufgesucht. Unter dem Aspekt Suchtmittelmißbrauch bzw. -abhängigkeit lassen sich grob klassifiziert folgende 3 Patientengruppen unterscheiden:
1) Patienten, bei denen eine Abhängigkeit von Alkohol und/oder Medikamenten und/oder sonstigen Drogen vorliegt,

2) Patienten, die eines oder mehrere dieser Suchtmittel in problematischer Weise vornehmlich zur Bewältigung psychischer Problemsituationen einsetzen („problematischer Konsum"),

3) Patienten, bei denen zum Zeitpunkt des Erstkontakts (noch) keine Suchtmittelproblematik besteht.

In letzterer Kategorie finden wir z. B. alle möglichen „neurotischen" Störungsformen. Der prozentuale Anteil dieser Gruppierung an der Gesamtklientel psychosozialer Beratungsstellen ist bundesweit gesehen sicher sehr unterschiedlich, hängt von der regionalen Existenz anderer Fachberatungsstellen und von der fachlichen Qualifikation der jeweiligen PSBB ab — beträgt aber immerhin bis zu ca. 30 %.

Welche Konsequenz hat nun diese Zusammensetzung der Klientel einer psychosozialen Beratungsstelle für die Problematik „Rückfall"? Nimmt man die verschiedenen Gruppierungen, so ist fraglos, daß im Fall der *abhängigen* Konsumenten die Drogenabstinenz ein wichtiges Kriterium für die Therapiezielbestimmung darstellen wird. Dies muß jedoch keineswegs zutreffen für *„problematische Konsumenten* und *neurotische"* Patienten. Bei diesen Klienten muß das Therapieziel einerseits sein zu lernen — wie bei den abhängigen Konsumenten auch —, Probleme adäquat zu bewältigen, andererseits aber, was z. B. Alkohol betrifft, die Selbstkontrolle dahingehend zu entwickeln, daß in der Folge ein kontrolliertes Trinken möglich sein wird. Aus diesen Überlegungen heraus wird deutlich, daß die Definition von „Rückfall" keinen Wert per se darstellt, sondern sich aus den jeweiligen Therapiezielen ergibt. Es lassen sich somit unserer Meinung nach u. a. 2 Schlüsse ziehen:

— Die in ihren Katamnesen oftmals von den Fachkliniken für den Therapieerfolg praktizierte generelle Orientierung an der Abstinenz ist für die psychosozialen Beratungsstellen bei weitem zu eng.

— Die von der Deutschen Gesellschaft für Suchtforschung und Suchttherapie (1985) publizierten Katamnesestandards beschreiben die unterschiedliche Klientel in der psychosozialen Beratungsstelle nur unzureichend.

Standardisierte Datenerhebung für psychosoziale Beratungsstellen

Aufgrund dieser Erkenntnisse entschloß sich vor ca. 2 Jahren der Verband der ambulanten Behandlungsstellen für Suchtkranke/ Drogengefährdete (VABS) eine Arbeitsgruppe einzusetzen, die sich mit der Ergänzung und der adäquaten Anpassung vorhandener Katamneseschemata entsprechend den Bedürfnissen im ambulanten Bereich befassen sollte. Die Arbeitsgruppe setzte sich zusammen aus Mitarbeitern der PSBB Passau, Weiden, Koblenz und Beckum.

Um aus den katamnestischen Daten auf den Behandlungsverlauf schließen zu können, wurden von der Arbeitsgruppe Bögen zur Datenerfassung entwickelt (Dittmar et al., in Vorbereitung), die zu Behandlungsbeginn (t_1), zu Behandlungsende (t_2) und zum Zeitpunkt der katamnestischen Untersuchungen ($t_{3...n}$) ausgefüllt werden müssen. Für die Konstruktion wurden große Teile bisheriger Dokumentationssysteme (Deutsche Gesellschaft für Suchtforschung...1985; EBIS 1986) verwendet. Zusätzlich wurden Einschätzungen sowohl durch die Patienten (z. B. Zufriedenheit mit diversen Lebensbereichen) wie auch durch den Therapeuten mit einbezogen (u. a. Einschätzung der Ausprägung verschiedener Störungsfelder, Indikationsstellung und Festlegung der Therapieschritte und Ziele). Für die Arbeitsgruppe ergab sich auch die Frage, ob ein Instrumentarium entwickelt werden sollte, das zwar strengen wissenschaftlichen Kriterien genügt, dessen Durchführung letztlich aber nur von Forschungsinstituten geleistet werden könnte. Dieser hohe wissenschaftliche Anspruch wäre insofern von Nachteil gewesen, als die Transparenz der Daten für eine Umsetzung und inhaltliche Verbesserung der einzelnen Strukturen in den Beratungsstellen selbst verloren gegangen wäre. Wir entschlossen uns deshalb, einen pragmatischen Ansatz zu verfolgen, der zum einen die Durchführung der Datenerhebung neben der routinemäßigen Arbeit an der Beratungsstelle gewährleistet, zum anderen aber — *unserer* Meinung nach — auch empirische Aussagen und gleichzeitig für die jeweilige Beratungsstelle eine genügende Transparenz der Daten zuläßt, um die konkrete Behandlungsarbeit in der Ambulanz selbst verbessern zu können.

Im Rahmen unseres pragmatischen Ansatzes war es übrigens von Anfang an klar, daß für die Beratungsstellen generell organisatorisch nur eine postalische Befragung der Patienten in Frage kommt. Die Katamnesebögen mußten deshalb auch so konstruiert werden, daß Patienten sie verstehen und ausfüllen können.

Inhaltliche Gliederung der Bögen

Der Grunddatenbogen *Behandlungsbeginn* (t_1) enthält eine Beschreibung von Person und Lebenssituation, den körperlichen Befund aufgrund ärztlicher Informationen, den psychosozialen Befund (definiert durch die Beschreibung und Schweregradeinschätzung verschiedener Problembereiche) sowie Suchtmittelkonsum, Vorbehandlung und Therapieplan.

Grunddatenbogen Behandlungsbeginn t_1:

— Beschreibung von Personen und Lebenssituationen

— Körperlicher Befund

— Psychosozialer Befund

— Suchtmittel

— Vorbehandlung

— Therapieplanung

Liegt ein problematischer Suchtmittelkonsum bzw. eine Suchtmittelabhängigkeit vor, so wird entsprechend der jeweiligen Art der Droge ein Zusatzbogen ausgefüllt, in dem Suchtmittelkonsum und -verhalten, Angaben über Schäden im körperlichen, psychischen, sozialen Bereich und eine genaue Beschreibung der Abhängigkeit dokumentiert werden.

Bei *Behandlungsende* (t_2) werden folgende Informationen vom Therapeuten erhoben bzw. beurteilt: erneute Beschreibung von Person und Lebenssituation, Angaben zum Behandlungsverlauf, Angaben zur Problemveränderung mit einer erneuten Beurteilung des psychosozialen Befunds, Dokumentation wichtiger Ereignisse des Therapieverlaufs und eine globale Einschätzung des Therapieerfolgs.

Ergänzend dazu werden neben diesen Einschätzungen durch den Therapeuten zu Behandlungsbeginn und Behandlungsende Aussagen des Klienten über seine Zufriedenheit mit verschiedenen Lebensbereichen erfragt.

Thema „Rückfall" und Katamneseerhebung in psychosozialen Beratungsstellen

Vor allem bei der Katamnese stellt sich die Frage nach Rückfall und Rückfallzeichen. Wie therapeutische Praxiserfahrung zeigt, hat der effektive Rückfall meist ein „Vorstadium", das durch Elemente wie Veränderung von Lebenssituationen, negativen Selbstbewertungen und Selbsteinschätzungen, Angst- und Belastungszeichen signalisiert wird. Eine Summenwirkung daraus bewirkt unserer Meinung nach eine subjektiv empfundene unzureichende Kompetenz, in Problemsituationen adäquat reagieren zu können. Die Folge davon ist die erhöhte Wahrscheinlichkeit, daß das ursprüngliche Problemverhalten wieder auftritt (z. B. erneuter Alkoholkonsum bei Abhängigen). Auf diesen theoretischen Überlegungen basierend impliziert unser Katamnesebogen neben sog. „harten" Informationen über die Lebenssituation des Patienten auch Kognitionen, die die subjektive Befindlichkeit, Angstinhalte und Belastungsmomente erfassen. Bei der Nachbefragung der „neurotischen" Patienten begnügen wir uns mit diesen Daten.

Von Patienten, bei denen u. a. der problematische Suchtmittelkonsum bzw. eine Suchtmittelabhängigkeit behandelt worden ist, wird neben Informationen zum Suchtmittelkonsum bzw. zur Abstinenz auch eine Reihe von Kognitionen erfragt, die die subjektive Einstellung zum Suchtmittel klären sollen.

Im Unterschied zu den Fachkliniken darf es für die psychosozialen Beratungsstellen bei katamnestischen Überlegungen nicht allein die Zielsetzung sein festzustellen, ob der Patient „trocken" ist oder nicht, sondern vielmehr ob ein Patient durch seine Angaben einen erneuten therapeutischen Handlungsauftrag signalisiert. Wir versuchen deshalb auch im *Katamnesebogen* (t_3) jene Daten zu erheben, die einen „Gesamteindruck" des Klienten vermitteln.

Ausblick und Zielsetzung

Die Arbeit der Ambulanzen orientierte sich lange Zeit an den
standardisierten Programmen einzelner Fachkliniken. Die Realität
zeigt aber, daß solche standardisierten Programme nur sehr
eingeschränkt möglich und nötig sind. Lediglich ca. 20 % der
suchtmittelabhängigen Patienten werden an Fachkliniken vermittelt, wobei auch hier ein entscheidender Anteil der therapeutischen
Arbeit von den Ambulanzen geleistet wird. Der überwiegende Teil
— also 80 % — wird ambulant behandelt. Das vorliegende
Dokumentationssystem soll diesen Fakten Rechnung tragen und
die Arbeit der PSBB genauer beschreiben. Dies soll eine Grundlage
für die unbedingt notwendige wissenschaftliche Erforschung schaffen und einen entscheidenden Beitrag zum Selbstverständnis der
ambulanten Beratungs- und Behandlungsstellen leisten.

Literatur

Deutsche Gesellschaft für Suchtforschung und Suchttherapie (Hrsg) (1985)
Standards für die Durchführung von Katamnesen bei Abhängigen.
Lambertus, Freiburg
Dittmar F, Kettl G (1986) Was sollen Katamnesen im ambulanten Bereich?
(Vortrag im Rahmen des Internationalen Symposiums „Suchtmodelle
und Behandlungsstrategien" in Baden/Wien)
Dittmar F, Kettl G, Poxleitner W, Haider S, Goldstein J (in Vorbereitung)
Standardisierte Datenerhebung in ambulanten Behandlungsstellen.
EBIS AG (Hrsg) (1986) Systembeschreibung EBIS ambulant. EBIS-
Berichte Bd 7, Hamm
Kettl G, Dittmar F (1986) Katamnesen und Verläufe der Suchtkrankheit.
(Vortrag im Rahmen des Internationalen Symposiums „Suchtmodelle
und Behandlungsstrategien", Baden/Wien)

Zur Prognose des kurzfristigen Rückfalls nach Entgiftung bei Alkoholkranken

S. Bechert, D. Czogalik, P. Dietsch, M. Leitner, S. Lienemann, K.-L. Täschner, C. Widmaier

Problemstellung

Aus der psychiatrischen Klinik wird ein ansehnlicher Teil der Patienten ohne stationäre Weiterbehandlung nach einer Entgiftung entlassen. Nicht alle diese Patienten scheitern. Ein Teil von ihnen bleibt abstinent, andere werden schnell rückfällig.

Mit der vorliegenden Untersuchung wollen wir uns der Frage zuwenden, *welche* Patienten es sind, die *schnell* rückfällig werden. Oder anders gefragt: Welche Patienten profitieren von einer kurzen Behandlung, die im wesentlichen aus einer Entgiftung besteht?

Das Problem scheint in der vorliegenden Literatur erstaunlicherweise nicht allzu häufig untersucht worden zu sein. In einer Arbeit (Becker et al. 1986) zeigte sich, daß der kurzfristige Rückfall nach einem 3- bis 6wöchigen Behandlungsprogramm v. a. von *Sozialfaktoren* abhängt: Arbeitsplatz, Partnerbeziehung, finanzielle Situation, Freizeitgestaltung und Wohnsituation bestimmen die Prognose.

In einer anderen Arbeit zum gleichen Thema (Funke u. Klein 1981) erweisen sich Schwierigkeiten mit der eigenen Persönlichkeit und weniger soziale Faktoren im klassischen Sinne als prognostisch relevant. Andere Untersucher (Krampen u. Nispel 1983) stellen die verbesserte gesundheitliche Situation als prognostisch bestimmend heraus, daneben aber auch wieder Sozialfaktoren.

Die bekannte multizentrische Studie von Küfner et al. (1986) kommt an Patienten von Entwöhnungskuren bei einjähriger Katamnesezeit zu einer Fülle prognostisch relevanter Kriterien, bei denen es sich fast ausschließlich um Sozialfaktoren handelt, unabhängig von der Dauer der Behandlung: Partnerschaft, Wohnung, Arbeitsstelle sind hier zu nennen, aber auch fehlende Belastung mit Suizidversuchen bei beiden Geschlechtern. Interessanterweise — und darauf werden wir zurückkommen — ist danach prognostisch günstig, wenn *keine Vorbehandlung in einer Fachklinik* erfolgte. Bei Frauen hat Watzl (1986) nach 3monatiger Therapie herausgefunden, daß ebenfalls Sozialfaktoren die prognostische Hauptrolle spielen. Zugleich stellt er *höheres Alter* und die *eigene Überzeugung, mit dem Trinken aufhören zu können,* als prognostisch günstige Kriterien heraus. Auch darauf werden wir einzugehen haben. Auch in einer anderen Studie (Bonsels-Götz u. Bess 1984) spielt das höhere Alter für die Prognose eine positive Rolle nach einer hier allerdings 10wöchigen Behandlung.

Bei diesen Beispielen wollen wir es belassen. Eine vollständige Literaturübersicht über kurzfristige Rückfälle ist hier nicht möglich.

Die Suchtstation unserer Klinik

Um herauszufinden, *welche* Patienten es sind, die schnell rückfällig werden, haben wir eine Stichprobe von alkoholkranken Patienten der Suchtstation unserer Klinik prospektiv untersucht. Diese Station hat Entgiftung und Motivierung zur weiterführenden Entwöhnungsbehandlung zum Ziel.

Ihr Programm besteht aus regelmäßigen Informationsveranstaltungen, Gruppengesprächen über die Konflikte und Probleme der Patienten, Einzelberatung, Beschäftigungstherapie und Sport sowie Gemeinschaftsaktivitäten. Der Besuch einer Suchtberatungsstelle und Teilnahme an Selbsthilfegruppen sind Pflicht.

Es handelt sich um eine offene Station mit 24 Behandlungsplätzen. Die durchschnittliche Verweildauer liegt bei 22 Tagen. Die Klientel setzt sich zu etwa 25% aus Frauen und zu 75% aus Männern zusammen. Etwa ⅔ der Patienten werden direkt auf diese Station aufgenommen, ⅓ kommt aus meist geschlossenen Stationen unseres Hauses oder aus anderen Kliniken bereits entgiftet auf die Suchtstation zur Weiterbehandlung.

Aus früheren Untersuchungen wissen wir, daß sich während oder vor unserer Behandlung ca. 40% der Patienten für eine Entwöhnungskur entscheiden. Aus einer früheren Katamnese über ein Jahr hinweg wissen wir, daß bei einer Erfassungsrate von 46% von den

Erfaßten etwa ⅓ ohne Entwöhnungskur durchgängig oder mit einem kurzen Rückfall von wenigen Tagen abstinent blieb. Bezogen auf die Gesamtzahl der damals untersuchten Fälle und bei Wertung aller nichterfaßten Fälle als Rückfall, ergeben sich 16 % Abstinente ohne Entwöhnungskur nach einem Jahr.

Bei unserer *jetzigen* Untersuchung sind wir folgendermaßen vorgegangen:

Versuchsanordnung und Untersuchungsverfahren

Im Laufe von 3 Monaten (Dezember 1987 bis Februar 1988) wurden alle auf der Suchtstation aufgenommenen Alkoholkranken am Anfang der Behandlung mit einer standardisierten Sozialanamnese und einer Alkoholismusanamnese untersucht. Die Merkmalslisten sind von uns nach gängigen Vorbildern, v. a. nach den Materialien von Petry (1985) hergestellt. Ausgeschieden wurden solche Patienten, die direkt im Anschluß an die Behandlung zur Entwöhnungskur gingen bzw. sonst weiter stationär behandelt werden mußten, da nur die Abstinenz außerhalb einer Klinik ein sinnvolles Kriterium sein kann. Sobald die Patienten sich darauf konzentrieren konnten (in der Regel 3 Tage nach Behandlungsbeginn) wurden ihnen der „Einstellungsfragebogen zur Behandlung" von Krampen u. Petry (1987) sowie das Trierer Alkoholismusinventar zur Bearbeitung vorgelegt.

Die *Behandlung* entspricht völlig dem vorstehend beschriebenen Programm. Am Ende der Behandlung wurde den Patienten wiederum der Einstellungsfragebogen zur Therapie vorgelegt. Weiterhin beurteilten je 2 Pflegekräfte getrennt nach 10 Merkmalen die Art der Mitarbeit des Patienten am Stationsgeschehen, seine Krankheitseinsicht und seine Motivation bezüglich der durchgeführten Behandlung. Dieses Verfahren ist von uns erstellt und erstmals angewendet worden. Seine Qualität ist noch zu prüfen. Die Sozialanamnese wurde am Ende der Behandlung um Daten zur sozialen Situation des Patienten bei Entlassung ergänzt.

Einen Monat nach Abschluß der Behandlung wurden die Patienten zur Katamnese einbestellt, die nach einem Katamnesebogen von einer Pflegekraft erhoben wurde. Der Untersucher hielt ebenfalls fremdanamnestische Angaben und seine eigenen Anhaltspunkte für Abstinenz bzw. Alkoholkonsum fest. Bei den durch Einbestellung untersuchten Personen stimmen die Angaben über Rückfall bzw. Abstinenz und die Einschätzung der Pflegekraft hochgradig überein. Personen, die nicht erschienen, wurden mit einem entsprechenden Fragebogen angeschrieben, und es wurde eine Auskunft eingeholt, z. B. von einem Betreuer oder einem Arzt.

Untersuchte Stichprobe

54 Personen wurden zunächst erfaßt. Von 6 dieser 54 konnten wir nicht rechtzeitig eine Katamnese erhalten. Es blieben 48 hier in die vorgelegte Untersuchung einbezogene Patienten (davon waren 37 der Einbestellung gefolgt und wurden nach dem standardisierten Verfahren exploriert; 11 Personen wurden durch schriftliche Katamnese und Auskunft erfaßt).

Von den 48 vollständig erfaßten Personen waren 27 durchgängig abstinent geblieben und 21 rückfällig geworden. Wertet man Nichterfassung als Rückfall, so ergibt sich eine Abstinenzrate von 50 % über diesen einen Monat. Die weiteren Berechnungen erfolgen natürlich nur mit den 48 vollständigen Fällen, da es nicht um Rückfallraten geht, sondern um den Zusammenhang der Prognosemerkmale mit dem Rückfallereignis.

Von den 48 Personen unserer Stichprobe waren 35 Männer und 13 Frauen. Das durchschnittliche Alter lag bei 41 Jahren, der mittlere Streubereich zwischen 30 und 52 Jahren. Die Dauer des Alkoholproblems beträgt bei etwa 40 % 1 - 5 Jahre, bei etwa 20 % 5 - 10 Jahre, und bei weiteren 40 % dauert es mehr als 10 Jahre an.

29 Probanden bestritten zum Zeitpunkt der Aufnahme ihren Lebensunterhalt aus Berufstätigkeit, Rente oder dem Einkommen ihres Partners, 14 Personen erhielten Arbeitslosenunterstützung, Arbeitslosenhilfe oder Sozialhilfe, 5 Patienten hatten andere Einkünfte, z. B. Krankengeld. 14 Personen waren bei der Aufnahme verheiratet oder in fester Partnerbeziehung ohne Ehe, 14 Personen waren geschieden oder lebten getrennt, 20 Personen waren unverheiratet.

Bei Entlassung hatten 31 Patienten eine eigene Wohnung oder Mietwohnung, 6 wohnten zur Untermiete, 11 in Heimen oder ähnlichen Einrichtungen. Bei der Entlassung lebten 25 Patienten mit Partner oder anderen Angehörigen zusammen, 23 hingegen allein oder in Heimen ohne private Bindung.

Ergebnisse

Auf der Ebene der Einzelmerkmale wurden alle kategorialen Daten in einem $K \cdot$ Zweifelder-χ^2-Test auf signifikanten Zusammenhang zwischen Prognosemerkmal und dem Kriterium „Rückfall/kein Rückfall" geprüft. Die intervallskalierten Prognosemerkmale wurden mit dem T-Test auf signifikante Mittelwertsunterschiede zwischen Rückfälligen und Nichtrückfälligen überprüft. Die Prüfungen wurden zunächst für beide Geschlechter zusammen durchgeführt.

Für die Gesamtpopulation von 48 Patienten ist das Kriterium „Rückfall" nach diesen Prüfungen überzufällig vergesellschaftet mit:
1) niedrigerem Lebensalter,
2) niedrigerem Alter bei Beginn des regelmäßigen Alkoholkonsums,
3) eigenem Einkommen aus Berufstätigkeit bei Aufnahme,
4) früherer Entwöhnungskur,
5) früherer Teilnahme an Selbsthilfegruppen,
6) höherem Grad an Verhaltensentgleisungen in aggressiver und depressiver Richtung nach der Skala 1 des Trierer Alkoholismusinventars.

Erstaunlicherweise zeigen alle Variablen, die die *Motivation* des Patienten schätzen sollen, d.h. insbesondere Fremdeinschätzung der Mitarbeit in der Behandlung und Einstellungsfragebogen zur Behandlung, keinen Zusammenhang mit Rückfall bzw. Abstinenz. Keinen Zusammenhang mit dem Kriterium zeigt auch das übliche Prognosemerkmal Partnerschaft, trotz ausreichender Verteilung auf die Merkmalskategorien. Das mag damit zusammenhängen, daß wir kurzzeitige Rückfälle betrachtet haben. Lediglich das eigene Einkommen aus Berufstätigkeit erweist sich schon beim kurzfristigen Rückfall als prognostisch relevantes Kriterium, jedoch in unerwarteter Richtung. Wer noch eigene Arbeit hat, wird eher rückfällig. Nach längerer Zeit werden die typischen Sozialfaktoren als prognostisch wirksame Kriterien wahrscheinlich immer deutlicher.

Die Zusammenfassung von Merkmalen der Stabilität der Arbeitssituation sowie von Merkmalen der Partnerschaft und persönlichen Beziehungen zu Mitbewohnern zu jeweils einem Index erbringt nicht die allgemein erwartete prognostische Beziehung. Dem Ergebnis von Küfner et al. (1986) folgend, daß diese Merkmale vorwiegend für die Prognose des Rückfalls bei Männern gültig sind, haben wir diese separat für die 35 Männer unserer Stichprobe berechnet, ohne eine bessere Prognose des Rückfalls aus den Sozialdaten zu finden. Das kann natürlich auch durch die Verkleinerung der Stichprobe auf 35 Männer mitbedingt sein.

Die Interpretation auf der univariaten Ebene geht dahin, daß durch die kurze, entgiftende und motivierende Behandlung über kurze Katamnesedistanz derjenige eher veranlaßt wird, abstinent zu bleiben, der noch naiv gegenüber der Behandlung ist, der spät in die Abhängigkeit geraten ist, älter ist und sich unter Alkoholeinwirkung eher beherrscht verhalten hat. Es handelt sich also wahrscheinlich um eine insgesamt reifere, beherrschtere Persönlichkeit, die die Fähigkeit hat, mit dem ernst zu machen, was sie in der Behandlung erfährt.

Die Zahl der statistisch bedeutsam mit dem Kriterium verknüpften Merkmale im Verhältnis zu den insgesamt überprüften Merkmalen ist äußerst gering. Da die signifikanten Merkmale jedoch ein interpretierbares Syndrom bilden, dürften sie u. E. gewertet werden, d. h. sie können nicht einfach als Zufallssignifikanzen bei hoher Zahl von Signifikanzprüfungen verworfen werden.

Da eigentlich davon auszugehen ist, daß Prognosemerkmale in diesem Fall sehr komplex zusammenwirken, haben wir mit intervallskalierten Merkmalen eine Diskriminanzanalyse durchgeführt. Wir haben die Testsummenwerte aus dem Einstellungsfragebogen zur Behandlung, der ja am Anfang und am Ende der Behandlung durchgeführt wurde, und aus dem Trierer Alkoholismusinventar einbezogen. Außerdem haben wir die Merkmale Alter, Alter bei Beginn des regelmäßigen Trinkens und Anzahl der Entwöhnungsbehandlungen in die Diskriminanzanalyse hineingenommen. Letzteres Merkmal hat zwar eine kleine Variabilität, ist aber als eine einfache Anzahl als intervallskaliert zu werten.

Entscheidend bei der Diskriminanzanalyse ist, daß eine Kreuzvalidierung gelingt. Das heißt, daß aus einem Teil der Gesamtstichprobe eine Trennfunktion errechnet wird, die dann auf den Rest der Stichprobe angewendet wird, um ihre Bewährung zu prüfen.

Mit Hilfe von Diskriminanzfunktionen, die jeweils aus der halben Stichprobe errechnet und auf die jeweils andere Hälfte angewendet wurden, sind wir in der Lage, 67 bzw. 71 % der Fälle richtig nach dem Kriterium Rückfall/kein Rückfall zu klassifizieren. Die Funktionen bestehen aus 4 bzw. 6 Merkmalen:
— Beginn des regelmäßigen Trinkens,
— Anzahl der Kuren,
— Subskala Krankheitseinsicht des Einstellungsfragebogens zur Behandlung,
  Skala 2 des Trierer Alkoholismusinventars, die gesellige Trinken erfaßt,
  Subskala Behandlungsbereitschaft des Einstellungsfragebogens zur Behandlung vor und nach Behandlung.

Die Merkmale sind so miteinander verknüpft, daß niedriges Alter bei Beginn des regelmäßigen Trinkens, niedrige Krankheitseinsicht am Ende der Behandlung, absolvierte Entwöhnungskuren und hohe Tendenz zu geselligem Trinken in Richtung Rückfall disponieren. In einer Funktion kommt hohe Behandlungsbereitschaft am Anfang und am Ende hinzu, die auch in Richtung Rückfall weist.

Unsere vorläufige Interpretation ist, daß es sich bei Personen, die sich hohe Behandlungsbereitschaft zuschreiben, um solche handelt, die von vornherein zu hohe Erwartungen an die Behandlung und zu geringe an sich selbst stellen. Es ist aber zu berücksichtigen, daß es sich um ein interagierendes, nicht ein univariat signifikant unterscheidendes Merkmal handelt. Das gilt ebenso für das Merkmal gesellige Trinken im Trierer Alkoholismusinventar.

Insgesamt stimmen die Informationen aus der univariaten Prüfung und aus der Diskriminanzanalyse relativ gut miteinander überein. Trotz der geringen Zahl von Personen, von denen die Diskriminanzfunktion wegen der Kreuzvalidierung abgeleitet wurde, ist eine deutliche überzufällige Klassifizierung in der Kreuzvalidierung zu erlangen.

Zusammenfassung

Die prospektive Untersuchung von 48 Alkoholkranken einen Monat nach
einer Entgiftungs- und Motivationsbehandlung in unserer Klinik hat etwa
zur Hälfte Abstinenz und zur Hälfte Rückfälle ergeben. Unsere Vorgehensweise stabilisiert offenbar v. a. die Älteren und die Gruppe der therapeutisch
bislang Unberührten. Hier befinden wir uns in Übereinstimmung mit
anderen Untersuchern, die wir eingangs zitiert haben. Wer gegenüber
Therapie weniger respektvoll ist, weil er sie schon kennt, der ist unserem
Setting gegenüber wenig empfänglich. *Während* der Therapie bei uns
werden nur etwa 23 % der Patienten rückfällig, die Behandlung selbst wirkt
während ihrer Dauer offenbar gut. Aber nach der Entlassung wirkt sie v. a.
bei der Gruppe derjenigen, die Therapie zum ersten Mal erlebt haben. Die
hier als prognostisch bedeutsam erkannten Merkmale sind den Bereichen
Biographie und Persönlichkeit zuzuschreiben, weniger der sozialen Situation. Diese Abweichung von den Ergebnissen der Mehrzahl früherer
Untersuchungen muß natürlich im Zusammenhang mit dem kurzen
Katamnesezeitraum und dem Behandlungsverfahren gesehen werden.
Wichtig scheint festzuhalten, daß eine Prognose durch Fremdeinschätzung
nicht möglich war.

Grundsätzlich können wir nach unseren bisherigen Ergebnissen Thera-
pieerfahrenen weniger gut helfen als Therapieneulingen. Sind letztere dazu
noch älter und haben sie spät mit dem Trinken angefangen, dann sind sie für
uns die ideale Klientel, mit der wir therapeutische Erfolge erzielen können.

Literatur

Becker K, Leitner N, Schulz W (1986) Soziales Umfeld von Alkoholikern
bei Klinikentlassung und sein Einfluß auf den Behandlungserfolg.
Psychiatr Prax 13: 121–127

Bonsels-Götz C, Bess R (1984) Alkoholismus. Behandlung in der Klinik.
Eine empirische Untersuchung. Spitz, Berlin

Funke J, Klein M (1981) Katamnestische Untersuchung stationär behandelter Alkoholiker. Suchtgefahren 27: 143–150

Krampen G, Nispel L (1983) Zur Effektivität stationärer Kurzzeitbehand-
lungen von Alkoholikern. Suchtgefahren 29: 345–349

Krampen G, Petry J (1987) Klinische Evaluation eines Gruppenprogramms
zur Motivation und Information von Alkoholabhängigen. Z Klin
Psychol 16: 58–71

Küfner H, Feuerlein W, Flohrschütz T (1986) Die stationäre Behandlung
von Alkoholabhängigen: Merkmale von Patienten und Behandlungseinrichtungen, katamnestische Ergebnisse. Suchtgefahren 32: 1–86

Petry J (1985) Alkoholismustherapie. Urban & Schwarzenberg, München
Watzl H (1986) Die Vorhersage des Behandlungserfolges bei alkoholkranken Frauen — eine empirische Untersuchung. Röttger, München

„Ausschleichende Dosierung" — Empirische Hinweise auf die Effekte einer intensiveren ambulanten Nachsorge bei der Psychotherapie des Alkoholismus

U. Frick, M. Kurz-Adam, M. Fichter

Einleitung

Seit Juli 1987 ermöglicht der Verband der Deutschen Rentenversicherungsträger seinen an Alkoholismus erkrankten Versicherten die Begleichung der Kosten ambulanter Nachsorge, wenn sie die Hilfe anerkannter Beratungsstellen in Anspruch nehmen. Hinter dieser Vorgehensweise steht die Hoffnung, es sei wohl billiger, nach einer intensiven stationären Therapie deren Effekte durch eine weitere ambulante Nachsorge durch professionelle Suchthelfer abzusichern und so die hohen Kosten einer evtl. erneut notwendigen stationären Aufnahme zu vermeiden. Für diesen Gedanken sprechen bislang v. a. die (bescheidenen) Erfolgszahlen der einschlägigen Therapien. Empirische Belege für die Zweckmäßigkeit dieser Überlegung sind bislang allerdings spärlich.

Im Rahmen einer Therapieevaluationsstudie an der psychiatrischen Universitätsklinik München wurden Daten erhoben, welche die Problematik der ambulanten Nachsorge unmittelbar berühren. Zum einen bildet (vgl. Fichter et al. 1983) eine 6wöchige ambulante Nachsorge einen integralen Bestandteil des Therapiekonzepts. Zum zweiten wurden in einer Sechs- und und in einer Achtzehnmonatsnachuntersuchung das Inanspruchnahmeverhalten der ehemaligen Patienten detailliert erhoben.

Hauptziel der Evaluationsstudie war die Beurteilung der Zweckmäßigkeit von Ansätzen der systemischen Familientherapie (für eine Übersicht vgl. Fichter u. Postpischil 1985) bei der Behandlung des Alkoholismus. „Einbeziehung des Angehörigen in die Therapie" wurde dabei mit der Standardbehandlung „Förderung von Patientenselbsthilfe" verglichen. Eine umfassende Darstellung der Ergebnisse planen Fichter u. Frick (in Vorbereitung). Deshalb soll die Behandlung selbst hier nur kursorisch dargestellt werden.

Vorgehensweise

100 männliche und weibliche Patienten mit der Diagnose Alkoholabhängigkeit (ICD-9 Nr. 303.0) im Alter von 20–60 Jahren nahmen
an der Therapiestudie teil. Eines von mehreren Einschlußkriterien

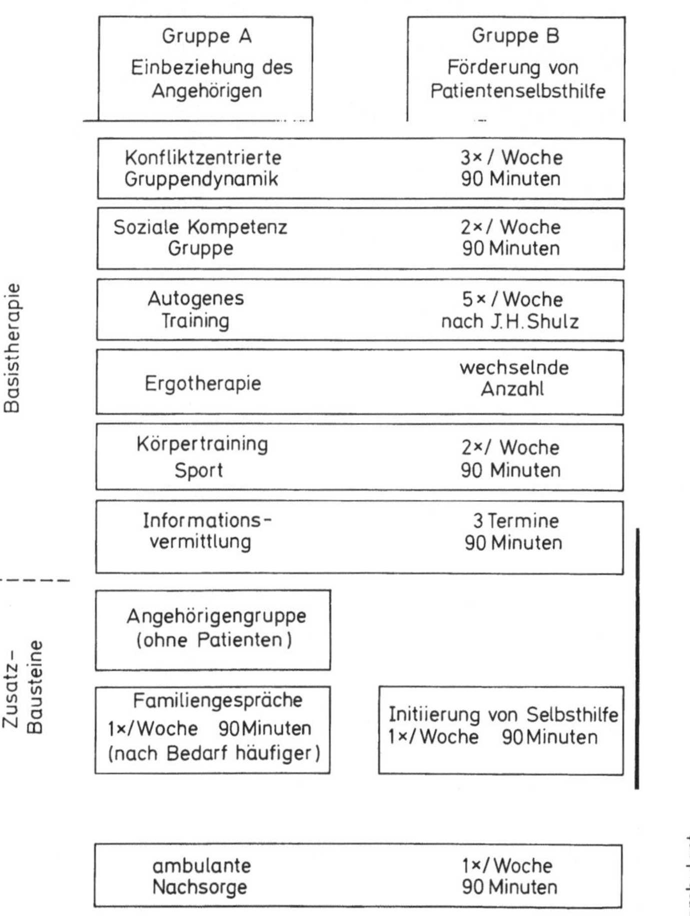

Abb. 1. Therapiekonzept: Alkoholismuskurzzeittherapie an der Psychiatrischen Universitätsklinik München

war das Vorhandensein einer stabilen partnerschaftlichen oder familiären Bindung. Die Patienten wurden nach vorangegangener Entgiftung konsekutiv zwischen Mai 1983 und Juli 1985 in eine 6wöchige stationäre Entwöhnungstherapie aufgenommen und randomisiert 2 unterschiedlichen Behandlungsbedingungen zugewiesen.

Beide Therapiegruppen erhielten ein gleiches Basistherapieprogramm aus tiefenpsychologisch orientierter Gruppe, lerntheoretisch orientiertem Training zum Aufbau sozialer Kompetenz, autogenem Training, Gestaltungstherapie, Wissensvermittlung, Körpertraining und in der anschließenden 6wöchigen ambulanten Nachsorge eine wöchentliche gruppentherapeutische Behandlung zur Stabilisierung der Abstinenz.

Zusätzlich zum Basistherapieprogramm wurden für die Angehörigen der Experimentalgruppe A wöchentliche Angehörigengruppensitzungen organisiert. Jeder Patient dieser Gruppe nahm zusätzlich mit seinem nächsten Angehörigen an wöchentlichen einzeltherapeutischen Sitzungen teil, die auf Wiederherstellung bzw. Veränderung von kommunikativen Mustern in der jeweiligen Beziehung zielten. In der Kontrollgruppe B wurde (vom zeitlichen Aufwand her gleich) für die Patienten versucht, sie zur Etablierung ihrer Therapiegruppe als Selbsthilfegruppe über den Verlauf der insgesamt 12wöchigen Behandlung hinaus anzuregen. Für die Angehörigen der Gruppe B erfolgte keine speziell geplante Behandlungsmaßnahme. Dabei zeigte sich, daß von den Patienten und Angehörigen der Behandlungsgruppe A der Baustein „Familiengespräche" auch über das reguläre Ende der Therapie hinaus häufig in Anspruch genommen wurde (vgl. unten), ohne daß dies von Therapeutenseite her geplant worden wäre.

Datenerhebungen und Untersuchungen erfolgten (bisher) zu 5 Meßzeitpunkten:
1) bei stationärer Aufnahme,
2) bei Ende der stationären Therapie,
3) am Ende der ambulanten Therapie,
4) Sechsmonatskatamnese,
5) Achtzehnmonatskatamnese.
Zur Befunderhebung verwendet wurden Fragebögen zur Partnerschaftssituation (PFB nach Hahlweg 1979) sowie zur Befind-

lichkeit, Persönlichkeitsfragebögen, Fremdratings; zu beiden Nachuntersuchungen wurde ein ausführliches strukturiertes Interview sowohl mit dem Patienten wie auch (getrennt verlaufend) mit seinem Angehörigen geführt, das Fragen zum Trinkverhalten, zur sozialen Anpassung und zur Situation der Partnerschaft enthielt.

Behandlungsziel war im wesentlichen die völlige, dauernde Abstinenz der Patienten, wobei für die Gruppe A ein spezielles Behandlungsziel die Verbesserung der familiären Beziehungen bildete, von der Rückwirkungen auf das Trinkverhalten erwartet wurden. Ausschlaggebend war dabei die Sichtweise der systemischen Familientherapie, wonach eine Änderung im Trinkverhalten gebunden ist an eine Veränderung der partnerschaftlichen Beziehung und umgekehrt. Eine therapeutische Intervention auf dem einen Sektor bliebe nicht ohne Auswirkung auf den anderen Verhaltens- und Erlebensbereich (vgl. Steinglass 1979, 1981a, b).

Ergebnisse

Bei 90% der Patienten liegen gesicherte Informationen über den Rückfallstatus nach 18 Monaten vor. Bei konservativer Definition des Rückfalls (auch Informationen der Angehörigen wurden berücksichtigt) waren 30% der Patienten zum Zeitpunkt der Achtzehnmonatskatamnese völlig abstinent. Dabei zeigten sich keine Unterschiede in den Abstinenzraten der beiden Therapiegruppen. Eine „feinere" Messung des Therapieerfolgs durch eine Rückfallklassifikation nach Dauer und Schweregrad des Rückfalls wurde deshalb abgelehnt, weil die Angaben von Patienten und Angehörigen zur Intensität des Rückfalls ganz erheblich voneinander abwichen. Bisher vorgelegte Untersuchungen, die solche Unterscheidungen vornahmen (z. B. Polich et al. 1980), beruhten fast ausnahmslos ausschließlich auf den Angaben des Patienten selbst.

Ebensowenig konnten unterschiedliche Ergebnisse der beiden Gruppen bezüglich der partnerschaftlichen Situation beobachtet werden. Angehörige und Patienten berichteten aber übereinstimmend über eine dramatische Verschlechterung ihrer Beziehung im Verlauf der 18 Monate nach Therapieende.

Schon zum Zeitpunkt des Therapiebeginns wiesen Patienten wie Angehörige in den Skalen „Streitverhalten", „Zärtlichkeit" und „Kommunikation" des PFB extreme Werte auf. Für die untersuchten Paare gilt: Gegenüber den Vorstellungen einer bürgerlichen Mittelschicht (an dieser wurde der PFB normiert) von einer glücklichen Partnerschaft besitzen Paare mit einem alkoholkranken Partner ein zu ausgeprägtes Streitverhalten, es herrscht weniger Zärtlichkeit, und es wird weniger erfolgreich kommuniziert. Dabei beschreiben die nicht hospitalisierten Angehörigen der Patienten die Defizite in der Partnerschaft deutlicher und extremer als die in die Klinik aufgenommenen Patienten.

Die „negativen" Ergebnisse der Studie (keine signifikanten Differenzen zwischen den Gruppen bezüglich „Abstinenz" und bezüglich „Partnerschaft") müssen allerdings mit Vorsicht interpretiert werden: Betrachtet man eine 10 %ige Verbesserung in der Abstinenzrate einer Alkoholismustherapie als einen bedeutsamen Erfolg (bisherige Studien zeigten sogar eine Schwierigkeit, die Effizienz einer Suchtbehandlung gegenüber einer Nichtbehandlung nachzuweisen! vgl. Edwards et al. 1977), dann wären zum „sicheren" (Betarisiko = 0,2) Nachweis dieses 10 %-Unterschieds in jeder Therapiegruppe 376 Patienten vonnöten (Berechnung nach Casa-

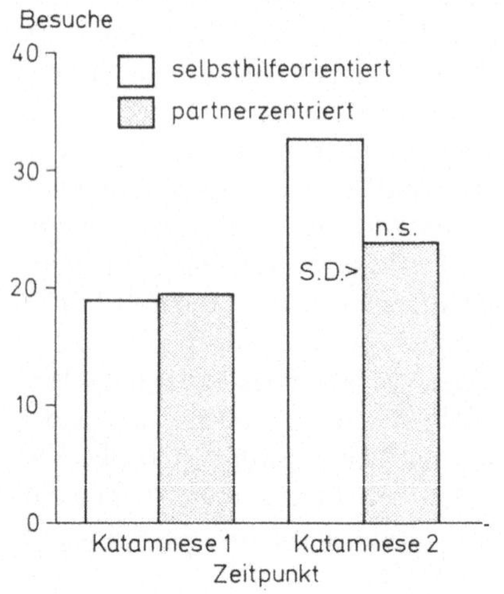

Abb. 2. Besuch von Selbsthilfegruppen

grande et al.; zit. nach Failing u. Victor 1981). Mit den hier untersuchten 50 Patienten pro Gruppe läßt sich bei einem Alpharisiko von 0,05 und einem Betarisiko von 0,20 lediglich ein Unterschied von 14% nachweisen. Oder anders ausgedrückt: Die Wahrscheinlichkeit, bei der Ablehnung eines Unterschieds bezüglich Abstinenz zwischen den beiden Therapiegruppen einen Fehler 2. Art („false negative") zu begehen, liegt bei 87%!

Deshalb erscheint es sinnvoll, den bislang dargestellten Ergebnissen weitere, explorative Analysen anzuschließen, mit denen die Effekte beider Maßnahmen (Familientherapie vs. Selbsthilfe) in einem heuristischen Sinn näher untersucht werden sollen. Der nachfolgende Abschnitt versteht sich daher nicht als Hypothesentestung im strengen Sinne, sondern versucht auf empirischer Grundlage gründende Hypothesen zum Effekt von ambulanter Nachsorge auf den Therapieerfolg darzustellen.

Explorative Ergebnisse zur Inanspruchnahme ambulanter Nachsorge

Bei den Befragungen zur Sechs- bzw. Achtzehnmonatskatamnese wurde jeweils sowohl beim Patienten als auch beim gesondert befragten Angehörigen erfaßt, ob und ggf. welche Hilfsmöglichkeiten beide im jeweiligen Befragungszeitraum in Anspruch genommen hatten.

Inanspruchnahme wird hier zusammengefaßt in die 3 Variablen: a) Zahl der Besuche in Selbsthilfegruppen (verschiedene Organisationen und Eigengründungen werden hier zusammengezählt); b) Zahl des Suchens ambulanter professioneller ärztlicher Hilfe (inklusive Hausarztbesuche) und Inanspruchnahme spezieller Suchthilfe ohne medizinische Behandlung anderer- oder Folgeleiden; c) weiterhin wurde die zeitliche Dauer aller stationären Aufenthalte getrennt nach Sucht- und anderen Kliniken vom Patienten erfragt.

Besuch von Selbsthilfegruppen

Die Patienten der Behandlungsgruppe B suchten im Vergleich zur Gruppe A Selbsthilfegruppen nicht häufiger auf, wie es in der

Intention ihres Zusatzbausteins gelegen hätte. Weder für den ersten
6-Monats-Zeitraum (U-Test; z = -0,18; p > 0,80) noch für das
nachfolgende Jahr bis zur 18-Monatskatamnese (U-Test; z = -0,31;
p > 0,75) lassen sich Unterschiede erkennen. Weil in Abb. 2 das
arithmetische Mittel (und nicht der Median) angegeben ist, stellt
sich der Unterschied optisch größer dar als er von seiner Bedeutung
her ist.

Im Durchschnitt besuchte die Gesamtgruppe der befragten
Patienten bis zur Sechsmonatskatamnese eine Selbsthilfegruppe
19,1mal (SD = 17,8), d. h. der Durchschnitt liegt deutlich unter
einem regelmäßigen wöchentlichen Besuch. Männer und Frauen
unterschieden sich nicht bezüglich des Besuchs von Selbsthilfegruppen. Dabei berichteten die Abstinenten von tendenziell häufigerem
Selbsthilfegruppenbesuch (arithmetisches Mittel = 22,2) als die
nichtabstinenten Patienten (Mittelwert = 16,5). Der adäquate Test
(U-Test von Mann-Whitney) liefert ein z von -1,73 (p < 0,10). Der
Effekt kann als Tendenz interpretiert werden, zumal anzunehmen
ist, daß die nicht erreichten Patienten meist erheblich weniger
Selbsthilfegruppenbesuche aufweisen und eher rückfällig sind. Dies
würde bei einer Mitverrechnung die Sicherheit des Schlusses
erhöhen. Zur 18-Monatskatamnese erhöht sich die Differenz:
Abstinente geben im Schnitt 40,4 Selbsthilfegruppenbesuche an
gegenüber nur 22,7 bei den Nichtabstinenten (U-Test; z = -2,51;
p < 0,05). Abstinente Männer besuchten dabei Selbsthilfegruppen
48,8mal, abstinente Frauen berichten 32,1 Besuche.

Der Besuch von Selbsthilfegruppen wird von den Patienten nicht
als konkurrierend zur Inanspruchnahme von professioneller Suchthilfe empfunden: Die entsprechende Korrelation zwischen Selbsthilfegruppenbesuch und Zahl der Inanspruchnahmen beträgt bis
zur Achtzehnmonatskatamnese nur r = 0,09; es besteht zwischen
diesen beiden Verhaltensweisen also weniger als 1 % gemeinsamer
Varianz. Eine leichte negative Korrelation weist der Besuch von
Selbsthilfegruppen mit stationärem Klinikaufenthalt auf: r = -0,16
(p < 0,10).

Inanspruchnahme ambulanter professioneller Suchthilfe

Allgemein ärztliche Hilfe irgendeiner Art oder speziell Suchthilfe
suchten die Patienten aus den beiden unterschiedlichen Behand-

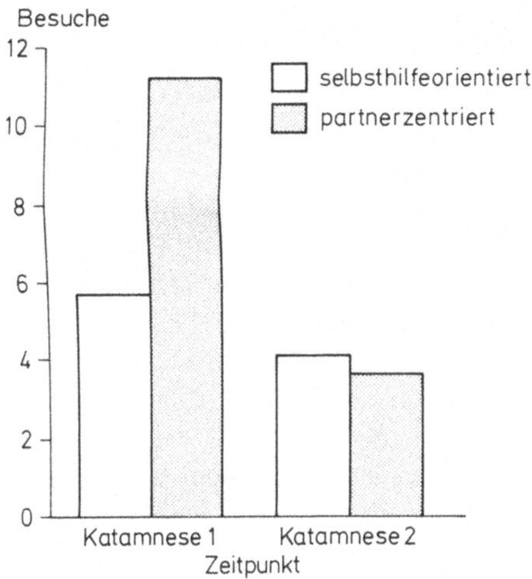

Abb. 3. Inanspruchnahme professioneller Suchthilfe

lungsgruppen in unterschiedlichem Ausmaß auf: Patienten der Behandlungsgruppe A (Einbeziehung des Angehörigen) suchten im ersten Halbjahr durchschnittlich 11,2mal spezielle Suchthilfe, während die Patienten aus der selbsthilfeorientierten Gruppe nur durchschnittlich 5,7 diesbezügliche Behandlungsangebote wahrnahmen. Dabei streuten die Zahlen in der partnerzentrierten Gruppe erheblich breiter um den Mittelwert als die der selbsthilfeorientierten Gruppe (Bartlett-Test; $F = 7,0$; $p < 0,01$). Nach dem Mann-Whitney-U-Test ist der Unterschied mit einem z von -1,87 bei einseitiger Hypothese auf dem 5%-Niveau „signifikant". Der Unterschied kann nicht darauf zurückgeführt werden, daß die Patienten der selbsthilfeorientierten Behandlung das für sie subjektiv notwendige Ausmaß an Hilfe nach der Therapie im Besuch der Selbsthilfegruppen bereits kompensativ erreichen würden, denn der Besuch von Selbsthilfegruppen unterschied sich nicht zwischen den beiden Behandlungskonzepten. Vielmehr hatten die Patienten der partnerzentrierten Therapie auch nach ambulanter Entlassung aus der Klinik häufig noch zahlreiche Kontakte mit den Einzeltherapeuten des Therapiebausteins „Familiengespräche". Möglicherweise waren die Therapeuten dieser (neuartigen) Behandlungsmaßnahme motivierter, den Kontakt mit den Patienten auch über eine längere Zeit nach der stationären Behandlung aufrechtzuerhalten, so daß die Patienten der Gruppe A zunächst mehr ambulante Nachsorge erhielten, als diejenigen der Gruppe B, ohne daß dies ursprünglich geplant worden wäre. Im weiteren Verlauf bis zur Achtzehnmonatskatamnese unterscheiden sich die Gruppen dann mit Mittelwerten von 7,7 (Gruppe B) und 8,0 (Gruppe A) professionellen Kontakten bis zur Katamnese 2 nicht mehr voneinander. Abbildung 3 veranschaulicht diesen Sachverhalt.

Rechnet man die Hausarztbesuche in das Inanspruchnahmeverhalten mit ein, dann verdeutlicht sich der Unterschied zwischen den Gruppen noch: Professionelle Hilfe allgemeiner Art (einschließlich Suchthilfe) nahmen die Patienten aus der Gruppe A 13,9mal in Anspruch, während die Patienten der Gruppe B 7,4mal einen Helfer aufsuchten (U-Test; $z = -2{,}25$; $p < 0{,}05$). Männer und Frauen unterschieden sich nicht in ihrem Inanspruchnahmeverhalten. Abstinente Patienten berichten nach 18 Monaten von durchschnittlich 5,9 wahrgenommenen Kontakten mit professionellen Suchthelfern, während nichtabstinente Befragte nur von durchschnittlich 2,8 Kontakten berichten (U-Test; $z = -1{,}7$; $p < 0{,}05$).

Stationäre Behandlungen

Im ersten Halbjahr nach der ambulanten Entlassung wurden nur sehr wenige Patienten aus beiden Gruppen wiederum stationär in Suchtbehandlungsmaßnahmen aufgenommen: Der Mittelwert liegt in beiden Gruppen weit unter einer halben Woche Dauer. Im Zeitraum zwischen der Halbjahres- und der Eineinhalbjahreskatamnese erhöht sich die Zahl der stationären Neubehandlungen wegen Alkoholismus beträchtlich. Die erneuten stationären Aufnahmen häufen sich in der selbsthilfeorientierten Gruppe B (durchschnittlich 3,6 Wochen Dauer gegenüber 0,1 Woche in Gruppe A). Diejenigen Patienten, die unmittelbar nach der ambulanten Entlassung noch über eine längere Zeit häufiger mit ihren Therapeuten Kontakt hatten, erreichen damit zwar nicht unbedingt einen besseren Therapieerfolg, was die völlige Abstinenz betrifft; aber möglicherweise verlaufen ihre Rückfälle weniger heftig, so daß sie weniger oft gezwungen sind, sich erneut in eine stationäre Behandlung zu begeben (U-Test; $z = -2{,}62$; $p < 0{,}01$).

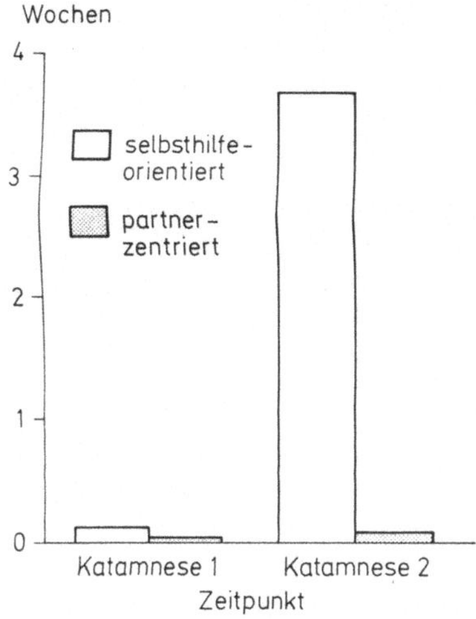

Abb. 4. Stationäre Suchtbehandlung

Geschlechtsspezifische Unterschiede lassen sich zur Achtzehnmonatskatamnese weder für den Besuch von Selbsthilfegruppen noch für ambulante Hilfsangebote oder für stationäre Krankenhausaufenthalte nachweisen. Der Gesundheitszustand der Abstinenten erscheint verständlicherweise erheblich besser als derjenige der Nichtabstinenten: „Trockene Patienten" verbrachten durchschnittlich 1,0 Wochen in Krankenhäusern (jeglicher Art), während rückfällige Patienten dort durchschnittlich 3,6 Wochen zubrachten (U-Test; z = -3,16; p < 0,001).

Diskussion

Bei der Interpretation dieser Befunde ist in mehrfacher Hinsicht Vorsicht angezeigt: Erstens handelt es sich bei den hier dargestellten Berechnungen um eine wiederholte „Testung" an ein und demselben Datenkörper. Artefakte und Scheinsignifikanzen erscheinen von daher durchaus möglich. Zweitens handelt es sich bei den Angaben der Patienten zu ihrem Inanspruchnahmeverhalten um ex post facto erhobene Daten, die möglicherweise Erinnerungs- und

Legitimierungseffekten von seiten der Patienten unterliegen: So könnten rückfällige Patienten Inanspruchnahmeverhalten deshalb verschweigen, weil der Rückfall in ihrer Selbstwahrnehmung bei vorangegangener häufiger Hilfesuche nur um so deprimierender erscheinen kann. Umgekehrt könnten abstinente Patienten aus ihrer eigenen Kausalattribuierung heraus, die besuchte Selbsthilfegruppe (oder anderes) habe entscheidenden Anteil am Erfolg der Abstinenz, die Teilnahmefrequenz daran höher berichten als es der Realität entsprach.

Dieser Gedanke bezieht sich v.a. auf den Zusammenhang zwischen Trinkstatus und Inanspruchnahme: Je mehr Selbsthilfegruppen und je mehr professionelle Suchthilfe, desto wahrscheinlicher die Abstinenz? Selbst wenn dieser Zusammenhang anerkannt werden könnte (im vorgelegten Bericht sprechen Gründe des experimentellen Designs dagegen), bestünden keinerlei Anhaltspunkte für seine kausale Richtung: Sind regelmäßige Gruppenbesucher wegen ihrer Kontakte eher abstinent, oder gehen aus anderen Gründen abstinent gebliebene Patienten verstärkt zu Selbsthilfegruppen oder professionellen Suchthelfern, weil es ihnen als Abstinenten dort leichter gelingt, beispielsweise soziale Anerkennung zu erfahren?

Dagegen kann für den Einfluß intensiver ambulanter Nachsorge (in der Behandlungsgruppe A) auf die nachfolgenden stationären Wiederaufnahmen erheblich sicherer argumentiert werden: Auch wenn der Baustein „Fortsetzung der Familiengespräche" ursprünglich nicht geplant war, so erfolgte doch seine Anwendung bei den Patienten randomisiert. Die zeitliche Reihenfolge (zuerst verlängerte ambulante Nachsorge in der einen Gruppe, dann 1 Jahr später verringerte Anzahl von Klinikaufenthalten in derselben) spricht ebenfalls für einen protektiven Effekt dieser Maßnahme. Zudem besteht kein Grund, zwischen den unterschiedlichen Behandlungsgruppen (nicht zwischen Abstinenten und Rückfälligen!) unterschiedliche Beantwortungstendenzen anzunehmen.

Ob dieser Effekt der ungeplanten ambulanten Nachsorge (nach der offiziellen ambulanten Nachsorge) eine Wirkung speziell der familientherapeutischen Orientierung dieser Maßnahme darstellt oder ob er einfach eine Wirkung des „Mehr-Betreuung-zeitigt-mehr-Effekt" darstellt, kann derzeit nicht entschieden werden.

Allerdings sprechen die übrigen Ergebnisse der Studie eher gegen eine solche spezifische Wirkungshypothese: Es erscheint eher unwahrscheinlich, daß die Einbeziehung des Angehörigen weder im Bild des Patienten noch im Bild seines Partners gut nachweisbare Effekte auf den Zustand der beiderseitigen Partnerschaft nach sich zieht, daß sie den Trinkstatus sehr wahrscheinlich unberührt läßt, aber ausgerechnet in der Frage der Prophylaxe erneuter stationärer Behandlungen sich als wirksam erweist. Vielmehr liefern die hier dargestellten Befunde Material dazu, in künftigen Untersuchungen neue Behandlungsdesigns zu erproben, die in ihrer Struktur die Grenzen zwischen stationärer und ambulanter Entlassung erheblich weniger deutlich setzen, als dies heute bei den meisten Behandlungsmethoden der Fall zu sein scheint.

Literatur

Edwards P, Orford J, Egert S et al. (1977) Alcoholism: a controlled trial of „treatment" and „advice". J Stud Alcohol 38: 1004–1031

Failing K, Victor N (1981) Die Schätzung des benötigten Stichprobenumfangs für Therapiestudien, wenn Erfolgsraten verglichen werden. In: Victor N, Dudeck J, Broszio EP (Hrsg) Therapiestudien. 26. Jahrestag der GMDS, Gießen 1981 (proceedings). Springer, Berlin Heidelberg New York, S 309–317

Fichter MM, Postpischil F (1985) Behavioral family therapy in alcoholism. In: Falloon I (ed) Handbook of behavioral family therapy. Guilford, New York

Fichter MM, May F, Postpischil F (1983) Ein stationäres Kurzzeittherapiemodell auf der Suchtstation der Psychiatrischen Universitätsklinik München: Eine Bilanz über das erste Jahr. In: Schrappe O (Hrsg) Methoden der Behandlung von Alkohol-, Drogen- und Medikamentenabhängigkeit. Schattauer, Stuttgart New York, S 171–179

Hahlweg K (1979) Konstruktion und Validierung des Partnerschaftsfragebogens PFB. Z Klin Psychol 8: 17–40

Polich JM, Armor DJ, Braiker HB (1980) The course of alcoholism: four years after treatment. Rand, Santa Monica (Rand report 2)

Steinglass P (1979) An experimental treatment program for alcoholic couples. J Stud Alcohol 40: 159–182

Steinglass P (1981a) A life history model of the alcoholic family. Fam Process 19: 211–226

Steinglass P (1981b) The impact of alcoholism on the family. Relationship between degree of alcoholism and psychiatric symptomatology. J Stud Alcohol 42: 288–303

Das sozial-kognitive Rückfallpräventionsmodell: Ein gruppentherapeutisches Basisprogramm

J. Petry

Die sozial-kognitive Lerntheorie als theoretische Grundlage des Rückfallpräventionsmodells von Marlatt u. Gordon (1985) läßt sich auf 2 Entwicklungslinien zurückführen: den Versuch Rotters (1954, 1966 und 1975), eine Synthese von behavioristischer Verhaltenstheorie und kognitiver Gestalttheorie herbeizuführen, und die kritische Auseinandersetzung Mischels (1968, 1973) mit dem Eigenschaftskonzept der Persönlichkeitpsychologie. Die aktuellste Ausformulierung der daraus entstandenen Gruppe von Erwartungswerttheorien durch Bandura (1977a, b, 1986) versucht, menschliches Verhalten im Rahmen der triadischen Interaktion von Verhalten, Person und Umgebung zu erklären. Übertragen auf die Suchtproblematik läßt sich der Alkoholkonsum und -mißbrauch nicht mehr als eine durch äußere Reize konditionierte oder aus suchtspezifischen Eigenschaften der Person ableitbare Reaktion begreifen, sondern muß als ein komplexes Bewältigungsverhalten (Perlwitz 1986; Krauss 1985) begriffen werden, wobei kognitive Prozesse im Zentrum stehen (Hays 1985).

Neben dieser theoretischen Vorbemerkung muß zum besseren Verständnis daran erinnert werden, daß die in der Bundesrepublik Deutschland praktizierte Suchttherapie durchgängig von der engeren Alkoholismusdefinition im Sinne von Jellinek (1960) und nicht von der weiteren soziologischen Definition des Problemtrinkens nach Cahalan (1970) ausgeht. Gleichzeitig kann beim derzeitigen Stand unseres Versorgungssystems von einem Übergewicht der stationären Behandlungsform gegenüber der ambulanten Betreuung gesprochen werden. Die folgenden Ausführungen beziehen sich somit auf Formen der Abhängigkeit, für die therapeutische Konzepte des moderaten Suchtmittelkonsums ausgeschlossen sind.

Bei der Darstellung des Rückfallpräventionsmodells (RP-Modell) beziehen sich alle nicht anders bezeichneten Quellenhinweise auf die 1985 erschienene Monographie von Marlatt u. Gordon. Aus didaktischen Gründen wird das vorgestellte Gruppenprogramm in Anlehnung an das theoretische Rückfallmodell dargestellt, so daß die Reihenfolge der therapeutischen Einzelsitzungen in Abhängigkeit von der jeweiligen praktischen Zielsetzung verändert werden muß. Nach der von Caplan (1964) eingeführten Terminologie wird im weiteren Verlauf auf die Anwendung im Bereich der tertiären Prävention Bezug genommen, wozu exemplarisch die Rückfallprävention bei alkoholabhängigen Personen dienen soll.

Ansatzpunkte und Methoden der Rückfallprävention

Unter Rückfallprävention versteht man ein Selbstkontrollprogramm, das Methoden der klassischen Verhaltensübung, der kognitiven Umstrukturierung und der Lebensgestaltung verbindet, um das Problem des Rückfalls rechtzeitig zu erkennen und geeignete alternative Bewältigungsfähigkeiten zu erwerben. Das vom Autor entwickelte und klinisch erprobte Gruppenprogramm verfolgt das Ziel, für jedes Stadium des Rückfallprozesses eine gruppendynamische strukturierte Basissitzung einzuführen, die als Ausgangspunkt für weitere verhaltenstherapeutische Methoden dienen kann.

Die Tugend der Hellenen

Nach dem RP-Modell wird davon ausgegangen, daß der aus einem Ungleichgewicht der Lebensgestaltung resultierende Streß von entscheidender Bedeutung für die Rückfallentstehung ist. Marlatt betont das Prinzip der Mäßigkeit als Schlüssel für eine ausgeglichene Lebensgestaltung, was sich besonders am sog. Empfindungsparadox, wonach eine Aktivität um so negativer erlebt wird, je häufiger sie ausgeübt wird, ablesen läßt. Nun handelt es sich dabei um eine alte Weisheit, die schon nach Platon und besonders durch Aristoteles (vgl. das zweite Buch der Nikomachischen Ethik) formuliert wurde, indem die Mäßigkeit, worunter die Findung der Mitte zwischen zwei extremen Lastern verstanden wurde, zu den Grundtugenden zählte.

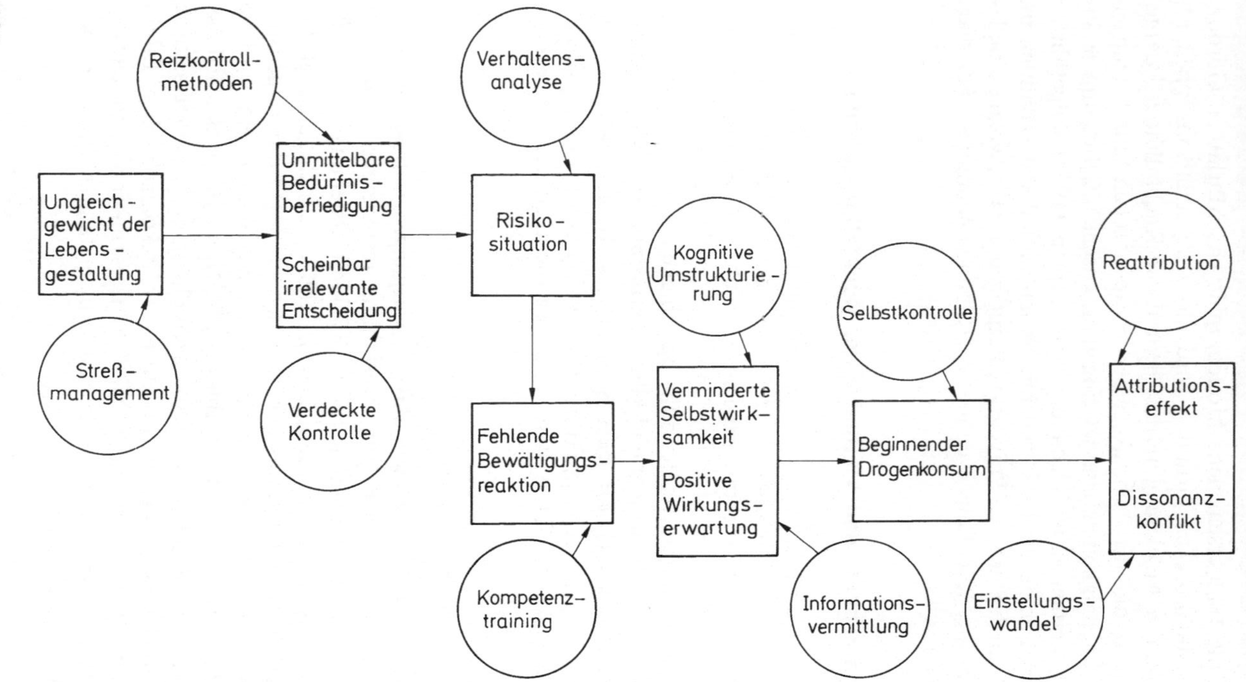

Abb. 1. Ansatzpunkte der Rückfallprävention. (Nach Cummings et al. 1980; Marlatt u. Gordon 1985)

Als geeignete Einstiegssitzung zu diesem Bereich kann man auf die gruppendynamische Übung des sog. Verteilungskuchens (Schwäbisch u. Siems 1974, S. 247) zurückgreifen. Dabei müssen die Teilnehmer einen leeren Kreis, z. B. unter dem Gesichtspunkt ihrer Energieverteilung, entsprechend der relativen Bedeutung verschiedener Lebensbereiche, in Segmente einteilen. Bei der hier vorgegebenen Fragestellung wird ein Problemverteilungskuchen erstellt, wobei die Gruppenmitglieder alle Probleme, die als Ursache oder Folge mit ihrer Abhängigkeit in Verbindung stehen, darstellen sollen. Daran anschließend wird ein Lösungsverteilungskuchen erstellt, indem für jedes angeführte Problem nach einem diametralen Lösungsweg gesucht wird. So wird der Langeweile die Hobbywut, dem sozialen Rückzug die Geselligkeitssucht usw. gegenübergestellt. Abschließend wird, orientiert an der Tugendlehre des Aristoteles, der die Großzügigkeit zwischen Geiz und Verschwendung, die Ruhe zwischen Jähzorn und Phlegma usw. als ausgewogene Mitte zwischen zwei Extremen definierte, nach mittleren Zielen der Lebensgestaltung für die individuellen Problemlösungskuchen gesucht.

Nach dem RP-Modell sollte darauf aufbauend eine Analyse der täglichen Belastungen erfolgen, um zu einer abwechslungsreichen Tagesgestaltung zu gelangen. Weiterhin bietet sich der Aufbau sog. positiver Abhängigkeiten (Glesser 1976) an, die nach den Ergebnissen bekannter Langzeitstudien (Vaillant 1983) zu den selbstheilenden Ersatzaktivitäten gehören. Entsprechende körperliche Aktivitäten und Entspannungsreaktionen lassen sich am besten im Rahmen von Programmen zur Streßverarbeitung, wie sie auf dem Gebiet der psychosomatischen Beschwerden entwickelt worden sind (Juli u. Engelbrecht-Greve 1978), durchführen.

Baron von Münchhausen

Nach dem RP-Modell entsteht aus dem Versuch, ein bestehendes Ungleichgewicht der Lebensgestaltung auszugleichen, ein komplexes Gefüge von affektiv-kognitiven Rückfallvorläufern. Der eher affektive Anteil äußert sich als Verlangen nach der positiven Drogenwirkung und als Drang, Alkohol zu konsumieren. Es handelt sich dabei um das für Suchtverhalten zentrale Problem der unmittelbaren Bedürfnisbefriedigung.

Eine Problemsituation, in der sich einst auch der Lügenbaron von der Weser befand (Bürger 1977), als er eines Tages mit seinem Pferd in den Sumpf geraten war und ihm keine andere Möglichkeit blieb, als sich selbst samt seinem Pferd an seiner eigenen Perücke aus dem Sumpf herauszuziehen. Dies ist vergleichbar mit dem doppelten Dilemma, mit dem der Abhängige zu tun hat, wenn er sich aus dem Sumpf seiner Sucht befreien will, indem er sowohl den unmittelbaren Trinkzwängen seiner Umgebung als auch den kurzfristigen Verführungen der Alkoholwirkung widerstehen muß.

In Anlehnung an Hartstock (1984) läßt sich das Suchtverhalten und die Alternative der Abstinenz in Form von Entscheidungsdiagrammen analysieren. Bei der therapeutischen Umsetzung werden die Gruppenmitglieder aufgefordert, sich eine fiktive alkoholabhängige Person vorzustellen. Aus der Sicht dieser Person lassen sich die positiven und negativen Konsequenzen des Trinkens und der Abstinenz auf den 2 Stufen des beginnenden und fortgesetzten Alkoholkonsums bewerten. Geht man dabei als Ausgangssituation von einer ambivalenten Einstellung sowohl gegenüber dem Trinken als auch der Abstinenz aus, lassen sich die Bewertungen in Abhängigkeit von den stufenweise getroffenen Entscheidungen aufzeichnen.

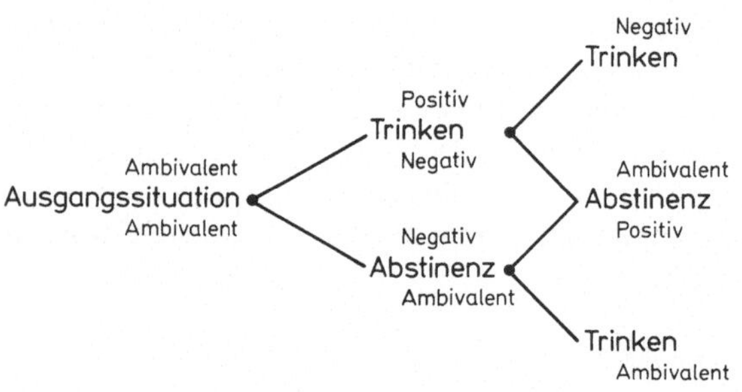

Abb. 2. Entscheidungsdiagramm der Alternativen Trinken und Abstinenz. (In Anlehnung an Hartstock 1984)

Hat sich die Person zum Trinken entschlossen, wird sie den Alkoholkonsum aufgrund der angenehmen Wirkungen positiv bewerten, während die Abstinenz entsprechend dem vorherrschenden Stereotyp negativ bewertet wird. Bei fortgesetztem Alkoholkonsum wird auf der 2. Stufe das Trinken eine negative Bewertung erfahren, da zunehmend unangenehme Alkoholwirkungen auftreten werden, während die Abstinenz eine zumindest ambivalente Valenz erhält, da sie trotz ihrer Nachteile als Lösungsmöglichkeit für die entstandene Suchtproblematik auftaucht. Etwas anders verläuft der Prozeß, wenn die Person sich zu einer abstinenten Lebensweise entschließt, da dabei das Trinken zunächst negativ bewertet wird, während die Abstinenz eine ambivalente Valenz besitzt, weil trotz der an sie gerichteten positiven Erwartungen zunächst mit negativen Erfahrungen aufgrund der sozial abweichenden Rolle gerechnet werden muß. Längerfristig betrachtet erhält die Abstinenz jedoch eine positive Bewertung, da sich die verschiedenen Vorteile einer abstinenten Lebensweise auswirken und eine Rollenstabilisierung durch neue Bezugsgruppen erfolgen kann. Aufgrund der verblassenden Erinnerungen an die negativen Konsequenzen des Alkoholmißbrauchs kann das Trinken eine zunehmend ambivalente, d. h. rückfallauslösende Bedeutung erlangen, da die positiven Wirkungserwartungen erneut wirksam werden. Bei der Durchführung der Gruppensitzung ist darauf zu achten, daß auf die selbstdefensiven Abwehrmechanismen der einzelnen Gruppenmitglieder eingegangen wird, die sich ja selbst in einer aktuellen Entscheidungsphase befinden.

Im Rahmen des RP-Modells wird zur Bearbeitung des Problems der unmittelbaren Bedürfnisbefriedigung auf die Entscheidungsmatrix von Mann u. Janis (1982) zurückgegriffen, indem mit dem Klienten die kurz- und langfristigen positiven und negativen Konsequenzen des Drogenkonsums bzw. -verzichts in einem Mehrfelderschema aufgelistet werden. Hinweise zu darauf aufbauenden Methoden der Selbstkontrolle finden sich im deutschsprachigen Gebiet bei Feldhege (1980) und Petry (1985).

Tausendmal berührt...

Die eher kognitiven Vorläufer eines Rückfalls stellen nach dem RP-Modell die Rationalisierungen sogenannter scheinbar irrelevanter Entscheidungen dar. Wenn aufgrund fehlender Verfügbarkeit des Alkohols oder nicht vorhandener sozialer Kontrolle keine unmit-

telbare Bedürfnisbefriedigung möglich ist, führt dies zu einer
Verschiebung auf alltägliche Vorentscheidungen, die auf den
Rückfall hinsteuern. Die mit diesem Konflikt verbundenen Schuldgefühle werden verleugnet, indem die Annäherung an die Rückfallsituation durch Rationalisierungen legitimiert wird.

Die von der Klaus-Lage-Band besungene Situation, wonach
tausendmal nichts, jedoch in tausendundeiner Nacht sehr viel
passiert, entspricht dem von Alkoholikern häufig berichteten
Rückfall aus heiterem Himmel, bei dem in Situationen getrunken
wird, die in der Vergangenheit völlig ohne Schwierigkeiten wiederholt bewältigt werden konnten. Das Konzept des nichtbewußten,
jedoch geplanten Rückfalls wird häufig mit einem bewußt und
absichtlich herbeigeführten Rückfall verwechselt und führt zu
entsprechend starken Abwehrprozessen. Aus diesem Grund wird
zu Beginn der Gruppenstunde wieder auf ein fiktives Beispiel,
welches zunächst mehr Distanz gibt, zurückgegriffen. Marlatt führt
das Beispiel des Spielers an und erläutert den stufenweisen Abbau
rückfallverhindernder sozialer Kontrolle und den Aufbau nach-
träglicher Rechtfertigungsmöglichkeiten als die beiden Grundele-
mente dieses Rückfallprozesses. Zur Vermittlung des Konzepts
wird der Gruppe eine solche Annäherungsfahrt geschildert, die
damit beginnt, daß ein Spieler seiner Frau wegen des schönen
Wetters einen Sonntagsausflug mit dem Auto vorschlägt. Jedes
Gruppenmitglied darf „stop" rufen, wenn es die begründete
Vermutung äußern kann, daß der Spieler einen Rückfall plant, so
z. B. wenn er an der Autobahnabfahrt Baden-Baden mit der
Begründung abbiegt, ein nahes Restaurant zur Mittagszeit auszu-
suchen. Daran anschließend nennt jedes Gruppenmitglied ein
persönliches Beispiel für einen Rückfall aus heiterem Himmel, so
daß ein Teilnehmer ausgewählt werden kann, dessen Erlebnis mit
Hilfe der Rückfallrekapitulation analysiert werden kann. Dabei
werden die verschiedenen Zwischenstationen mit den entsprechenden Entscheidungspunkten rekonstruiert und als Straßenkarte
aufgezeichnet, um so das zugrundeliegende Modell der scheinbar
irrelevanten Entscheidungen zu vermitteln.

Nach dem RP-Modell kann die Umbenennung solcher nichtbe-
wußter Vorentscheidungen in Gefahrensignale dazu führen, daß
der Betroffene zukünftig in die Lage versetzt wird, rechtzeitig

präventive Bewältigungsreaktionen einzusetzen. Beispiele zur Anwendung der dafür besonders geeigneten Methoden verdeckter Kontrolle finden sich wiederum bei Feldhege (1980) und Petry (1985).

Risiko

Nach dem RP-Modell läßt sich die Mehrzahl der Rückfälle auf eine relativ geringe Anzahl von Risikosituationen zurückführen, wovon die häufigsten mit zwischenmenschlichen Konflikten, sozialem Konformitätsdruck, innerem Verlangen und negativen Gefühlszuständen zu tun haben (Marlatt 1978). Verallgemeinert versteht man unter einer Risikosituation all diejenigen Erlebnisse, bei denen man sich überfordert fühlt, weil man anderen Personen, äußeren Umweltereignissen oder inneren Erlebniszuständen hilflos gegenübersteht.

Bei der entsprechenden Gruppensitzung sitzen alle Teilnehmer um einen großen runden Tisch, in dessen Mitte ein Tableau ausgelegt ist. Diese Anordnung weist 3 Spalten mit den Überschriften Körper, Person und Soziales auf, zu denen je 6 Zeilen mit den abgestuften Prozentwerten 0, 20, 40, 60, 80 und 100 gehören. Die dadurch gebildeten 18 Felder bestehen aus Karteikarten, auf denen die häufigsten Rückfallsituationen für die Mitspieler zunächst verdeckt als Frage formuliert sind. Jedes Gruppenmitglied kann nun einen Bereich und eine Risikostufe auswählen und die entsprechende Karteikarte ziehen; nun muß zu der Frage Stellung genommen werden, ob der einzelne eine solche Situation bereits einmal erlebt hat. Wenn dies der Fall war, schildert er den Anwesenden den Ablauf dieser Situation und bewertet abschließend das persönlich enthaltene aktuelle Rückfallrisiko, womit die Karte dann offen an ihren Platz zurückgelegt wird. Dies setzt sich dann fort, bis alle Karten aufgedeckt worden sind.

In der daran anschließenden Nachbesprechungsrunde können verschiedene Gesichtspunkte herausgearbeitet werden, z. B. daß es sich beim Rückfallrisiko um keine Alles-oder-Nichts-Reaktion handelt, und daß dieses Risiko sowohl von Zeit zu Zeit als auch zwischen Personen sehr stark variieren kann.

Abschließend erhalten die Gruppenmitglieder ein verhaltensanalytisches Schema, in welches sie die Risikosituationen eintragen sollen, die als besonders gefährlich eingestuft werden.

Marlatt verweist auf die bereits beschriebenen Methoden der Rückfallrekapitulation und verhaltensdiagnostischen Strategien als daran anschließende Interventionen. Ein dafür geeignetes weiterführendes gruppentherapeutisches Programm zur funktionalen Analyse abhängigen Verhaltens wurde vom Autor (Petry 1985) entwickelt.

Notfälle

Nach dem RP-Modell ist die Rückfallwahrscheinlichkeit davon abhängig, ob für eine Risikosituation Bewältigungsreaktionen vorliegen. Je nachdem, ob eine Risikosituation gemeistert werden kann oder nicht, führt dies entweder zu einer Stabilisierung der Abstinenz oder zu erneutem Alkoholkonsum.

Marlatt beschreibt sog. Notfallreaktionen für einen bereits eingetretenen Drogenkonsum, während hier Strategien zur kurzfristigen Rückfallverhinderung erarbeitet werden sollen. Dabei wird auf die Arbeiten von Litmann et al. (1984) zurückgegriffen, die zu 4 Grundstrategien gelangten. Es handelt sich um 2 kognitive Methoden, das positive und negative Denken, und 2 zusammengefaßte behaviorale Muster: Vermeidung und Ablenkung sowie die Suche nach sozialer Unterstützung.

Die Gruppenmitglieder sind wiederum um einen großen runden Tisch angeordnet und sammeln nach den Regeln des Brainstorming Vorschläge für kurzfristige Notfallreaktionen. Alle Vorschläge werden auf Karteikarten notiert, in der Mitte des Tisches gesammelt und in Grundstrategien eingeteilt. In der anschließenden Nachbesprechung werden die Vor- und Nachteile der verschiedenen Methoden herausgearbeitet, so z. B. daß Vermeidung und Ablenkung zwar sehr wirksam, jedoch nur kurzfristig hilfreich sind, die Methoden des positiven und negativen Denkens erst nach entsprechender Übung anwendbar werden und die Suche nach sozialer Unterstützung von der Dichte des vorhandenen Stützsystems abhängt. Daraus ergibt sich der Ansatz, zunächst die

196

behavioralen Strategien und daran anschließend die kognitiven Methoden anzuwenden, um so langfristig die Möglichkeit zu erhalten, sich stufenweise ein soziales Stützsystem aufzubauen. Abschließend erhalten die Gruppenmitglieder ein verhaltensanalytisches Schema, in das sie diejenigen Reaktionsmöglichkeiten notieren, welche ihnen persönlich am effektivsten erscheinen.

Nach dem RP-Modell lassen sich im Anschluß verschiedene verhaltenstherapeutische Methoden anwenden, um das vorhandene allgemeine Bewältigungsrepertoire für vorliegende Risikosituationen zu erweitern. In der deutschsprachigen Literatur läßt sich auf das Verhaltenstrainingsprogramm zum Aufbau sozialer Kompetenz von Feldhege u. Krauthan (1979) verweisen sowie auf Ansätze, die Defizite der Gefühlswahrnehmung, -verabeitung und des Gefühlsausdrucks fördern (vgl. Lieb u. Reichert 1982).

Vierhundert Kaninchen

Ein zweites mit dem Vorangehenden eng verknüpftes kognitives Vermittlungsglied zum beginnenden Alkoholkonsum stellen die positiven Wirkungserwartungen dar. Danach wird der Betroffene mit großer Wahrscheinlichkeit den Drogenkonsum wieder aufnehmen, wenn mit der eingetretenen verminderten Selbstwirksamkeit gleichzeitig die Erwartung besteht, daß ein bestehendes Problem mit Hilfe einer der vielfältigen Alkoholwirkungen vorübergehend gelöst werden kann.

Zur Einleitung der Gruppensitzung wird darauf hingewiesen, daß der Alkohol seine weltweite Verbreitung u. a. auch seiner großen Integrierbarkeit in verschiedenste situative und kulturelle Kontexte verdankt. Dies war schon den Azteken bewußt, die für den heute als Pulque bekannten Agavenwein die Bezeichnung „vierhundert Kaninchen" verwendeten, um auf die Vielfalt der Alkoholwirkungen hinzuweisen. Um zunächst die verschiedenen unmittelbaren Alkoholwirkungen bewußter zu machen, wird die Gruppe, die in einem großen Stuhlkreis angeordnet ist, aufgefordert, eine Geschichte zum Alkohol zu erfinden, indem ein Teilnehmer mit der bekannten Formulierung „es war einmal..." beginnt. In der reihum fortzusetzenden Geschichte muß jeder Teilnehmer in der Reihenfolge des Alphabets mindestens eine Alkoholwirkung benennen. So kann zu Beginn von einem müden Wanderer berichtet werden, der die *a*ufmunternde Wirkung des Alkohols bei einer Rast nutzt, worauf das 2. Gruppenmitglied eine Fortsetzung unter Hinweis auf die *b*eruhigende Wirkung finden muß. Ein Buchstabe darf dann übersprungen werden, wenn auch mit Hilfe aller Gruppenmitglieder durch freie Assoziation — z. B. *c*harmant, *c*holerisch, *c*ouragiert — keine geeignete Alkoholwirkung gefunden wird. In einer anschließenden Rollenspielphase sollen die wichtigsten positiven Alkoholwirkungen durch Darstellung entsprechender Trinksituationen noch intensiver erfahrbar gemacht werden. Dazu eignet sich dann besonders wieder die Methode des „lebenden Bildes". Während der abschließenden Diskussionsrunde wird die Rolle dieser unmittelbaren Alkoholwirkungen bei der Steuerung des Trinkverhaltens und des Rückfalls herausgearbeitet.

Marlatt verweist an dieser Stelle als weiterführende Methode auf die Informationsvermittlung. Als wesentlichen Inhalt benennt er dabei den Zweiphaseneffekt der Alkoholwirkung, wonach die anfänglich angenehm-euphorisierende Wirkung des Alkohols in eine längerfristig unangenehm-dysphorische Wirkung umschlägt (vgl. Solomon u. Corbit 1974). Der Autor (Petry 1981, 1985) hat Vorschläge erarbeitet, wie man das Wissen über die komplizierte Wechselwirkung körperlicher, persönlicher und situativer Faktoren im Rahmen des Alkoholstoffwechsels am besten in therapeutischen Kleingruppen vermitteln kann.

„Nein danke" und „Was nun?"

Was sich aus einem beginnenden Drogenkonsum entwickelt, hängt nach dem RP-Modell im wesentlichen von der Reaktion des Individuums ab. Betrachtet man den einmaligen Alkoholkonsum nach längerer Abstinenzzeit als Krisensituation, so führt der Alkoholkonsum, wenn er als Ausdruck einer zugrundeliegenden Erkrankung oder eines Zusammenbruchs der Willenskraft gesehen wird, zu einem Rückfall oder, wenn dies als natürlicher Ausrutscher im Rahmen eines normalen Lernprozesses erlebt wird, aus dem sich Hinweise zur Verhaltenskorrektur ergeben, zu einer stabilisierten Form der Abstinenz.

Entsprechend der eingangs erwähnten Unterschiede zwischen der engeren Definition des Alkoholikers und des weiteren Begriffs „Problemtrinker" und der Besonderheiten in den Versorgungssystemen des angloamerikanischen und deutschsprachigen Bereichs bedeutet die Auseinandersetzung mit dem erneut beginnenden Alkoholkonsum bei uns traditionell die Bewältigung von Verführungssituationen zur Aufrechterhaltung der Abstinenz („nein danke!"), während im englischsprachigen Bereich verstärkt auch die Aufarbeitung eines bereits erfolgten Alkoholkonsums („was nun?") eingeübt wird.

Mit Hilfe des Rollenspiels ist es sehr gut möglich, beide Aspekte zu verbinden, indem zunächst mittels klassischer Verhaltensübung die Bewältigung typischer Versuchungssituationen eingeübt werden kann. Dabei werden neben strategischen Gesichtspunkten („Wie behalte ich die Initiative?") situationsangemessene Taktiken trainiert. Da dazu auch die Veränderung innerer Einstellungsstrukturen gehört, lassen sich am Beispiel des bereits eingetretenen Alkoholkonsums dysfunktionale, d. h. den Rückfall verschärfende Kognitionen erarbeiten. Mit Hilfe der gestalttherapeutischen Methode des „leeren Stuhls" lassen sich typische aus der Depressionsforschung bekannte (Abramson et al. 1978) Fehlattributionen, z. B. die bekannte Interpretation eines Rückfalls als Willensschwäche, herausarbeiten und mittels der psychodramatischen Hilfstechnik des Doppelns alternative kognitive Muster einüben.

Die angesprochene Thematik bietet eine Fülle von Anknüpfungspunkten, wobei Marlatt verschiedene Selbstkontrollmethoden erwähnt, für die auch im deutschsprachigen Bereich Programme, z. B. zur Selbstbelohnung (vgl. Feldhege 1980; Petry 1985), existieren.

Rückfaller

Nach dem RP-Modell hängt der Verlauf eines Rückfalls davon ab, wie der beginnende Alkoholkonsum in Form von Ursachenzuschreibung verarbeitet wird. In Anlehnung an die Motivationstheorie von Weiner (1980) unterscheiden sich diese Attributionsprozesse hinsichtlich der Lokalisation (external/internal), Spezifität (spezifisch/global), Stabilität (variabel/stabil) und Kontrollierbarkeit (veränderbar/unkontrollierbar). Ein rückfallfördernder Attributionseffekt besteht nun darin, daß der erste Alkoholkonsum internal, global, stabil und unkontrollierbar erlebt wird, d. h. wenn die Ursache in Defiziten der Motivation (fehlende Willensstärke) oder einer zugrundeliegenden Krankheit (Verlangen und Entzugserscheinung) gesehen wird. Therapeutisch zu unterstützen wäre nach diesem Modell eine entgegengesetzte externale, spezifische, variable und veränderbare Ursachenattribution, d. h. Besonderheiten der Risikosituation und Defizite im Bewältigungsrepertoire als Ursachen des beginnenden Rückfalls.

Bei der Erarbeitung dieser kognitiven Mechanismen in der Gruppe gehen wir von einem leeren Umriß einer fiktiven Person aus und sammeln erst einmal alle Gedanken, Empfindungen und Gefühle, die dieser Rückfaller nach beginnendem Alkoholkonsum hat. Der weitere Verlauf hängt stark von der jeweiligen Reaktion der Gruppenmitglieder ab. Nach dem Akteur-Beobachter-Effekt (Jones u. Nisbett 1972) müßten der fiktiven Person eher dispositionale Ursachenfaktoren in Form von negativen Charaktereigenschaften zugeschrieben werden. Es kann jedoch auch über einen Identifikationsprozeß zu selbstschützenden Abwehrprojektionen kommen, indem auf entlastende externale Ursachen Bezug genommen wird. So kann z. B. ein eher internal-stabiler Typ vorliegen, d. h. eine Person, die aufgrund persönlicher Labilität eine Risikosituation nicht bewältigen konnte oder ein eher external-spezifischer Typ, der durch ein einmaliges äußeres Ereignis rückfällig geworden ist, usw.

In einem zweiten Schritt wird mit der Gruppe herausgearbeitet, welche Auswirkungen das jeweils vorliegende Attributionsmuster auf den Rückfallverlauf haben wird, wobei vor Vereinfachung zu warnen ist. So muß eine Externalisierung nicht nur positiv im Sinne einer Entlastung sein, sondern kann auch behindernden Abwehrcharakter besitzen, und eine Internalisierung muß nicht nur negativ im Sinne von Schuldgefühlen sein, sondern kann auch als kritische Selbsterkenntnis gedeutet werden. Je nach Verlauf dieser Diskussion kann man wiederum mit Hilfe eines leeren Umrisses einen weiteren Personentyp konstruieren, an dem günstigere Attributionsmuster aufgezeigt werden können.

Marlatt verweist zur weiteren therapeutischen Bearbeitung dieses Aspekts auf Methoden der kognitiven Umstrukturierung, wozu insbesondere die noch in den Anfängen befindlichen Methoden der Attributionstherapie (Haisch 1983; Petry 1985) gehören.

Zwei Welten

Wenn der beginnende Drogenkonsum zu problematischen Selbstattributionen geführt hat, folgt daraus ein Zustand vermehrter Selbstaufmerksamkeit, verbunden mit dem Vergleich des realen Verhaltens mit einem Verhaltensstandard. Das daraus resultierende Schuldgefühl wird als Dissonanzkonflikt erlebt, zu dessen Reduzierung auf das gewohnheitsstarke Trinkverhalten zurückgegriffen und gleichzeitig das Selbstbild an den erneuten Alkoholkonsum angepaßt wird. Der Betroffene erlebt sich als Opfer seiner Alkoholkrankheit und setzt, vermittelt über den so erlebten Kontrollverlust, das Trinkverhalten fort.

Zur Verdeutlichung gegensätzlicher Bewertungen der Abstinenz und des Drogenkonsums fordere ich die Gruppe auf, sich in der Mitte eines Tisches eine Grenze vorzustellen, die 2 Welten voneinander trennt: auf der einen Seite das Land des Alkohols und der Sucht und auf der anderen Seite die Welt der Enthaltsamkeit von Suchtmitteln. Daraufhin erhalten die Gruppenmitglieder ausgesägte und bemalte Gegenstände, die alle Bereiche des Lebens umfassen, mit der Instruktion, aus diesen Bausteinen die 2 vorgegebenen Welten aufzubauen. Dabei soll die Gruppe so lange diskutieren, bis am Ende auf jeder Seite ungefähr gleichviele Bausteine vorhanden sind.

In der daraus folgenden Diskussion werden die in der Darstellung projektiv enthaltenen Vorstellungen über die Welt der Sucht und der Abstinenz analysiert. Häufig tauchen eine positive Idealisierung der Abstinenz als heile Welt und eine negative Verzerrung der Drogenwelt auf. Bei einem solchen Resultat kann man das darin enthaltene Alles-oder-Nichts-Denken aufzeigen und anhand der überzogenen Diskrepanz zwischen Drogenkonsum und Abstinenzideal sowohl auf Katastrophierungstendenzen als auch auf Beschönigungstendenzen und die damit verbundenen Rückfallgefahren hinweisen. In Übereinstimmung mit dem RP-Modell lassen sich darauf aufbauend Methoden des Einstellungswandels, insbesondere in Form der noch in Anfängen befindlichen Dissonanztherapie (Haisch et al. 1983; Petry 1985) anwenden.

Fragebogeninstrumente zur Effektivitätskontrolle

Aus dem sozial-kognitiven Rückfallpräventionsmodell lassen sich 3 zentrale Aspekte ableiten, deren Veränderungen erstrebenswert sind. Es handelt sich um die subjektive Bewältigungseffektivität, die rückfallbezogene Selbstwirksamkeit und die positive Alkoholwirkungserwartung, für deren Erfassung abschließend geeignete Forschungsskalen vorgestellt werden können.

Subjektive Bewältigungseffektivität

Bei der Erfassung der rückfallbezogenen Bewältigungsreaktionen geht es nicht um verschiedene Kompetenzen zur Streßbewältigung, sondern um spezifische Reaktionen, die kurzfristig zur Rückfallverhinderung beitragen können. Auf dem Hintergrund der Selbstwirksamkeitstheorie von Bandura (1977) wurde dazu von Litman et al. (1984) die Beziehung zwischen Bewältigungsreaktionen und Behandlungserfolg untersucht. Die Faktorenanalyse des dazu entwickelten Fragebogens ergab die 4 Faktoren positives Denken, negatives Denken, Vermeidung/Ablenkung und Suche nach sozialer Unterstützung. Bei der Trennung zwischen abstinenten und rückfälligen Alkoholikern nach Abschluß einer Behandlung erwies sich nicht der Umfang des vorhandenen Bewältigungsrepertoires, sondern die subjektiv bewertete Effektivität der Bewältigungsreaktionen und hierbei lediglich die Faktoren positives Denken und Vermeidung/Ablenkung als bedeutsam. Der vom Autor ins Deutsche übertragene Fragebogen zur Bewältigung von Alkoholproblemen (FBA) umfaßt 36 Items. Es handelt sich um eine 4stufige Likert-Skala, bei der die persönlich erfahrene Effektivität der verschiedenen konkreten Verhaltensweisen zu beurteilen ist. Eine erste vorläufige Itemanalyse wurde an einer Stichprobe von in stationärer Behandlung befindlichen Alkoholikern durchgeführt (n = 84): Das Durchschnittsalter betrug 38 Jahre; das Geschlechterverhältnis war 3:1; ⅔ hatten einen niedrigen Bildungsabschluß; mehrheitlich handelte es sich um Arbeiter, und je ⅓ hatten 2, 3, 4 oder mehr Vorbehandlungen. Bei einer theoretischen Variationsbreite von 36-144 Punktwerten betrug der errechnete Mittelwert 100,5 bei einer Streuung von 18,0. Die interne Konsistenz nach Cronbach betrug $\alpha = 0,93$ (n $=$ 76), so daß die Skala ohne Itemreduzierung weiter verwendbar erscheint.

Rückfallbezogene Selbstwirksamkeit

Am relevantesten für das RP-Modell erscheint die Arbeit von Annis (1982). Es wird dabei, wiederum auf dem Hintergrund der Selbstwirksamkeitstheorie, direkt auf die Arbeit von Marlatt u. Gordon (1980) zur Kategorisierung von Rückfallsituationen Bezug genommen. Danach lassen sich die häufigsten Rückfallsituationen 5 intrapersonellen Bedingungen (negative Gefühlszustände, negative Körperempfindungen, positive Gefühlszustände, persönliche Kontrollversuche und Verlangen/Versuchung) und interpersonellen Rückfalldeterminanten (soziale Konflikte, soziale Trinkzwänge und positive Gefühlszustände) zuordnen. Der dazu entwickelte „Situational Confidence Questionnaire" erlaubt die Erfassung entsprechender situationsspezifischer Selbstwirksamkeitserwartung. Eine durch Itemreduzierung entwickelte Forschungsskala, die nur noch die generelle rückfallbezogene Selbstwirksamkeit erfaßt, wurde vom Autor als „Fragebogen zum Selbstvertrauen gegenüber dem Alkohol" ins Deutsche übertragen. Er erwies sich trotz guter interner Konsistenz ($\alpha = 0,90$; n $= 73$) als sehr schwierige Skalierungsaufgabe, da dabei die Sicherheit beurteilt werden mußte, dem Alkoholverlangen in einer vorgegebenen Situation widerstehen zu können. Aus diesem Grunde erfolgte eine Modifikation und Umbenennung (Fragebogen zur Rückfallgefahr FRG), so daß nunmehr die Gefährdung, in einer gegebenen Situation wieder Alkohol zu trinken, direkt auf einer 6stufigen Likert-Skala zu beurteilen ist. Eine hohe subjektive Rückfallgefährdung entspricht dann interpretativ einer verminderten rückfallbezogenen Selbstwirksamkeit. Die erneute Itemanalyse an einer vergleichbaren Stichprobe (Petry, in Vorbereitung) erbrachte wiederum eine gute interne Konsistenz ($\alpha = 0,90$; n $= 84$). Die 16 Items umfassende Skala zeigt bei einer theoretischen Variationsbreite von 16-96 einen Mittelwert von 47,2 bei einer Streuung von 17,2 Wertpunkten sowie eine gute Annäherung an die Normalverteilung (K-S-Goodness-of-Fit-Test: p = 0,94). Die Skala weist keine essentiellen Korrelationen (p ≤ 0,01) mit soziodemographischen, suchtspezifischen und behandlungsrelevanten Variablen auf. Es zeigen sich jedoch bedeutsame (p ≤ 0,001) Beziehungen mit (hoher) subjektiver Störungsstabilität (Beurteilung meiner Alkoholabhängigkeit/ BAB: r = 0,33), (geringer) Bagatellisierungstendenz (Beurteilung meines Alkoholkonsums/BAK: r = 0,33) und (hoher) positiver Alkoholwirkungserwartung (Fragebogen zur Alkoholwirkung/ FAW: r = 0,59).

Positive Alkoholwirkungserwartung

Aus der Arbeit von Brown et al. (1980) lassen sich zunächst die inhaltlich relevanten Alkoholwirkungen ableiten, da in einer Stichprobe von abhängigen und nicht abhängigen Alkoholkonsumenten die Spannweite möglicher Alkoholwirkung bei moderatem Alkoholkonsum erfaßt wurde. Die anschließende faktorenanalytische Untersuchung ergab mit den 6 Wirkungsfaktoren allgemeine positive Veränderungen, soziale und körperliche Freude, sexuelle Anregung, Macht und Aggression, Selbstsicherheit und Entspannung, vorwiegend positive Wirkungserwartungen. Mit dem daraus entwickelten „Alcohol Expectancy Questionnaire" konnten in späteren Untersuchungen (Brown et al. 1987) Hinweise über den Zusammenhang mit soziographischen Variablen und dem Trinkverhalten erbracht werden. Der für das RP-Modell bedeutsame Zusammenhang zwischen positiven Alkoholwirkungserwartungen und dem Rückfallrisiko konnte in einer allerdings mit anderer Methodik durchgeführten Untersuchung von Eastman u. Norris (1982) belegt werden.

Eine stärker verhaltensrelevante Erfassung von Alkoholwirkungserwartungen im Sinne der Einstellungstheorie von Fishbein u. Ajzen (1975) wurde in der Untersuchung von Baumann et al. (1985) zur Vorhersage des Trinkverhaltens von Heranwachsenden angewandt. Als trinkspezifische Einstellungsvariable wurde dabei der „subjektiv erwartete Nutzen" des Alkoholkonsums definiert, indem sowohl die Erwartung, daß bestimmte Alkoholwirkungen aus dem Trinkverhalten resultieren (subjetive Wahrscheinlichkeit), als auch die Bewertung der erzielten Alkoholwirkungen (Attraktivitäten) berücksichtigt wurden.

Aus diesen beiden Ansätzen heraus wurde vom Autor der Fragebogen zur Alkoholwirkung (FAW) entwickelt, in dem von den 90 Items des Alcohol Expectancy Questionnaires für jeden gefundenen Faktor die 5 Items mit der höchsten Faktorenladung ausgewählt und der bereits erwähnten Stichprobe von 84 in Behandlung befindlichen Alkoholikern vorgegeben wurden, wobei die 30 Items gleichzeitig hinsichtlich der Auftretenshäufigkeit und Attraktivität zu beurteilen waren. Dabei ergab sich, wahrscheinlich aufgrund der doppelten Skalierungsaufgabe, eine starke Stichprobenreduktion (n = 48), so daß der Fragebogen nochmals überarbeitet wurde. Der auf 20 Items weiter reduzierte Fragebogen wurde einer vergleichbaren Stichprobe (Petry, in Vorbereitung) von ebenfalls 84 stationär behandelten Alkoholikern vorgegeben. Diesmal waren jedoch die beiden Skalierungsaspekte getrennt vorgegeben, indem zunächst die Auftrittshäufigkeit 2stufig (selten/häufig) und danach die Intensität der Alkoholwirkung 3stufig (schwach/mittel/stark) zu beurteilen waren, woraus dann ein multiplikativer Wert der Alkoholwirkungserwartung für jedes Item errechnet werden konnte. Die erzielte interne Konsistenz erbrachte ein sehr gutes Ergebnis (α = 0,92; n = 81). Bei einer theoretischen Variationsbreite von 20 bis 120 Punktwerten ergab sich bei angenäherter Normalverteilung (K-S-Goodness-of-Fit-Test; p = 0,35) ein Mittelwert von 71,9 bei einer Streuung von 23,1 Punktwerten. Bisher konnten für die vorliegende Fragestellung keine bedeutsamen Beziehungen zu anderen Merkmalen erfaßt werden.

Literatur

Abramson LY, Seligman MEP, Teasdale JD (1978) Learned helplessness in humans: Critique and reformulation. J Abnorm Psychol 87: 49–74
Annis HM (1982) Situational confidence questionnaire. Addiction research foundation of Ontario, Toronto Ontario
Annis HM, Kelly P (1984) Analysis of the inventory of drinking situations. (Presentation at the American Psychological Association Convention, Toronto Ontario)

Aristoteles (1969) Nikomachische Ethik. (Übersetzung von F. Dirlmeier). Reclam, Stuttgart

Bandura A (1977a) Self-efficacy: Toward a unifying theory of behavioral change. Psychol Rev 84: 191–215

Bandura A (1977b) Social learning theory. Prentice-Hall, Englewood Cliffs/NJ

Bandura A (1982) Self-efficacy mechanism in human agency. Am Psychol 37: 122–147

Bandura A (1986) Social foundations of thought and action: A social cognitive theory. Prentice-Hall, Englewood Cliffs/NJ

Baumann KE, Fisher LA, Bryan ES, Chenoweth RL (1985) Relationship between subjective expected utility and behavior: A longitudinal study of adolescent drinking behavior. J Stud Alcohol 46: 32–38

Brecht B ([4]1968) Kleines Organon für das Theater. (Gesammelte Werke, Bd 16) Suhrkamp, Frankfurt am Main, S 661–708

Brown SA, Goldman MS, Inn A, Anderson CR (1980) Expectations of reinforcement from alcohol: Their domain and relation to drinking patterns. J Consult Clin Psychol 48: 419–426

Brown SA, Christiansen BA, Goldman MS (1987) The alcohol expectancy questionnaire: An instrument for the assessment of adolescent and adult alcohol expectancies. J Stud Alcohol 48: 483–491

Bürger GA (1977) Wunderbare Reisen zu Lande, Feldzüge und lustige Abenteuer des Freiherrn von Münchhausen. Wie er dieselben bei der Flasche im Zirkel seiner Freunde selbst zu erzählen pflegte. Moewig, München

Cahalan D (1970) Problem drinkers. Jossey-Bass, San Francisco/CA

Caplan G (1964) Principles of preventive psychiatry. Basic Books, New York

Collins RL, Marlatt GA (1981) Social modeling as a determinant of drinking behavior: Implications for prevention and treatment. Addict Behav 6: 233–239

Cummings C, Gordon JR, Marlatt GA (1980) Relapse: Prevention and prediction. In: Miller WR (ed) The addictive behaviors. Pergamon, Oxford pp 291–321

DiClemente CC, Prochaska JO, Gibertini M (1985) Self-efficacy and the stages of self-change of smoking. Cogn Ther Res 9: 181–200

Eastman C, Norris H (1982) Alcohol dependence, relapse and self-identity. J Stud Alcohol 43: 1214–1231

Feldhege F-J (1980) Selbstkontrolle bei rauschmittelabhängigen Klienten. Springer, Berlin Heidelberg New York

Feldhege F-J, Krauthan G (1979) Verhaltenstrainingsprogramm zum Aufbau sozialer Kompetenz. Springer, Berlin Heidelberg New York

Festinger L (1964) Conflict, decision and dissonance. Stanford Univ Press, Stanford

Fishbein M, Ajzen I (1975) Belief, attitude, intention and behavior: An introduction to theory and research. Addison-Wesley, Reading/MA

Glesser W (1976) Positive addictions. Harper & Row, New York

Haisch J (1983) Attributionstheorie-Attributionstherapie: Zur Bestimmung attributionstherapeutischer Techniken aus der Attributionstheorie. In: Haisch J (Hrsg) Angewandte Sozialpsychologie. Huber, Bern, S 23–37

Haisch J, Osnabrügge G, Frey D (1983) Dissonanztheorie-Dissonanztherapie: Zur Bestimmung therapeutischer Techniken aus der Dissonanztheorie. In: Haisch J (Hrsg) Angewandte Sozialpsychologie. Huber, Bern, S 39–56

Hartstock E (1984) Therapieziel Verständnis: Versuch eines handlungstheoretischen Modells zur Genese und Therapie der Drogenabhängigkeit. Land, Frankfurt am Main

Hays R (1985) Integrated value expectancy theory of alcohol and other drug use. Br J Addict 80: 379–384

Jaeggie E (1979) Kognitive Verhaltenstherapie: Kritik und Neubestimmung eines aktuellen Konzepts. Beltz, Weinheim

Jellinek EM (1960) The disease concept of alcoholism. Hillhouse, New Brunswick/NJ

Jones EE, Nisbett RE (1972) The actor and the observer: Divergent perceptions of the cause of behavior. In: Jones EE et al. (eds) Attribution: Perceiving the causes of behavior. General Learning Press, Morristown/NJ, pp 79–94

Juli D, Engelbrecht-Greve M (1978) Streßverhalten ändern lernen: Programm zum Abbau psychosomatischer Krankheitsrisiken. Rowohlt Taschenbuchverlag, Reinbek

Krampen G, Fischer M (im Druck) Kontrollüberzeugungen in der Alkoholismusforschung: Literaturüberblick und theoretische Bezüge. Z Klin Psychol Psychopathol Psychother

Krauss GM (1985) Drogenkonsum als Handlung. Wien Z Suchtforsch 8/3: 23–31

Lieb J, Reichert U (1982) Zur Bedeutung emotionaler Prozesse in der Entwicklung und Therapie der Abhängigkeit. In: Schneider R (Hrsg) Stationäre Behandlung von Alkoholabhängigen. Röttger, München, S 155–193

Litman GK, Stapleton J, Oppenheim AN, Peleg M, Jackson P (1984) The relationship between coping behaviors, their effectiveness and alcoholism relapse and survival. Br J Addict 79: 283–291

Mann L, Janis IL (1982) Conflict theory of decision making and the expectancy-value-approach, In: Feather NT (ed) Expectations and actions: Expectancy-value models in psychology. Erlbaum, Hillsdale/NJ

Marlatt GA (1976) Alcohol, stress and cognitive control. In: Sarason IG, Spielberger CED (eds) Stress and anxiety, vol 3. Wiley, New York, pp 271–296

Marlatt GA (1978) Craving for alcohol, loss of control, and relapse: A cognitive-behavioral analysis. In: Nathan PA, Marlatt GA (eds) Alcoholism: New directions in behavioral research and treatment. Plenum, New York, pp 271–314

Marlatt GA (1979) Alcohol use and problem drinking: A cognitive-behavioral analysis. In: Kendall PL, Hollon SD (eds) Cognitive Interventions: Theory, research and procedures. Academic Press, New York, pp 319–355

Marlatt GA, Donovan DM (1982) Behavioral psychology approaches to alcoholism. In: Pattison EM, Kaufmann E (eds) Encyclopedic handbook of alcoholism. Gardner, New York, pp 560–577

Marlatt GA, Gordon JR (1980) Determinants of relapse: Implications for the maintenance of behavioral change. In: Davidson PD, Davidson SM (eds) Behavioral medicine: Changing health lifestyles. Brunner/Mazel, New York

Marlatt GA, Gordon JR (1985) Relapse prevention: Maintenance strategies in the treatment of addictive behaviors. Guilford, New York

McClelland DC, Davis WN, Kalin R, Wanner E (1972) The drinking man: Alcohol and human motivation. Free Press, New York

Mielke R (1984) Lernen und Erwartung: Zur Selbst-Wirksamkeits-Theorie von Albert Bandura. Huber, Bern

Miller PM, Hersen M, Eisler RM, Hilsman G (1974) Effects of social stress on operant drinking of alcoholics and social drinkers. Behav Res Ther 12: 67–72

Mischel W (1968) Personality and assessment. Wiley, New York

Mischel W (1973) Toward a cognitive social learning reconceptionalisation of personality. Psychol Rev 80: 252–283

O'Leary DE, O'Leary MR, Donovan DM (1976) Social skill acquisition and psychosocial development of alcoholics: A review. Addict Behav 1: 111–120

Perlwitz E (1986) Psychologie süchtigen Verhaltens. In: Batsch N, Knigge-Illner H (Hrsg) Sucht und Erziehung, Bd 1: Sucht und Schule. Beltz, Weinheim Basel, S 51–66

Petry J (1981) Übliche Form der Informationsvermittlung über das Suchtgeschehen, Kritik und Vorschlag eines alternativen Vorgehens. Suchtgefahr 27: 41–52

Petry J (1985) Alkoholismustherapie: Vom Einstellungswandel zur kognitiven Therapie. Urban & Schwarzenberg, München Wien Baltimore

Petry J (in Vorbereitung) Die Behandlungsmotivation beim Alkoholismus: Definition, Erfassung und Veränderung.

Rotter JB (1954) Social learning and clinical psychology. Prentice-Hall, New York

Rotter JB (1966) Generalized expectancies for internal versus external control of reinforcement. Psychol Monogr 80: 1–28

Rotter JB (1975) Some problems and misconceptions related to the construct of internal versus external control of reinforcement. J Consult Clin Psychol 43: 56–67

Schippers GM (1982) Rationaler Umgang mit Alkohol, Drogen und anderen psychotropen Stoffen. In: Diekstra RFW, Dassen WFM (Hrsg) Rational-Emotive Therapie. Swets & Zeitlinger, Lisse, S 167–188 (holländisches Original 1976)

Schwäbisch L, Siems M (^{3}1974) Anleitung zum sozialen Lernen für Paare, Gruppen und Erzieher. Rowohlt Taschenbuchverlag, Reinbek

Solomon RL, Corbit JD (1974) An opponent-process theory of motivation I: Temporal dynamics of affect. Psychol Rev 81: 119–145

Vaillant GE (1983) The natural history of alcoholism. Harvard Univ Press, Cambridge/MA

Weiner B (1980) Human motivation. Holt, Rinehart & Winston, New York

Das Bewältigungsverhalten von Suchttherapeuten nach einem Rückfall ihres Klienten

J. Körkel, R. Back, U. Gehring

Der Rückfall des Klienten[1] als belastendes Ereignis für Suchttherapeuten

Die Forschung hat sich bislang auf die Feststellung von Häufigkeiten, Verläufen, Begleiterscheinungen, Folgen und Bewältigungsversuchen von Rückfällen konzentriert (vgl. Körkel u. Lauer 1988). Die Person des Beraters bzw. Therapeuten[2] wurde dabei fast gänzlich ausgeblendet. Dies ist wohl nicht darauf zurückzuführen, daß Rückfälle für Suchttherapeuten ein Ereignis darstellen, mit dem sie routinemäßig „klarkommen". Vielmehr kann nach der Befragungsstudie von Herder u. Sakofski (1988) davon ausgegangen werden, daß Rückfälle viele Therapeuten emotional belasten und die Frage nach der Therapeutenbelastung „den Charakter eines ‚Tabu-Themas‘ hat" (a. a. O., S. 4). Bereits die Berufstätigkeit als solche ist nach Einschätzung von Fachleuten im sozialen Bereich sehr beanspruchend. Mehrere Anhaltspunkte sprechen dafür, daß ein Klientenrückfall zusätzliche Belastungen nach sich zieht:

Ein Rückfall ist dem Tätigkeitsbereich von Suchttherapeuten zuzuordnen, der als „persönliche Bedingungen im Umgang mit Klienten" (mit den Aspekten „Verarbeitung von Mißerfolgen bei Beratungen/Therapien", „Zurechtkommen mit Gefühlen der Zuneigung gegenüber den Klienten" etc.) bzw. als „eigene therapeutische Tätigkeit" zu charakterisieren ist. Bekannt ist, daß dieser

---

[1] Aus Gründen der Einfachheit und in Ermangelung einer neuen Sprachregelung verwenden wir die gebräuchliche — auch uns nicht zufriedenstellende — maskuline Sprachform. Selbstverständlich sind auch „Therapeutinnen", „Klientinnen" etc. gemeint.

[2] Ebenfalls aus pragmatischen Gründen sprechen wir im folgenden von „Therapeuten" und schließen dabei die Berater mit ein.

Tätigkeitsbereich zumindest von Berufsanfängern als der belastendste eingestuft wird (Künzel u. Schulte 1986). Zum zweiten spricht der Befund von Herder u. Sakofski (1988), daß die „Anzahl der rückfälligen Klienten ... von der arbeitgebenden Institution des Therapeuten, von seinen Kollegen und auch von ihm selbst oftmals als ein Kriterium für die Güte seiner therapeutischen Kompetenz angesehen [wird]" (S. 6), dafür, daß Rückfälle auch für Therapeuten ein kritisches Ereignis darstellen.

Wir gehen entsprechend den zuvor genannten Überlegungen davon aus, daß Rückfälle emotionale und gedankliche (kognitive) Prozesse zu ihrer Bewältigung (Coping) nach sich ziehen, d.h. „Anstrengungen, um mit externen und/oder internen Anforderungen fertig zu werden, die so eingeschätzt werden, daß sie die Ressourcen einer Person beanspruchen oder übersteigen" (Lazarus u. Folkman 1984, S. 141). Derartigen Bewältigungsprozessen gehen nach einschlägigen Befunden der Streß- und Copingforschung eine Reihe weiterer Prozesse voraus (vgl. Abb. 1).

Therapeuten haben bestimmte subjektive Theorien, was Rückfälle für sie i. allg. bedeuten (z. B. ob sie einen Rückfall gut oder schlecht, bedrohlich oder nicht bedrohlich finden etc.). Ein vorgefallener Rückfall wird zunächst durch dieses allgemeine Rückfallverständnis auf seine Bedeutung hin „gefiltert" („primary appraisal"). Davon beeinflußt werden das emotionale Befinden nach einem Rückfall und davon wiederum die Bewältigungsmaßnahmen (Coping), um mit dem Rückfall „fertigzuwerden".

Die Frage ist nun: Welche Bewältigungsmechanismen wenden Therapeuten nach einem Klientenrückfall an, und welche Unterschiede im Bewältigungsverhalten zwischen einzelnen Therapeuten sind festzustellen? Aus bisherigen Veröffentlichungen lassen sich einzelne Vorhersagen zu diesen Fragen vornehmen:

In einer neueren Studie wurde von Künzel u. Schulte (1986) nachgewiesen, daß sich im stationären Bereich tätige klinische Psychologen stärker belastet fühlen als ambulant arbeitende Kollegen, und zwar v. a. durch den persönlichen Umgang mit Klienten. Herder u. Sakofski (1988) vermuten, daß Rückfälle bei stationär arbeitenden Therapeuten gravierendere emotionale und kognitive Reaktionen auslösen, da in diesem Arbeitsfeld die „Beziehungsdichte" und der Druck der Bettenauslastung höher als im ambulan-

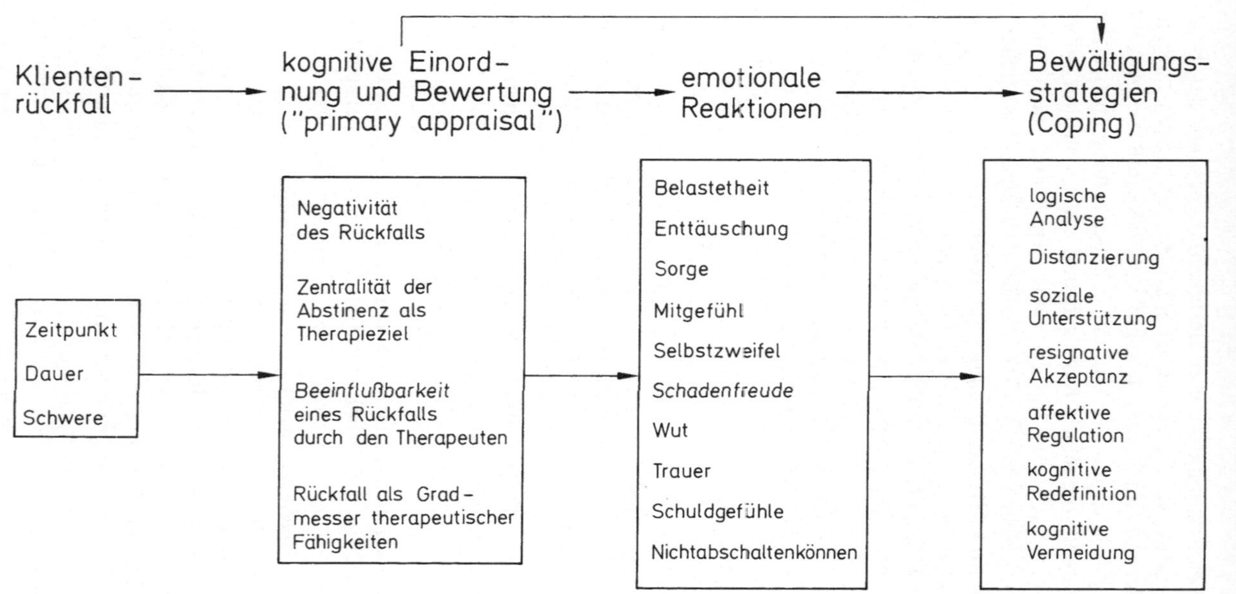

Abb. 1. Theoretisches Modell der Bewältigung eines Klientenrückfalls durch Therapeuten (ohne Feedbackschleifen)

ten Bereich sind. Wir gehen deshalb davon aus, daß ein Rückfall zu besonderen Irritationen bei stationär tätigen Therapeuten führt und diese deshalb mehr Reaktionen als ambulant tätige Suchttherapeuten einsetzen, um den Rückfall zu bewältigen *(Hypothese 1)*.

Wird die Therapeut-Klient-Beziehung und damit die „Beziehungsdichte" auch nach einem stationären Rückfall durch die Weiterarbeit mit den Rückfälligen erhalten, so ist anzunehmen, daß dies vermehrt zu emotionalen und kognitiven Anstrengungen der Rückfallbewältigung führt; bei einer disziplinarischen Entlassung des Rückfälligen sollte Coping dagegen in geringerem Ausmaß zu beobachten sein *(Hypothese 2)*.

Bereits Lazarus u. Folkman (1984) führten die Vorhersagbarkeit eines Ereignisses als eine bedeutende Situationsvariable an, die dessen Bewältigung beeinflußt. Herder u. Sakofski (1988) stellten fest, daß emotionale Belastungen von Therapeuten nach einem Klientenrückfall um so schwerwiegender ausfallen, je weniger mit dem Rückfall gerechnet wurde. Wir vermuten, deshalb, daß Therapeuten mehr Bewältigungsreaktionen einsetzen, wenn der Rückfall für sie unerwartet kam *(Hypothese 3)*.

Nach Herder u. Sakofski (1988) reagieren Therapeuten mit langjähriger Berufserfahrung auf einen Rückfall mit zunehmend weniger Streßsymptomen. Edelwich u. Brodsky (1980) gehen davon aus, daß wachsende Berufserfahrung dazu verhilft, unrealistische Erwartungen an Klienten (wie z. B. lebenslange Totalabstinenz) nach einer Behandlungsmaßnahme abzubauen. Ein reduziertes Erwartungsniveau wiederum trägt nach allgemeinpsychologischem Forschungsstand dazu bei, auf Mißerfolge und Streß emotional und kognitiv nur geringfügig zu reagieren (vgl. Heckhausen 1980). Nach diesen Befunden sollten unerfahrene Therapeuten mehr Reaktionen zur Bewältigung eines Rückfalls anwenden als erfahrene Therapeuten *(Hypothese 4)*.

Eine Psychotherapieausbildung verfolgt u. a. das Ziel, den Therapeuten mit mehr professioneller Kompetenz zu versehen. Genauer wird in derartigen Ausbildungen u. a. angestrebt, den Therapeuten zu einer gezielten Nutzung der Therapeut-Klient-Beziehung zu befähigen und unbewußte Identifikationen mit dem Patienten (z. B. Gegenübertragungen) aufzulösen. Dementsprechend ist anzunehmen, daß ausgebildete Psychotherapeuten nach einem Klientenrückfall weniger stark in die Psychodynamik des Rückfalls „hineingezogen" werden und folglich für sie auch weniger Copingreaktionen vonnöten sind *(Hypothese 5)*.

Folkman u. Lazarus (1980) fanden geschlechtsspezifische Unterschiede im Copingverhalten bei belastenden Ereignissen im Berufsleben, nicht jedoch bei familiären oder gesundheitlichen Problemen. Shinn et al. (1984) differenzierten diese Befunde für die Sozialberufe: Frauen berichteten in diesem Berufszweig häufiger von der Inanspruchnahme sozialer Unterstützung als Männer. In Anlehnung an die letztgenannten Befunde vermuten wir daher, daß Frauen nach Klientenrückfällen eher als Männer soziale Unterstützung aufsuchen *(Hypothese 6)*.

Datenerhebung

Meßinstrumente

Nach Durchführung halbstrukturierter Interviews mit Suchttherapeuten und angelehnt an neuere Modelle der Copingforschung (insbesondere Folkmann u. Lazarus 1980; Moos u. Billings 1982; Stone u. Neale 1984) wurden Suchttherapeuten auf einen Klientenrückfall folgende Bewältigungsreaktionen per Fragebogen vorgegeben (Cronbachs $\alpha = 0{,}60$ für die unten aufgeführte Stichprobe). Der Therapeut sollte für jede der 35 Reaktionen angeben, ob diese nach dem *letzten* Rückfall eines seiner Klienten vorkam oder nicht vorkam („ja/nein"). Angelehnt an die Forschungsliteratur und bestätigt durch Expertenratings wurden je 5 Bewältigungs*reaktionen* a priori zu einer Bewältigungs*strategie* zusammengefaßt (Wertebereich je Strategie: 0 - 5):

1) Logische Analyse: „Logische Analyse" bedeutet das gedankliche „Durchleuchten" des Rückfalls. Dazu gehört z. B. die Suche nach Ursachen des Rückfalls oder der Vergleich mit früheren Rückfallerfahrungen.

Beispiel: „Ich habe mich gefragt, ob sich im Leben des Patienten unabhängig von seiner Therapiesituation etwas Besonderes ereignet hat" (Item 1).

2) Distanzierung: Grenzt sich der Therapeut vom Rückfall und der Person des Rückfälligen ab, so wird dies hier als „Distanzierung" bezeichnet.

Beispiel: „Ich habe mir klargemacht, daß ich nicht für den Patienten verantwortlich bin" (Item 28).

3) Soziale Unterstützung: Mit „sozialer Unterstützung" ist gemeint, daß der Therapeut nach einem Klientenrückfall den Austausch mit anderen Menschen sucht, um Verständnis, Trost, Rat oder andere Arten von Unterstützung zu erhalten.

Beispiel: „Ich habe in einer Supervision (institutionsintern oder im Rahmen eigener Ausbildung) den Rückfall angesprochen und mir Unterstützung geholt" (Item 12).

4) Resignative Akzeptanz: Reagiert der Therapeut mit resignativer Akzeptanz, so nimmt er den Klientenrückfall resignierend ohne Hoffnung auf eine Wendung zum Besseren hin.

Beispiel: „Ich habe mir gesagt, daß ich dem Patienten nicht weiterhelfen kann" (Item 23).

5) Affektive Regulation: „Affektive Regulation" bedeutet, daß der Therapeut einen bewußten Umgang mit seinen rückfallbezogenen Gefühlen praktiziert, indem er sich z. B. emotional „abreagiert" oder seine Gefühle bearbeitet.

Beispiel: „Ich habe aufgepaßt, mich durch den Rückfall nicht zu sehr ‚runterziehen' zu lassen" (Item 29).

6) Kognitive Redefinition: Bei einer kognitiven Redefinition macht sich der Therapeut die positiven Aspekte des Rückfalls bewußt.

Beispiel: „Ich habe für mich die positiven Aspekte in der Therapiegeschichte des Patienten angesichts des Rückfalls besonders hervorgehoben (z. B. daß bis zum Rückfall eine Reifung stattgefunden hatte)" (Item 14).

7) Kognitives Vermeiden: In diesem Falle vermeidet der Therapeut die Auseinandersetzung mit dem Rückfall u. a. dadurch, daß er sich in eine andere Beschäftigung „stürzt" oder ihn so schnell wie möglich zu vergessen versucht.

Beispiel: „Ich habe mich, statt an den Rückfall zu denken, intensiv in der anderen anfallenden Arbeit engagiert" (Item 33).

In einem weiteren Teil des Fragebogens wurden die für die Hypothesenprüfung relevanten Personen-, Situations- und Kontextvariablen erhoben: das Geschlecht, die Tätigkeitsdauer im Suchtbereich (in Jahren), die Art der Institution (ambulante vs. stationäre Einrichtung), die Handhabung von Rückfällen bei stationären Einrichtungen (sofortige Entlassung des Patienten vs. Verbleib des Patienten in der Einrichtung), der Abschluß einer therapeutischen Ausbildung (ja/nein) und die Erwartung des Rückfalls (Rating von 0–5, später dichotomisiert: 0–2 = unerwartet, 3–5 = erwartet).

Weitere Fragebogenteile (wie z. B. allgemeine Einstellungen zu Rückfällen, emotionale Reaktionen nach dem Rückfall etc., vgl. Abb. 1), die für die genannten Hypothesen ohne Belang sind, sollen an dieser Stelle nicht näher dargestellt werden (vgl. dazu Back u. Gehring, in Vorbereitung). Die Bearbeitungszeit für den gesamten Fragebogen beträgt ca. 25 min.

Stichprobe

210 Fragebogen wurden an 35 ambulante Suchtberatungsstellen und stationäre Einrichtungen für Suchtkranke, die uns durch persönliche Kontakte zu einzelnen Therapeuten bekannt waren bzw. auf die wir im Schneeballsystem verwiesen wurden, verschickt und zu 76 % (160 Fragebogen) anonym (ohne Vermerk des eigenen Namens oder der Institution) in einem frankierten Rückumschlag zurückgeschickt[3]. 47,5 % der Therapeuten sind weiblich, 52,5 % männlich. Das Durchschnittsalter beträgt 35,7 Jahre (Wertebereich 25 - 57 Jahre). 8,8 % der Behandler waren früher selbst abhängig. 39,4 % der Befragten haben eine Psychotherapieausbildung abgeschlossen. 86 % der Therapeuten arbeiten vorwiegend mit Alkoholabhängigen. In den Einrichtungen von 43,1 % der Therapeuten führt ein Rückfall zur sofortigen disziplinarischen Entlassung.

Auswertung

Die Hypothesentestungen erfolgten mittels einer fünffaktoriellen Varianzanalyse mit anschließenden DUNCAN-Tests über folgende

---

[3] Wir möchten an dieser Stelle allen beteiligten Therapeuten, Kontaktpersonen und Einrichtungen für ihre unkomplizierte, kooperative Mitwirkung an dieser Studie ganz herzlich danken.

Faktoren: Art der Institution (ambulant/stationär), Geschlecht (männlich/weiblich), Erwartung des Rückfalls (unerwartet/erwartet), Berufserfahrung als Suchttherapeut (unerfahren/erfahren, d.h. die Tätigkeitsdauer im Suchtbereich beträgt 3 Jahre oder weniger/mehr als 3 Jahre), und Abschluß einer Psychotherapieausbildung (nein/ja). In vorgeschalteten Analysen ergaben sich keine systematisch interpretierbaren Wechselwirkungen, so daß die Varianzanalyse nur über die Haupteffekte gerechnet wurde. Für die Substichprobe der stationär arbeitenden Therapeuten (N = 121) wurde ein t-Test für unabhängige Stichproben mit einseitiger Fragestellung durchgeführt, um den Effekt einer disziplinarischen Entlassung nach einem Rückfall (nein/ja) auf das Bewältigungsverhalten zu prüfen.

Ergebnisse

In den folgenden Ausführungen werden alle auf dem 10 %-Niveau signifikanten Ergebnisse berücksichtigt.

Bewältigung des Rückfalls: Allgemeiner Überblick

Im Durchschnitt wird von 14 (M = 14,06; s = 4,08) der 35 vorgegebenen Bewältigungsreaktionen nach einem Rückfall Gebrauch gemacht. Die Schwankungsbreite reicht von 4 bis 26 Reaktionen.

Die vorherrschende Bewältigungsstrategie nach einem Klientenrückfall ist die der *logischen Analyse* (M = 3,56; s = 1,34, vgl. Abb. 2).

Etwa 70 % der Therapeuten fragen sich nach dem Rückfall, ob sich vor dem Rückfall im Leben des Klienten (72 %; Item 1), im Veränderungsprozeß des Klienten während der Therapie (68 %; Item 9) oder in der Therapeut-Klient-Beziehung (73 %; Item 18) etwas Besonderes ereignet hat; sie vergleichen den letzten mit früheren Rückfällen (74 %; Item 16), und sie denken über eigene Einflüsse auf den Rückfall nach (73 %; Item 4).

Deutet bereits die logische Analyse auf eine eher nüchterne Betrachtung des Rückfalls hin, so wird dies durch die am zweithäufigsten angewendete Strategie der *Distanzierung* untermauert

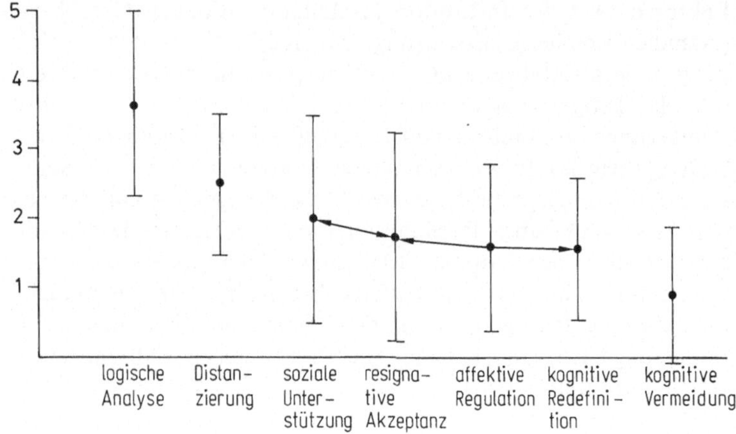

Abb. 2. Mittelwerte (●) und Standardabweichungen (I) der 7 Bewältigungsstrategien (n = 160); ↔ = die Mittelwerte unterscheiden sich statistisch nicht voneinander (p > 0,10)

(M = 2,51; s = 1,07). Mehr als ¾ der Therapeuten distanzieren sich von dem Rückfall und dem Rückfälligen, indem sie sich sagen, daß der Patient mit dem Rückfall eine eigene Entscheidung getroffen hat (86 %; Item 20) und sie selbst nicht für den Rückfall verantwortlich sind (76 %; Item 28), und 65 % achten darauf, sich nicht im privaten Bereich mit dem Rückfall zu beschäftigen (Item 32).

Die befragten Therapeuten nutzen im Durchschnitt 2 der 5 vorgegebenen Möglichkeiten, sich nach einem Rückfall *soziale Unterstützung* zu holen (M = 2,07; s = 1,41). Mehr als die Hälfte der Therapeuten greifen dabei auf die Unterstützung eines Mitarbeiters (68 %; Item 21) oder des Teams (59 %; Item 2) zurück.

Etwa gleich häufig werden Rückfälle mit *resignativer Akzeptanz* (M = 1,86; s = 1,50), *affektiver Regulation* (M = 1,69; s = 1,19) bzw. *kognitiver Redefinition* (M = 1,64; s = 1,05) zu bewältigen versucht. Etwa jeder 2. Therapeut sagt sich, daß der Klient bald wieder „saufen" wird (52 %; Item 25), sucht eine Klärung seiner emotionalen Reaktionen (52 %; Item 3) und paßt auf, sich durch den Rückfall nicht zu sehr „runterziehen" zu lassen (57 %; Item 29). Ebenfalls etwa jeder 2. Therapeut sieht sich durch den Rückfall in seiner Einschätzung des Patienten bestätigt (61 %; Item 10) bzw. sieht im Rückfall eine Chance für die weitere Veränderung des Klienten (52 %; Item 7).

Sehr selten neigen demgegenüber Therapeuten dazu, einen Rückfall dadurch zu bewältigen, daß sie ihn aus ihrem Bewußtsein auszublenden versuchen (*kognitives Vermeiden"* $M = 0,73$; $s = 0,95$). Am häufigsten kommt es innerhalb dieses Strategiekomplexes vor, daß Therapeuten aufpassen, sich nicht zu viele Gedanken um den Rückfall zu machen (32 %; Item 11).

Rückfallbewältigung stationär und ambulant tätiger Therapeuten

Wie in Hypothese 1 vorhergesagt, wenden Therapeuten im stationären Bereich ($M = 14,50$) bedeutsam mehr Rückfallbewältigungsreaktionen an als Kollegen im ambulanten Bereich [$M = 12,69$; $F(1/154) = 6,25$; $p = 0,0134$]. Statistisch signifikant wird dieser Unterschied für die Bewältigungsstrategien „soziale Unterstützung" [$F(1/154) = 4,49$; $p = 0,0357$] und „resignative Akzeptanz" [$F(1/154) = 12,33$; $p = 0,0006$]: Stationär arbeitende Therapeuten ($M = 2,20$) wenden sich häufiger als ambulant tätige ($M = 1,67$) nach einem Klientenrückfall an Kollegen oder Bekannte, um Erleichterung zu erfahren oder Rat bzw. Hilfe zu erhalten, und sie neigen ebenfalls stärker als ihre ambulanten Kollegen ($M = 2,08$ vs. $M = 1,18$) dazu, den Rückfall resignierend hinzunehmen.

Demgegenüber führt entgegen unserer Vorhersage (in Hypothese 2) eine disziplinarische Entlassung nach einem Rückfall zu *mehr* Bewältigungsreaktionen als die stationäre Weiterbehandlung des Patienten [$M = 15,44$ vs. $M = 13,23$; $t(118) = 3,33$; $p = 0,0012$]. Aufschlußreich ist das Muster der eingesetzten Bewältigungsstrategien: Die Entlassungsfolge zieht bei Therapeuten in größerem Ausmaß die Strategie des „kognitiven Vermeidens" nach sich als die Weiterbehandlung [$t(118) = 2,70$; $p = 0,008$; $M = 0,92$ vs. $M = 0,44$]. Weiterhin zeigt sich bei Therapeuten, deren Patienten nach einem Rückfall entlassen werden, wesentlich häufiger die Verarbeitungsstrategie der „resignativen Akzeptanz" [$t(117,9) = 5,50$; $p = 0,001$; $M = 2,61$ vs. $M = 1,31$]. Zieht ein Rückfall die Entlassung aus der Einrichtung nach sich, so unternehmen Therapeuten schließlich vermehrt Anstrengungen, um mit

ihren Gefühlen „ins Reine zu kommen" [„affektive Regulation":
M = 1,93 vs. M = 1,56; t(115,9) = 1,72; p = 0,0874], und sie distanzieren sich stärker vom Rückfälligen [„Distanzierung": M = 2,69
vs. M = 2,21; t(118) = 2,49; p = 0,014].

Bewältigungsverhalten in Abhängigkeit von der Vorhersagbarkeit des Rückfalls

Im Gegensatz zu Hypothese 3 hat die Erwartetheit eines Rückfalls
keinen statistisch abzusichernden Effekt auf die Gesamtzahl der zu
seiner Bewältigung eingesetzten Reaktionen [F(1/154) = 0,48;
p = 0,49; erwartet: M = 14,23 unerwartet: M = 13,79]. Bei getrenn-
ter Analyse der 7 Bewältigungsstrategien ergibt sich kein einheitli-
ches Bild: Kommt ein Rückfall für den Therapeuten unerwartet, so
neigt er unseren theoretischen Überlegungen entsprechend vermehrt dazu, den Rückfall aus seinem Bewußtsein auszublenden
[kognitive Vermeidung: F(1/154) = 3,13; p = 0,0787; M = 0,89 vs.
M = 0,62]. Kontrovers zu unserer Hypothese zieht dagegen ein
erwarteter Rückfall deutlich mehr „resignative Akzeptanz" nach
sich als ein unerwarteter Rückfall [F(1/154) = 8,08; p = 0,0051;
M = 2,11 vs. M = 1,47].

Rückfallbewältigung in Abhängigkeit von der Berufserfahrung als Suchttherapeut

Entsprechend unserer Vorhersage in Hypothese 4 regt ein Klientenrückfall unerfahrene Therapeuten verstärkt zu Bewältigungsverhalten an (M = 14,76 vs. M = 13,76 für unerfahrene vs. erfahrene
Therapeuten). Der Effekt der Berufserfahrung verfehlt gleichwohl
das vorgegebene Signifikanzniveau [F(1/154) = 2,19; p = 0,14]. Im
einzelnen ergibt sich, daß die unerfahrenen Therapeuten nach
einem Rückfall häufiger soziale Unterstützung suchen
[F(1/154) = 2,94; p = 0,0882; M = 2,35 vs. M = 1,95], dazu tendie-
ren, den Rückfall aus ihren Gedanken auszublenden
[F(1/154) = 5,39; p = 0,0215; M = 0,98 vs. M = 0,61], sowie dazu
neigen, den Rückfall eher resignativ hinzunehmen
[F(1/154) = 2,94; p = 0,0937; M = 2,14 vs. M = 1,74]. Im Gegensatz zu diesem Trend stehen die Ergebnisse bei der Strategie der
„kognitiven Redefinition": Erfahrene Therapeuten gewinnen dem

Rückfall mehr positive Aspekte ab als unerfahrene Therapeuten [F(1/154) = 4,30; p = 0,0397; M = 1,76 vs. M = 1,39].

Psychotherapieausbildung als Moderatorvariable der Rückfallbewältigung

Wir hatten erwartet, daß eine abgeschlossene Psychotherapieausbildung die Belastung durch einen Rückfall senkt und deshalb auch zu weniger Rückfallbewältigungsreaktionen führt (Hypothese 5). Dies konnte bestätigt werden [F(1/154) = 5,56; p = 0,0343; M = 13,24 vs. M = 14,60]. Im einzelnen zeigt sich, daß ein Rückfall bei ausgebildeten Psychotherapeuten zu weniger kognitiver Vermeidung [F(1/154) = 6,64; p = 0,0109; M = 0,49 vs. M = 0,88] und zu weniger resignativer Akzeptanz führt [F(1/154) = 6,69; p = 0,0106; M = 1,51 vs. M = 2,09].

Rückfallbewältigung in Abhängigkeit von der Geschlechtszugehörigkeit

Das Geschlecht hat einen Einfluß auf die Summe aller eingesetzten Bewältigungsreaktionen: Frauen wenden mehr Bewältigungsreaktionen an als Männer [F(1/154) = 3,77; p = 0,054; M = 14,70 vs. M = 13,49]. Bei einer getrennten Betrachtung aller 7 Copingstrategien ergibt sich gemäß unserer 6. Hypothese lediglich ein signifikanter Effekt: Frauen (M = 2,38) bevorzugen eher als Männer (M = 1,79), sich nach einem Rückfall bei Kollegen, Vorgesetzten, Supervisor, in ihrer Eigentherapie oder bei Freunden Unterstützung zu holen [F(1/154) = 7,63; p = 0,0064].

Zusammenfassung und Schlußfolgerungen

Die Arbeit im Suchtbereich gilt nach vorherrschender Einschätzung generell als psychisch fordernd. Rückfälle stellen in diesem Arbeitsfeld einen zusätzlichen Belastungsfaktor dar, wenn man mit unseren Ergebnissen davon ausgeht, daß Therapeuten über ein Dutzend emotionaler, kognitiver und verhaltensbezogener Anstrengungen unternehmen, um einen Klientenrückfall zu bewältigen. Dabei fällt auf, daß sie einem Rückfall „ins Auge schauen",

d. h. sie versuchen nicht, ihn einfach aus ihrem Bewußtsein auszublenden. In Übereinstimmung mit den Befunden von Herder u. Sakofski (1988) ist ein Rückfall vielmehr ein Ergebnis, worauf Therapeuten bevorzugt mit Informationssuche reagieren: Sie suchen nach Hinweisen in der Zeit vor dem Rückfall, um sich den Rückfall zu erklären bzw. ihn genauer verstehen zu können. In diese „Suche nach Ursachen" beziehen sie sich, den Klienten und die therapeutische Beziehung ein. Die Suche nach Bedingungen des Rückfalls kann für den weiteren Therapieverlauf u. a. dadurch nützlich sein, daß Hintergründe des Suchtverhaltens erhellt werden, die in der bisherigen Therapie keine Berücksichtigung gefunden hatten (a. a. O., S. 7 f.).

Die Verarbeitung von Rückfällen durch Therapeuten erfolgt allerdings nicht durchgängig auf die beschriebene Art der nüchternen Analyse. Rechnete der Therapeut z. B. mit dem Rückfall, so steigert das seine Tendenz, in der weiteren Arbeit mit dem Klienten zu resignieren — etwa nach dem Motto: „Ich wußte ja, daß mit dem nichts mehr zu machen ist." Demgegenüber neigen Therapeuten bei für sie unerwarteten Rückfällen vermehrt zum „Nichtwahrhabenwollen", d. h. ihre rationale Analyse des Rückfalls ist unterströmt von Versuchen, sich vom Rückfallthema abzulenken.

Die ausgeprägten *Unterschiede* zwischen verschiedenen Therapeuten weisen darauf hin, daß *generelle* Aussagen über Rückfallauswirkungen auf Therapeuten nur begrenzte Gültigkeit besitzen können. Die Reaktionen reichen von nüchternen Analysen des Rückfallgeschehens bis zu selbstwerttangierenden Infragestellungen der eigenen Person. Für psychotherapeutisch ausgebildete Behandler etwa, so war zu zeigen, stellt ein Rückfall offensichtlich weniger eine Katastrophe als vielmehr einen handhabbaren Teil des Therapieprozesses dar: Therapeuten mit einer abgeschlossenen Therapieausbildung zeigen nach einem Rückfall weniger Anzeichen von Resignation, und im Gegensatz zu ihren therapeutisch nicht ausgebildeten Kollegen verwenden sie weniger Bemühungen darauf, den Rückfall möglichst schnell zu vergessen. Therapeuten, die weniger als 3 Jahre im Suchtbereich tätig waren, reagieren demgegenüber eher wie nicht therapeutisch ausgebildete Helfer: Ein Rückfall ist für sie ein „Alarmsignal", das sie dazu bewegt, verstärkt auf Kollegenhilfe und andere Unterstützung zurückzugreifen und ansonsten den Rückfall einfach hinzunehmen bzw. dem Thema Rückfall so gut es geht aus dem Wege zu gehen. Dies mag daran liegen, daß sich Berufsanfänger stärker mit dem Alkoholproblem ihres Klienten identifizieren und daß Therapeuten mit zunehmender Berufserfahrung das Therapieziel der Abstinenz relativieren (vgl. a.a.O., S. 31 ff.).

Rückfälle werden von Therapeutinnen recht ähnlich wie von Therapeuten bewältigt, nämlich bevorzugt durch eine logische, distanzierte Beschäftigung mit dem Rückfallverlauf und seinen Randbedingungen. Im Gegensatz zu Männern machen Frauen jedoch ebenfalls sehr häufig von der Möglichkeit Gebrauch, sich in ihrem „sozialen Netzwerk" (d.h. bei Kollegen, Freunden etc.) Hilfe und Rat einzuholen.

Unsere Ergebnisse deuten ferner darauf hin, daß Rückfälle zumindest bei einigen Therapeuten die Tendenz zum „Ausgebranntsein" in ihrer Berufstätigkeit verstärken. Wenn — wie gezeigt — ein erheblicher Teil der Therapeuten nach einem Rückfall resigniert, d.h. wenn z.B. 42% der befragten Therapeuten einen Rückfall so bearbeiten, daß sie sich sagen, „die Arbeit im Suchtbereich [sei] nunmal sehr frustrierend" (Item 17), und wenn 18% sich nach dem Rückfall darauf besinnen, „nur einen Job zu machen" (Item 5), so kennzeichnet dies typische Kennzeichen des Burn-out, wie „Verlust von Idealismus, Rückgang von Energie und Engagement, zunehmender Eindruck von Sinnlosigkeit ... gepaart mit zynischen negativen Einstellungen..." (Künzel u. Schulte 1986, S. 303).

Unsere Analysen haben schließlich die Bedeutung institutioneller Aspekte für die Rückfallbewältigung unterstrichen. Eine stationäre Arbeitsweise verlangt Therapeuten ein höheres Ausmaß an Bewältigungsprozessen ab als ambulante Arbeit. Die Bewältigung des Rückfalls vollziehen stationär arbeitende Therapeuten wie ihre ambulanten Kollegen bevorzugt durch eine gedankliche Analyse des Rückfalls und durch eine distanzierende Haltung gegenüber dem Rückfälligen. Im Gegensatz zur ambulanten führt die stationäre Arbeitsweise jedoch zu einer vermehrten Suche nach sozialer Unterstützung und zu Resignation. Der häufigere Kontakt zu den Patienten sowie die in der Regel abrupte Beziehungsveränderung nach dem Rückfall könnten maßgebend dafür sein, daß ein stationäres Setting zu einer intensiveren Auseinandersetzung mit dem Rückfall führt. Darüber hinaus sind Faktoren der „totalen Institution Suchtklinik" zu berücksichtigen, die die Bewältigung eines Rückfalls schwieriger erscheinen lassen: Rückfälle „lassen die Belegungs-Alarmglocke der Klinikleitung läuten. Der Therapeut muß sich ... fragen lassen, wie er seine Arbeit legitimiert, wenn seine Klienten doch weitertrinken" (Herder u. Sakofski 1988, S. 23). Diesen Faktoren können sich stationär tätige Therapeuten deutlich weniger entziehen als ambulant arbeitende Kollegen.

Die Art der Beziehungsveränderung ist nach einem stationären Rückfall mit Entlassungsfolge am drastischsten, indem der Kontaktprozeß abrupt abgebrochen wird. Entgegen unserer ursprünglichen Vermutung stellt diese Art von Beziehungsabbruch die größten Anforderungen an Therapeuten, sich an die veränderte Situation anzupassen. Sie tun das nicht dadurch, daß sie sich nun vermehrt mit dem Rückfallprozeß beschäftigen (z. B. durch die Suche nach Rückfallauslösefaktoren). Die disziplinarische Entlassung aktiviert vielmehr ihre Tendenz, sich den Rückfall „vom Leibe zu schaffen": Nach einem Rückfall mit Entlassungsfolge gehen Therapeuten auf Distanz zu dem Rückfälligen und streben danach, ihre emotionale Balance zu bewahren; sie nehmen den Rückfall resignierend hin und versuchen ihn schließlich aus ihren Gedanken auszulöschen.

Nach unseren Ergebnissen ist also davon auszugehen, daß Versuche der Rückfallbewältigung um so umfassender ausfallen und um so stärker auf die Erhaltung der eigenen Psychohygiene (statt auf die Bearbeitung der Problematik des Klienten) ausgerichtet sind, je enger das Therapeut-Klient-Verhältnis („Beziehungsdichte") ist und je abrupter dieses in Folge eines Rückfalls unterbrochen wird.

Literatur

Aronson E, Pines AM, Kafry D (1983) Ausgebrannt. Vom Überfluß zur Selbstentfaltung. Klett-Cotta, Stuttgart
Back R, Gehring U (in Vorbereitung) Coping von Suchttherapeuten nach dem Rückfall eines Klienten. Diplomarbeit, Psychologisches Institut der Universität Heidelberg

Cherniss C (1981) Staff burnout: Job stress in the human services. Sage, Beverly Hills/CA

Edelwich JR, Brodsky A (1980) Burn-out: Stages of disillusionment in the helping-professions. Human Sciences, New York

Folkman S, Lazarus RS (1980) An analysis of coping in a middle-aged community sample. J Health Soc Behav 21: 839–852

Heckhausen H (1980) Motivation und Handeln. Lehrbuch der Motivationspsychologie. Springer, Berlin Heidelberg New York

Herder A, Sakofski S (1988) Der Rückfall und seine Bedeutung für die Psychohygiene des Therapeuten. In: Körkel J (Hrsg) Der Rückfall des Suchtkranken — Flucht in die Sucht? Springer, Berlin Heidelberg New York

Körkel J, Lauer G (1988) Der Rückfall des Alkoholabhängigen: Einführung in die Thematik und Überblick über den Forschungsstand. In: Körkel J (Hrsg) Der Rückfall des Suchtkranken — Flucht in die Sucht? Springer, Berlin Heidelberg New York

Künzel R, Schulte D (1986) „Burn-out" und Praxisschock Klinischer Psychologen. Z Klin Psychol 15: 303–320

Lazarus RS, Folkman S (1984) Stress, appraisal and coping. Springer, New York

Moos RH, Billings AG (1982) Conceptualizing and measuring coping resources and processes. In: Goldberger L, Breznitz J (eds) Handbook of stress. Theoretical and clinical aspects. Free Press, New York, pp 212–230

Pearlin LJ, Schooler C (1978) The structure of coping. J Health Soc Behav 19: 2–21

Shinn M, Rossario M, Morch H, Chestnut DE (1984) Coping with job stress and burnout in the human services. J Pers Soc Psychol 46: 864–876

Stone AA, Neale JM (1984) New measures of daily coping: Development and preliminary results. J Pers Soc Psychol 46: 892–906